教育部、财政部关于支持高等职业学校提升专业服务产业发展能力——助产专业建设项目

人 体 形 态

（供助产、护理专业使用）

主　编　倪晶晶　张玉琳

副主编　陶冬英　张岳灿　于纪棉　曾　斌

主　审　赵风霞

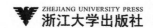

浙江大学出版社

内容简介

　　本教材以助产专业人才培养目标为依据，本着"必需、够用为度，所需、实用为限"的原则，使其内容有效对接专业核心课程，并注重基础知识的应用、操作技能的规范，从而培养服务基层一线的高素质的技术技能型助产专业人才。

　　本教材内容除前言、理实一体化教室守则和绪论外，由人体解剖、组织胚胎及病理基础三个篇幅组成。第一篇人体解剖按照人体系统为基础，分为运动系统、消化系统、呼吸系统、泌尿系统、生殖系统、脉管系统、感觉器官、内分泌系统、神经系统等九个模块，每个模块包含若干个驱动任务。第二篇组织胚胎分为基本组织、脉管系统器官组织、内脏器官组织、内分泌系统器官组织、人体早期发育等五个模块，每个模块包含若干个驱动任务。第三篇病理基础分为总论、心血管系统疾病、消化系统疾病、呼吸系统疾病、泌尿系统疾病、生殖系统疾病、传染病等七个模块，每个模块包含若干个驱动任务。

　　教材在编排上增加与强化了助产专业核心课程所需的女性骨盆特点、新生儿颅骨、生殖系统疾病及传染病等专业相关内容，强调了医学思维能力的培养，在每个模块中增加了与基础知识相联系的临床案例，使基础知识结构更具有应用性，同时也可充分调动学生的整体思维能力，学有所用，为后续专业课程的教学打下坚实的基础。

本书编写人员名单

主　　编　倪晶晶　张玉琳

副 主 编　陶冬英　张岳灿　于纪棉　曾　斌

主　　审　赵风霞

编　　者　（以姓氏笔画为序）

　　　　　于纪棉　万　勇　王建红　王静文

　　　　　任典寰　伊吉普　张玉琳　张岳灿

　　　　　孟香红　俞　阳　倪晶晶　陶冬英

　　　　　曾　斌

前　　言

恩格斯说:"没有解剖学,就没有医学。"进入新世纪以来,生命科学领域中的基因和蛋白等新技术、新方法不断涌现。但是,古老的解剖学,仍是医学的基石。"工欲善其事,必先利其器",拥有揭示人体结构奥秘的一本教材,对于刚刚推开卫生职业教育大门的学生是非常重要的,是攀登医学领域高峰的起点。

教材将传统的人体解剖学、组织胚胎学和病理学融为一体,着重与助产专业的对接,积极探索建立以学生为主体、以教师为主导、以职业能力为核心、以育人为目的的多样化、个性化教学方法,培养学生专业技能,提高学生综合素质,提升岗位胜任能力。

为提高本教材质量,使教学内容更好地为后续课程、临床服务,突出以下特点:

1.根据助产专业的特点,与生殖、新生儿相关的内容必须着重描述。

2.充分考虑高职学生的特点,打破以知识传授为主要特征的传统学科课程模式,转变为以工作任务为中心进行课程的设计。

3.理论知识的选取紧紧围绕工作任务完成的需要来进行,同时又充分考虑卫生职业教育对理论知识学习的需要,并充分融合相关职业资格考试对知识、技能、态度的要求。

4.围绕课程标准,在教学任务的驱动下,努力实现教、学、做的理实一体化教学。

诚挚地感谢参与本教材编写的老师们,由于时间和水平有限,有不妥和错误之处,恳请大家批评指正。

倪晶晶　张玉琳

2014 年 5 月

目　　录

▶▶▶ **第一篇　人体解剖** ◀◀◀

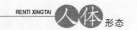

▶▶▶ 第二篇　组织胚胎 ◀◀◀

▶▶▶ 第三篇　病理基础 ◀◀◀

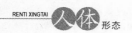

理实一体化教室守则

一、课前必须认真预习教材，明确教学目的，做到有的放矢。

二、请携带教材、实验报告、绘画工具，穿好工作服，请不要穿拖鞋、背心，进入数码实验室，请穿鞋套，并提早 10 分钟进教室。

三、保持实验室安静和整洁，不得在室内喧哗、打闹和吸烟。禁止随地吐痰、乱扔纸屑秽物，禁止在实验台、显微镜以及切片盒等处乱写乱画。

四、使用显微镜请按学号就座，不可擅自拆卸和更换显微镜的部件。

五、请爱护实验室标本、设备、仪器等实验用品，尸体标本制作困难，且易损坏，在自己动手时，要认真、仔细、小心。显微镜是精密仪器，严格按程序操作，出现故障或损坏均应立即报告老师，并酌情处理。

六、实验完毕，应将所有标本、模型、显微镜、教学切片等清点、整理、清洁、归位和保存。

七、及时完成实验报告，并按时上交。

八、值日生负责打扫卫生，关好水、电和门窗。

附 显微镜使用方法

显微镜是精密的贵重仪器，是实验课的主要工具，能否熟练地使用，直接影响实验效果。因此，必须在了解显微镜构造的基础上，学会正确而熟练地使用及妥善地保护。

（一）光学显微镜的构造（图 1）

1. 机械装置部分

（1）镜座：在最下部，起支持作用。

（2）镜臂：呈弓形，作支持和握取之用。

（3）载物台：放切片的平台，中有圆孔。台上有推片器和片夹。

（4）旋转盘：上接镜筒，下嵌接物镜，可以旋转以更换物镜。

（5）粗调节器：用于低倍镜焦距的调节。

（6）细调节器：用于高倍镜焦距的调节。

2. 光学系统部分

（1）目镜：可分 5×、10× 或 15×。

（2）物镜：可分低倍镜（10×）、高倍镜（40×）、油镜（90× 或 100×）（显微镜放大倍数＝目镜放大倍数×物镜放大倍数）。

（3）聚光器：位于载物台下，可上下移动。内装虹彩光圈，可放大和缩小。

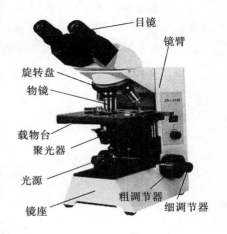

目镜
镜臂
旋转盘
物镜
载物台
聚光器
光源
镜座
粗调节器
细调节器

图 1 显微镜的构造

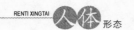

（4）反光镜：在镜座上，可旋转，使光线集中至聚光器。有平、凹两面，平面镜反射光弱，可用于强光源；凹面镜反射光强，可用于弱光源。

（二）光学显微镜的使用方法

（1）携取和位置：一手握持镜臂，另一手托住镜座。放置桌面，距桌沿不得少于一寸。课间休息离开座位时，应将显微镜移向桌内，以免碰落损坏。

（2）对光：上升聚光器，放大虹彩光圈。转动旋转盘，将低倍接物镜对正载物台的圆孔，转动粗调节器使载物台距接物镜约5毫米。用双眼从接目镜观察，同时转动反光镜对向光源进行采光，至整个视野达到均匀明亮为止。

（3）低倍镜的使用：取标本擦净，应使盖玻片朝上，放在载物台上，用推片器夹紧，并将组织切片推移到载物台圆孔的正中。然后，以双眼从接目镜观察，同时转动粗调节器使载物台慢慢下降。

（4）高倍镜的使用：先将需高倍镜观察的组织于低倍镜下移至视野正中，然后转高倍镜。再从接目镜观察，并转动细调节器，至物象清晰。

（5）油镜的使用：先在高倍镜下将需观察的组织移至视野正中，转离高倍镜。在标本上滴石蜡油一滴（勿使产生气泡），转换油镜，两眼从侧面观察，同时慢慢上升载物台，使油镜头浸入油滴而不与玻片接触。再从接目镜观察，并转动细调节器，至物象清晰。使用油镜时，注意光线要明亮。

（三）光学显微镜使用的注意事项及保护

（1）搬动显微镜慎拿轻放，使用显微镜要严格遵守规程。

（2）观察时应同时睁开两眼。右手书写者，以左眼从接目镜观察，以右手操纵粗、细调节器。用右眼和右手配合进行绘图或文字描述。

（3）显微镜必须经常保持清洁。机械部分可用纱布或绸布擦净；光学部分（反光镜除外）只能用擦镜纸轻轻拭擦，严禁用手或其他物品擦拭，以防污损。

（4）油镜使用后，应立即用擦镜纸沾少量清洗剂将镜头擦净。

（5）显微镜部件不得拆卸或互相调换。若有故障，应立即报告老师进行处理，不得自行修理。

（6）显微镜用毕，先将视野调至最低亮度，然后关闭光源开关，并拔下插座，再将接物镜转离载物台中央的圆孔，并上升载物台，放回原处。

（7）打扫实验室卫生前，必须将显微镜放入柜中或套上防尘罩，以免灰尘沾污。

（倪晶晶）

绪　　论

一、人体形态的研究内容及其重要性

　　人体形态（human morphology）是由人体解剖学（human anatomy）、组织学（histology）、胚胎学（embryology）和病理解剖学（pathology）合并而成的一门新的整合课程，是研究人体形态、结构和胚胎发生发展规律的一门科学，同时涉及疾病发生发展的一般性规律。学习人体形态的目的是：理解和掌握人体各器官系统的正常形态结构、位置毗邻、生长发育规律和功能；理解和掌握人体在疾病状态下异常的形态结构、功能和代谢，涉及研究病因、发生机制、病理变化、经过和转归。只有在掌握人体正常形态结构的基础上，才能正确理解人体的正常生命活动过程（健康）和异常生命活动过程（疾病），从而对疾病进行正确的防治。所以，人体形态是一门重要的医学基础课，为学习其他专业基础课和专业临床课奠定了基础。

二、人体形态的定位

　　人体形态由两个部分组成：人体解剖学和病理学。人体解剖学，分为巨视解剖学和微视解剖学。巨视解剖学主要通过肉眼观察来描述人体各器官的形态、结构及相互位置关系。按人体器官系统分别叙述各器官的形态结构，如运动系统、消化系统、呼吸系统、泌尿系统、生殖系统、脉管系统、感觉器官、内分泌系统、神经系统，称系统解剖学；按人体各个局部由浅入深地对各器官构造、位置、毗邻关系等进行描述，如头、颈、胸、腹、盆、上肢和下肢称局部解剖学；从研究解剖学的临床应用，特别是外科手术的应用称临床解剖学。微视解剖学又称组织学，主要利用显微镜为观察手段来研究人体的微细结构及其相关功能。胚胎学是研究个体发生和发育的科学。病理学，是从形态结构变化的角度研究疾病发生、

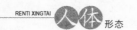

发展规律的科学。病理学包括总论和各论两部分。总论阐述不同疾病的共同病变基础，包括细胞和组织损伤、修复、局部血液循环障碍、炎症和肿瘤。各论阐述各器官系统疾病的特殊规律，包括心血管疾病、消化系统疾病、呼吸系统疾病、泌尿系统疾病、生殖系统疾病、传染病。

三、学习人体形态的基本观点和方法

人体形态是研究人体的正常和异常形态结构的变化，形态结构的变化也将伴随着功能和代谢的变化，学习中要以结构联系功能、代谢，功能、代谢联想结构，并以动态的、辩证的观点和方法进行学习。

（一）整体与局部相统一的观点

从整体上理解各个局部结构的内在联系，人体的任何器官、系统都是整体中不可分割的有机组成部分，它们在神经系统的控制和调节下，进行机能活动。在学习过程中，必须时时从整体的角度认识它，建立从平面到立体、从局部到整体的概念。

（二）进化与发展的观点

人类是由低等动物经过长期进化发展而来的。所以，在学习中要联系必要的种系发生和个体发生的有关知识，说明人体各器官的形态结构形成的各种因素。既能够增进对人体由来及其发展规律的理解，又能理解和说明人体各器官的异常和返祖现象。

（三）形态结构与功能联系的观点

要正确认识人体各器官的形态结构和机能活动的相互影响、相互依赖的关系。人们可以在生理范围内，有意识地改变机能条件或增强机能活动，使器官、组织发生有益于身体健康和增强体质的变化。

（四）理论联系实际的观点

人体形态是一门理论性和实践性较强的形态学科，将采用教、学、做的理实一体化教学方法，理论是解剖学和病理学知识的积累和总结，必须重视课堂讲授和书本阅读，认真领会；实验课是通过自己对尸体解剖、标本、模型、组织切片观察实践，加深对理论课的理解，以更加牢固地掌握运动形态学的基本知识。因此，采用驱动任务的模式进行理实一体化教学，可联系活体及临床知识，以达到灵活应用。

（五）异常联系正常的观点

人体形态是由人体解剖学和病理学融合而成的学科，教学中以正常人体结构为基础，先学习正常人体形态结构，然后认识疾病状态下形态结构的变化。在学习病理变化时，再回过来重新认识正常人体形态结构。有比较，才有鉴别。

四、人体的分部与器官系统

正常人体结构和功能的基本单位是细胞（cell）。细胞的形态和功能有多种多样，许多形态相似、功能相近的细胞与细胞间质结合在一起，构成组织（tissue）。人体组织有四大类：上皮组织、结缔组织、肌组织和神经组织。几种不同的组织构成具有一定形态，并能完成一定功能的结构，称器官（organ），如脑、心、肝、肺和肠等。许多功能相关的器官共同完成一系列有规律的功能单位，称系统（system），如运动系统、消化系统等。人体的各器官、系统在神经和内分泌系统的调节下，相互联系、紧密配合，使人体成为一个有机的统一体。

五、人体的轴、面与方位

为了正确地描述人体各结构、各器官的形态、位置及其相互关系,统一规定了标准姿势(解剖学姿势),确定了常用方位、轴和面的术语。

（一）标准姿势（解剖学姿势）

身体直立,两眼向正前方平视,上肢下垂于躯干的两侧,手掌向前,两足并拢,足尖向前。

（二）常用方位术语

按上述标准姿势,又规定了一些表示方位的术语。

1. 上(superior)和下(inferior)　靠近头顶的为上,又称颅侧;靠近足底的为下,又称尾侧。

2. 前(anterior)和后(posterior)　近腹者为前,也称腹侧;近背者为后,也称背侧。

3. 内(internal)和外(external)　常用于对空腔性器官的描述,近内腔者为内,远离内腔者为外。

4. 内侧(medial)和外侧(lateral)　近正中矢状面的为内侧,远正中矢状面的为外侧。

5. 近侧(proximal)和远侧(distal)　多用于四肢。距肢体附着部较近者为近侧,较远者为远侧。

6. 浅(superficial)和深(profundal)　近皮肤或器官表面的为浅,远离皮肤或器官表面的为深。

（三）轴

根据解剖学标准姿势,假设人体有三种互相垂直的轴(图2)。

1. 矢状轴(sagittal axis)　前后方向,与身体的长轴呈垂直的轴。

2. 冠状轴(coronal axis)　左右方向,与矢状轴呈直角交叉的轴,又称额状轴。

3. 垂直轴(vertical axis)　与人体的长轴平行,即与地平面相垂直的轴。

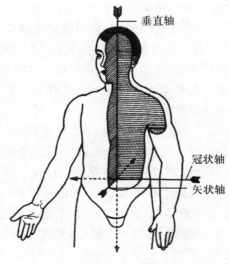

图 2　人体的轴

（四）面

根据上述三种轴,人体可设下列三个面(图3,图4)。

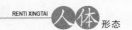

1. 矢状面（sagittal plane） 按矢状轴方向，将人体纵切为左右两部的面为矢状面。通过正中线的矢状面为正中矢状面。

2. 冠状面（coronal plane） 按冠状轴方向，将人体纵切为前后两部的面为冠状面，又称额状面。

3. 水平面（horizontal plane） 与矢状面和冠状面都互相垂直的面，将人体分为上下两部，又称横断面。

器官的切面以器官本身的长轴为准，与器官长轴平行的切面称纵切面，与长轴垂直的切面称横切面。

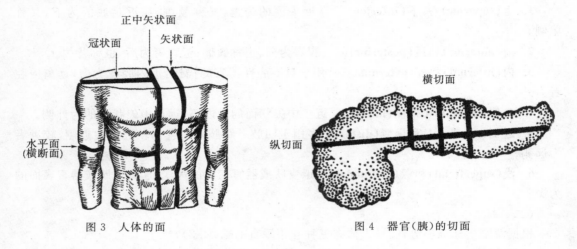

图 3　人体的面　　　　　　　　　图 4　器官（胰）的切面

六、常用研究技术和方法

（一）人体解剖学研究技术和方法

1. 人体标本制作技术 为了学习和研究正常人体的形态结构，需要把人的遗体制作成示教标本和陈列标本，人体标本首先要进行固定，常用的固定液为 10％福尔马林，经血管灌注后，把标本浸泡在 10％福尔马林中长久保存。在标本上正确暴露各种器官、组织的形态结构，如神经、脉管、肌肉、内脏器官等，能使学习者正确掌握人体的形态结构；制作好的解剖标本，可作为临床应用，特别是为外科手术提供直观的参考依据；通过标本制作可以发现形态结构的异常，如血管、神经的变异和器官畸形等。

2. 光学显微镜技术 利用光学显微镜，可将物体放大到 40～1500 倍，可以观察到细胞、组织的微细结构，观察各种不同的正常细胞形态结构，如细胞膜、细胞质、细胞核、细胞器等，研究病变状态下损伤和变异的组织、细胞形态结构。应用光学显微镜技术时，需要把组织制成薄片，以便光线透过，才能看到组织结构，最常用的薄片是石蜡切片，其制备程序需经过：① 取材、固定：将新鲜组织切成小块，放入 10％福尔马林中进行固定；② 脱水、透明和包埋：组织块经乙醇脱水，二甲苯透明，包埋入石蜡中，使柔软的组织变成有一定硬度的组织蜡块；③ 切片、染色：用切片机将埋有组织的蜡块切成 4～5μm 的薄片，粘贴于载玻片上，经脱蜡后进行染色，最后用树胶加盖玻片封固，就可观察镜下的组织结构。常用的染色方法称苏木精—伊红染色（又称 HE 染色）。

3. 苏木精—伊红染色（HE 染色）技术 染色是用染料使组织切片染色，便于光学显微镜下观察,常用的染色方法称苏木精—伊红染色(又称 HE 染色),含有碱性助色基团的染料称碱性染料,常用的是苏木精;含有酸性助色基团的染料称酸性染料,常用的是伊红。苏木精与细胞核亲和力强,使细胞核着色,染成紫蓝色,称嗜碱性;伊红与细胞质、细胞基质、间质内的胶原纤维亲和力强,使其着色,染成粉红色,称嗜酸性。用 HE 对组织切片进行染色,使细胞核浆对比分明、色彩鲜艳、层次丰富。

4. 电子显微镜技术　电子显微镜虽与光镜不同,但基本原理相似。电镜是以电子发射器代替光源,以电子束代替光线,以电磁透镜代替光学透镜,最后将放大的物像投射到荧光屏上进行观察。常用的电镜有透射电镜和扫描电镜。

(二)病理学的研究方法

1. 活体组织检查(biopsy)　活体组织检查(biopsy)简称活检,即用手术的方法(包括切取、钳取、细针吸取和摘取等)获取患者病变部位的组织,制成切片,在光学显微镜下观察,作出病理诊断。这是目前临床上最常用的检查方法。其意义在于对疾病的诊断、治疗和预后都具有积极的指导作用。特别是对良、恶性肿瘤的判别,活检是一种可靠的诊断方法。

2. 尸体解剖检查(autopsy)　尸体解剖检查(autopsy)简称尸检,即对死者的遗体进行病理解剖,通过具体、系统的观察和研究脏器的病理变化,以查明死亡原因。此方法特别对临床疑难病症诊疗水平的提高、医学资料的积累、传染病的及时发现,以及教学科研教学标本的收集等都具有积极作用。因此,尸检是病理学的主要研究方法之一。

3. 细胞学检查(cytology)　细胞学检查(cytology)即通过采取病变处组织表面脱落的细胞及穿刺、抽取的细胞或混悬于各种体液(胸水、腹水、尿、痰等)中的细胞制成涂片,染色后进行镜下检查,作出细胞学诊断。细胞学检查多用于肿瘤筛查,此法设备简单,操作简便,患者痛苦少而易于接受,但要确诊,须进一步复查,并作活检证实。

4. 动物实验和相关技术　用人工方法在动物身上复制各种疾病模型,并通过某种疾病的复制过程,用病原学、生理学、生化学、免疫形态学、细胞分子生物学和遗传学等实验方法,以研究疾病的病因学、发病学、病理变化及疾病的转归,或治疗性干预(如药物应用)后机体机能、代谢、形态等的转变,为临床防治疾病提供依据。

5. 组织细胞及相关技术　包括组织和细胞培养、免疫组织化学等。

(1)组织培养和细胞培养:将某种组织或单细胞用适宜的培养基在体外培养,可以研究在各种病因作用下不同细胞、组织病变的发生和发展与疾病的关系。近年来通过体外培养建立了不少人体和动物细胞系(株),特别是肿瘤细胞系(株),这对肿瘤和其他疾病的细胞生物学特征和分子水平的研究起到积极的作用。

(2)免疫组织化学:一种把免疫学原理及技术应用于研究组织细胞形态的技术。其原理是利用已知的抗体或抗原,通过特异性结合反应来检测病损组织细胞中未知的抗原或抗体,从而进行病理诊断和鉴别诊断,以及阐明发病的免疫学机制。该技术的应用,在病理学研究方面发挥了非常重要的作用,极大地推动了免疫病理学研究的发展,并使人们对人类疾病的认识发生了根本性改变。

6. 临床观察和病例分析　即在不影响和损害人身心健康的前提下,进行临床观察和必要的实验,可获得宝贵的临床资料。这对探讨疾病的规律与机制,寻求行之有效的防治措施是非常重要的。临床病理讨论是病理联系临床的很好学习方法。

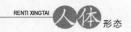

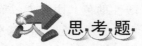

1. 试说出人体九大系统的名称。
2. 何谓解剖学姿势？并请示范。

（张玉琳、张岳灿）

第一篇
人体解剖

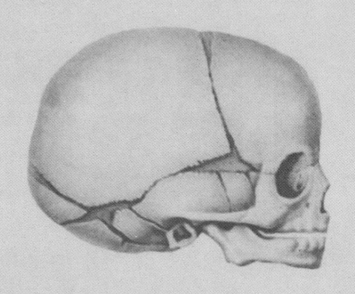

模块一　运动系统

● **知识目标**

1. 掌握骨的形态和构造;椎间盘的位置和构成;关节的基本结构和辅助结构;鼻旁窦的概念与名称、位置和开口部位;锁骨、肩胛骨、肱骨、桡骨、尺骨、髋骨、股骨、胫骨、腓骨的位置和主要形态结构;肩、髋、膝、踝关节的构成、结构特点和运动;骨盆的组成和分部;膈的位置、形态和作用以及三个裂孔的名称和通过的结构;腹直肌、腹外斜肌、腹内斜肌、腹横肌的位置和纤维方向;胸锁乳突肌、三角肌、肱二头肌、肱三头肌、臀大肌的位置和作用;臀中肌、梨状肌的位置;股四头肌、小腿三头肌的位置、合成和作用;

2. 熟悉骨的形态分类;骨的化学成分和物理特性;椎骨的数目、名称和一般形态;脊柱的组成和生理性弯曲;胸骨的位置、分部和胸骨角的位置、临床意义;胸廓的组成、形态和功能;骨盆的性别差别;颅囟的概念,前囟的位置、形态和闭合时间;肘、桡腕关节的构成和运动;胸大肌、肋间外肌、肋间内肌的位置和作用;腹股沟管的位置、两口和内容;肘窝、股三角的位置和内容;

3. 了解运动系统的组成和功能;椎骨间的韧带和关节;骨连结的分类、关节的运动形式;各部椎骨的主要特征;脊柱的功能和运动;肋骨的数目、形态和连结;脑颅、面颅骨的名称、数目和位置;颅的顶面、侧面和颅底内、外面的主要形态结构;下颌骨的形态;眶的形态和构成,骨性鼻腔的构成;颞下颌关节的构成、结构特点和运动;手骨、足骨的名称、数目和排列;桡尺连结和胫腓连结;骨骼肌组织的一般结构、分类和分布;斜方肌、背阔肌、竖脊肌的位置和作用;头肌的分类和名称;前臂肌、手肌的分群和作用;髂腰肌、大腿肌、缝匠肌、小腿肌的位置及分群和作用;腹股沟韧带、腹股沟管浅环、腹直肌鞘和白线、腋窝、腘窝的位置和内容。

● **能力目标**

1. 能辨认骨的构造;

2. 能在标本上辨认(指出)以下躯干骨的主要形态结构:寰椎、枢椎、隆椎、骶骨、胸骨、肋骨;

3. 能在活体上触摸(指出)主要的骨性标志:隆椎棘突、胸骨角;

4. 能在标本上辨认(指出)颅骨的主要形态结构;

5. 能在活体上触摸(指出)主要的标志:翼点;

6. 能在标本上辨认(指出)附肢骨的主要形态结构;

7. 能在活体上触摸(指出)主要的骨性标志:髂前上棘;

8. 能在标本、模型和活体上辨认(指出)全身主要的肌肉:胸锁乳突肌、三角肌、肱二头肌、肱三头肌、臀大肌、股四头肌、小腿三头肌;

9. 能在标本、模型上指出腹部肌肉的排列顺序及腹股沟管的位置、两口和内容;

10. 能在活体上指出肘窝、股三角的位置；

11. 能在活体上指出常用的肌肉注射部位。

【案例】

　　患者，女，65 岁，因摔伤后右髋部疼痛 3 天收住入院。患者 3 天前走平路时跌倒，臀部着地，右髋被压于身体下面，当时觉右髋疼痛，站立后仍能忍痛行走，未介意。回家后卧床两天，疼痛未见减轻，活动时疼痛加重，大腿根部出现肿胀，故来院就诊。X 线片：右股骨颈可见骨质不连续，骨折线呈斜形，有微小移位，股骨颈稍变短。

　　初步诊断：右股骨颈骨折。

　　试分析：为什么老年人容易发生骨折？患者摔伤后，哪个关节的运动受到影响？该关节有何结构特点？哪些结构增加了该关节的稳固性？

　　运动系统(locomotor system)由骨、骨连结和骨骼肌三部分组成，其重量约占成人体重的 60%。全身各骨借助骨连结构成人体的支架，称骨骼（图 1-1-1）。骨骼能支持体重、保护

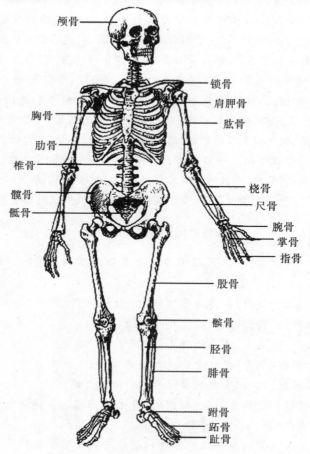

图 1-1-1　人体的骨骼

内脏。骨骼肌附着于骨,在神经系统支配下收缩和舒张,以关节为支点牵引骨改变位置,产生运动。运动系统具有支持人体、保护体内器官和运动等功能。在运动中,骨起杠杆作用,关节是运动的枢纽,骨骼肌则是动力器官。

人体表面,可观察、触摸到骨或骨骼肌形成的隆起或凹陷,称为骨性标志或肌性标志。它们常被作为确定器官的位置、判定血管和神经的走向、选取手术切口的位置以及进行产科检查骨盆测量操作的依据。因此,对这些骨性和肌性标志,在学习时应结合活体,进行认真的观察和触摸。

任务一　认识骨与骨连结

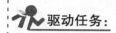

驱动任务:

请结合全身骨标本分组拼装完成人体骨架。

一、知识介绍

(一)骨

骨(bone)是一种器官,具有一定形态和结构,主要由骨组织构成,外被骨膜,内容骨髓,不断进行新陈代谢和生长发育,并具有修复、再生和改建自身结构的能力。

1. 骨的分类和形态　成人有 206 块骨,可分为颅骨、躯干骨和四肢骨三部分。根据骨的形态,可分为长骨、短骨、扁骨和不规则骨。长骨呈长管状,分一体两端,体又称为骨干或骨体(表面有 1～2 个滋养孔),内有空腔称髓腔;两端膨大称骺,有光滑的关节面;干与骺相邻的部分称干骺端。长骨分布于四肢,如肱骨和股骨等。短骨短小,近似立方形,多成群分布于牢固且稍灵活的部位,如腕骨和跗骨。扁骨扁薄呈板状,如颅盖各骨、胸骨和肋骨等。不规则骨的形状不规则,如椎骨。有些不规则骨内含有空腔,称含气骨,如上颌骨。

2. 骨的构造　骨由骨质、骨膜和骨髓等构成(图 1-1-2)。

(1)骨质:由骨组织构成,分骨密质和骨松质。骨密质致密坚实,耐压性较大,分布于骨的表面。骨松质呈海绵状,分布于骨的内部,由相互交织的骨小梁排列而成,骨小梁的排列方向与该骨所承受的压力和张力的方向一致,能承受较大的重量。

(2)骨膜:除关节面外,新鲜骨的表面都覆盖有骨膜。骨膜由纤维结缔组织构成,含有丰富的血管、神经,对骨的营养、再生和感觉有重要作用。骨膜分内外两层,内层有成骨细胞和破骨细胞,分别有产生新骨质和破坏骨质的作用。

(3)骨髓:充填于髓腔和骨松质的间隙内,质地柔软。胎儿及幼儿的骨髓含不同发育阶段的红细胞和某些白细胞,呈深红色,是造血的场所。5 岁以后,长骨髓腔内的红骨髓逐渐被脂肪组织代替,变成黄色的黄骨髓,失去造血功能。但当失血过多或

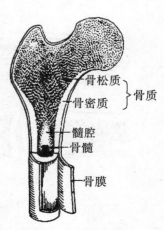

图 1-1-2　长骨的结构

重度贫血时，黄骨髓可转化为红骨髓，恢复造血功能。在髂骨、胸骨、肋骨和椎骨等处，终生都是红骨髓，临床上常在这些骨的一定部位（如髂前上棘）进行骨髓穿刺，检查骨髓象。

3. 骨的化学成分和物理性质 骨主要由无机质、有机质组成。有机质主要是骨胶原纤维和粘多糖蛋白，它使骨具有韧性和弹性；无机质主要是碱性磷酸钙，它使骨坚硬。有机质与无机质的比例随年龄增长而发生变化。幼儿的骨，有机质和无机质各占一半，骨的弹性和韧性较大，易弯曲变形，故儿童应养成良好的坐、立姿势，以免骨弯曲变形。成年人骨两种成分的比例约为3∶7，最为合适，使骨既有很大的硬度，又有一定的弹性和韧性，能承受较大的压力而不变形。老年人的骨，无机质的比例增高，骨质出现多孔性，脆性较大，易骨折。

（二）骨连结

骨与骨之间借助连结装置（如纤维组织、软骨或骨）相连，称骨连结或关节，其形式可分为直接连结和间接连结两类。

1. 直接连结 骨与骨之间借致密结缔组织、软骨或骨直接相连，其间没有腔隙（图1-1-3），运动性很小或完全不活动。如颅骨之间的缝，椎骨之间的椎间盘等。

2. 间接连结 又称滑膜关节（synovial joint），常简称关节，是骨连结的最高分化形式，骨与骨之间借结缔组织囊相连，在相对的骨面之间有腔隙，内含滑液。滑膜关节具有较大的运动性能，是骨连结的主要形式。

（1）滑膜关节的结构：具有关节面、关节囊和关节腔三个基本结构（图1-1-4）。① 关节面是构成关节各相关骨的接触面，其表面覆盖一层透明软骨，称关节软骨，表面光滑，可减小关节运动时的摩擦以及缓冲震荡和冲击。② 关节囊为纤维结缔组织构成的膜性囊，附着于关节面周缘的骨面上，与骨膜融合，可分内、外两层。外层称纤维膜，厚而坚韧，由致密结缔组织构成，富含血管、淋巴管和神经；内层称滑膜，由疏松结缔组织膜构成，薄而柔软，能产生滑液。滑液具有润滑关节、营养关节软骨、促进关节运动效能等作用。③ 关节腔是关节囊的滑膜层和关节软骨所围成的密闭腔隙，腔内含少量滑液。关节腔内为负压，对维持关节的稳固性有一定作用。

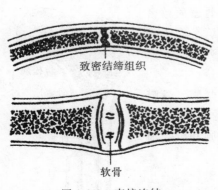

致密结缔组织

软骨

图 1-1-3 直接连结

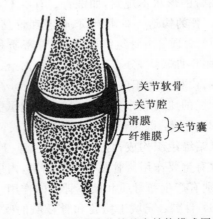

关节软骨
关节腔
滑膜 ｝关节囊
纤维膜

图 1-1-4 滑膜关节的基本结构模式图

滑膜关节除了具备上述基本结构外，有些关节还具有韧带、关节盘或关节唇等特殊结构。韧带为连结相邻两骨的致密结缔组织束，可增强关节的稳固性和限制关节的运动幅度。

位于关节囊外的称囊外韧带,位于关节囊内的称囊内韧带。关节盘位于两关节面之间,呈圆盘状,由纤维软骨构成,其周缘附于关节囊的内面,将关节腔分成两部,能使相邻关节面的形态更相适应,并能减少冲击和震荡,增加关节运动的形式和范围。

（2）滑膜关节的运动：① 屈和伸：通常将两骨之间角度变小的动作称为屈,角度增大的动作称为伸。膝关节运动时,小腿向后贴近大腿称屈,反之称为伸。② 收和展：骨向正中矢状面靠拢称为收或内收;远离正中矢状面的动作称为展或外展。手指的收展是以中指为准的靠拢、散开运动,足趾的收展是以第二趾为准的靠拢、散开运动。③ 旋转：骨向前内侧的旋转称旋内,向后外侧的旋转称旋外。在前臂,将手背转向前方的运动,称旋前;将手掌恢复到向前而手背转向后方的运动,称旋后。④ 环转：骨的近侧端在原位转动,远侧端做圆周运动,运动时描绘出一圆锥形的轨迹,实际上是屈、展、伸、收依次连续运动。能沿两轴以上运动的关节都可以做环转运动,如肩关节、髋关节。

（三）躯干骨及其连结

躯干骨共 51 块,包括 24 块椎骨、1 块骶骨、1 块尾骨、1 块胸骨和 12 对肋,分别参与构成脊柱和骨性胸廓。骶骨和尾骨还参与骨盆的构成。

【脊柱】

脊柱（vertebral column）位于躯干后壁的正中,成人由 24 块椎骨、1 块骶骨和 1 块尾骨连结而成,构成人体的中轴,具有支持体重、运动和保护内脏器官等作用。

1. 椎骨（vertebrae） 幼年时椎骨为 32 或 33 块,即颈椎 7 块、胸椎 12 块、腰椎 5 块、骶椎 5 块和尾椎 3～4 块。成年后 5 块骶椎合成骶骨,3～4 块尾椎合成尾骨。

（1）椎骨的一般形态：椎骨由前部的椎体和后部的椎弓组成（图 1-1-5,图 1-1-6）。椎体呈短圆柱状,是负重的主要部分,易因暴力而引起压缩性骨折。椎弓为弓形骨板,与椎体共同围成椎孔。所有椎骨的椎孔连成一条椎管,管内容纳脊髓。椎弓的前部较窄厚,紧连椎体,称椎弓根。根的上、下缘各有一切迹,相邻椎骨的上、下切迹围成的孔称椎间孔,有脊神经和血管通过。椎弓的后部较宽薄,称椎弓板。椎弓发出 7 个突起：向后方或后下方伸出一个棘突,向两侧伸出一对横突,向上方和下方各伸出一对上关节突和下关节突。棘突和横突是肌肉和韧带的附着处,相邻椎骨的上、下关节突构成关节突关节。

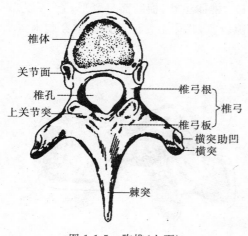

图 1-1-5 胸椎（上面）

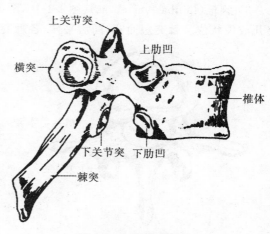

图 1-1-6 胸椎（侧面）

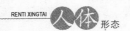

（2）各部椎骨的主要特征。

1）颈椎（cervical vertebrae）（图 1-1-7）：椎体较小，横断面呈椭圆形。椎孔较大，呈三角形。横突根部有横突孔，有椎动脉和椎静脉通过。上、下关节突几成水平位。第 2～6 颈椎的棘突较短，末端分叉。

第 1 颈椎又称寰椎（atlas），呈环状，无椎体、棘突和关节突，仅由前弓、后弓和侧块组成，前弓后面正中有齿突凹，与枢椎的齿突相关节。两侧上、下各有一对上、下关节面，分别与枕髁和枢椎上关节面相关节（图 1-1-8）。第 2 颈椎又称枢椎（axis），其椎体上方伸出一个齿突，与寰椎齿突凹相关节（图 1-1-9）。第 7 颈椎又称隆椎（vertebra prominens），棘突特别长，末端不分叉，易在体表触及，是计数椎骨序数的常用标志。

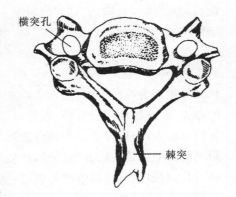

图 1-1-7 颈椎（上面）

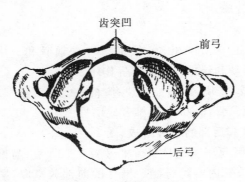

图 1-1-8 寰椎（上面）

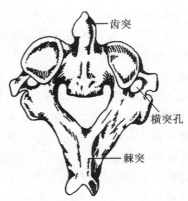

图 1-1-9 枢椎（上面）

2）胸椎（thoracic vertebrae）（图 1-1-5，图 1-1-6）：椎体自上而下依次增大，横断面呈心形，侧面和横突末端前面均有关节面，称肋凹，与肋骨相连结。上、下关节突几成冠状位。棘突较长，倾向后下方，呈叠瓦状排列。

3）腰椎（lumbar vertebrae）（图 1-1-10，图 1-1-11）：椎体粗壮，横断面呈肾形，上、下关节突几成矢状位。棘突短而宽，向后平伸，各棘突的间隙较宽，临床上常经此作腰椎穿刺术。

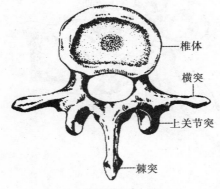

图 1-1-10 腰椎（上面）

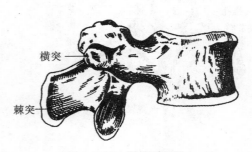

图 1-1-11 腰椎（侧面）

4) 骶骨(sacrum)(图 1-1-12,图 1-1-13):由 5 块骶椎融合而成,呈三角形,底向上,尖朝下。骶骨的前面微凹,上缘中份向前隆凸,称岬。中部有四条横线,是椎体融合的痕迹。横线两端有 4 对骶前孔。骶骨的背面粗糙隆凸,正中线上有骶正中嵴,嵴的外侧有 4 对骶后孔。骶骨侧部的上份各有一个关节面,称耳状面,与髋骨的耳状面相关节。骶骨内的纵行管道称骶管,上通椎管,并与骶前、后孔相通。骶管下端的裂孔称骶管裂孔,其两侧各有一个向下的突起,称骶角。骶管麻醉常以骶角作为标志。

5) 尾骨(coccyx)(图 1-1-12,图 1-1-13):由 3～4 块退化的尾椎融合而成。上接骶骨,下端游离为尾骨尖。

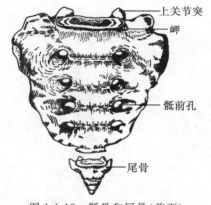

图 1-1-12 骶骨和尾骨(前面)

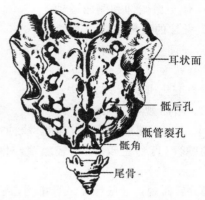

图 1-1-13 骶骨和尾骨(后面)

2. 椎骨间的连结 各椎骨之间借椎间盘、韧带和滑膜关节相连。

(1)椎间盘:连接相邻两个椎体的纤维软骨盘,分两部分,其周围部为纤维环,由多层呈同心圆排列的纤维软骨环构成;中央部为髓核(图 1-1-14),是柔软而富有弹性的胶状物质。椎间盘坚韧而富有弹性,它既能牢固地连结椎体,又允许脊柱做各个方向的运动。颈腰部的纤维环前厚后薄,尤其是后外侧部缺乏韧带加强,故当猛力弯腰或劳损引起纤维环破裂时,髓核可突入椎间孔或椎管,压迫脊神经或脊髓,临床上称为椎间盘脱出症。

(2)韧带:连结椎骨的韧带有长、短两种(图 1-1-15)。长韧带连接脊柱全长,共有 3 条,即前纵韧带、后纵韧带和棘上韧带。前、后纵韧带分别连于椎体和椎间盘的前、后面,有限制

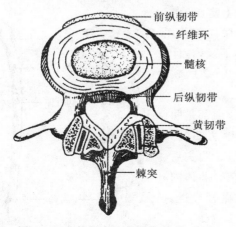

图 1-1-14 椎间盘和关节突关节(上面)

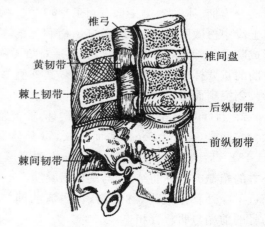

图 1-1-15 椎骨间的连结(侧面)

脊柱过度后伸、前屈的作用。棘上韧带连于各个棘突的尖端,细长而坚韧,但在第 7 颈椎以上,则扩展成为三角形板状的弹性膜,称项韧带。

短韧带连结相邻的两个椎骨,主要有:① 黄韧带:连于相邻两椎弓板之间,由黄色的弹性纤维构成,将椎板连为一体,参与构成椎管的后壁,有限制脊柱过度前屈的作用;② 棘间韧带:较薄弱,连于相邻棘突之间,前接黄韧带,后续棘上韧带和项韧带;③ 滑膜关节:椎骨间的关节有关节突关节和寰枢关节。关节突关节由相邻椎骨的上、下关节突的关节面构成,属平面关节,运动幅度很小,但各椎骨之间的运动总和较大。寰枢关节由寰椎与枢椎构成,以齿突为轴,可使寰椎连同头部做旋转运动。此外,寰椎的上关节凹与颅骨枕髁之间有寰枕关节,可使头做俯仰和侧屈运动。

3. 脊柱的整体观

(1) 前面观:可见椎体自上而下逐渐加宽,到第 2 骶椎最宽,从骶骨耳状面以下又渐次缩小。椎体大小的这种变化,与脊柱承受的重力变化密切相关。

(2) 侧面观:可见脊柱有颈、胸、腰、骶 4 个生理性弯曲(图 1-1-16)。颈曲、腰曲凸向前,胸曲、骶曲凸向后。这些弯曲增大了脊柱的弹性,可稳定重心、减轻震荡,对脑和胸腹腔器官具有保护作用。

(3) 后面观:可见棘突纵行排列在后正中线上形成纵嵴。第 7 颈椎的棘突明显高出其他颈椎的棘突;胸椎的棘突斜向后下方,呈叠瓦状;腰椎的棘突向后平伸,棘突间的距离较大。

4. 脊柱的运动 相邻两个椎骨之间的运动幅度有限,但整个脊柱总合起来运动幅度较大。脊柱可做屈、伸、侧屈、旋转和环转运动。颈、腰部运动幅度大,损伤也较多见。

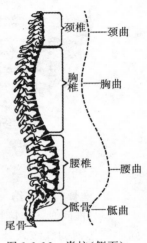

图 1-1-16 脊柱(侧面)

【胸　廓】

胸廓(thorax)由 12 块胸椎、12 对肋和 1 块胸骨连结而成,主要参与呼吸运动,此外还具有支持和保护胸、腹腔脏器的作用。

1. 胸骨(sternum) 位于胸前壁正中,前凸后凹自上而下依次分为柄、体和剑突三部分(图 1-1-17)。胸骨柄上宽下窄,其上缘中份微凹,称颈静脉切迹。柄和体的连结处微向前凸,形成胸骨角,两侧平对第 2 肋,后面平对第 4 胸椎体下缘,是计数肋的重要标志。胸骨体呈长方形,其外侧缘接第 2～7 肋软骨。剑突扁而薄,下端游离。

2. 肋(rib) 呈弓形,分前、后两部,后部是肋骨,前部是肋软骨。肋骨(costal bone)扁而细长,可分体和前、后两端(图 1-1-18)。后端膨大,称肋头,与胸椎体侧面形成关节。肋头后外方的粗糙突起称肋结节,与胸椎横突肋凹形成关节。肋体内面近下缘处有一浅沟,称肋沟,沟内有肋间神经和血管经过。肋骨的前端与肋软骨相连。

肋前端的连结形式:第 1 肋与胸骨柄直接相连;第 2～7

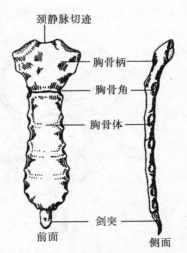

图 1-1-17 胸骨(前面、左侧面)

肋软骨分别与胸骨的外侧缘形成微动的胸肋关节；第 8～10 肋软骨的前端依次连于上位肋软骨的下缘形成软骨连接，从而组成一条连续的软骨缘，称肋弓；第 11 和 12 肋的前端游离于腹肌内。

3. 胸廓的整体观 成人胸廓近似圆锥体形，前后径小于横径，上窄下宽（图 1-1-19）。胸廓有上、下两口：胸廓上口较小，由第 1 胸椎体、第 1 对肋和胸骨柄上缘围成，向前下倾斜，胸骨柄的颈静脉切迹约平对第 2 胸椎体的下缘。胸廓下口宽而不整，由第 12 胸椎体、第 12 对肋、第 11 对肋前端、两侧肋弓和胸骨剑突围成。两侧肋弓在前正中线处构成向下开放的角，称胸骨下角。相邻两肋之间的间隙称肋间隙。

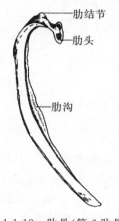

图 1-1-18 肋骨（第 6 肋骨）

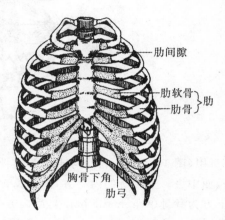

图 1-1-19 胸廓（前面）

4. 胸廓的运动 主要是参与呼吸运动。在呼吸肌的作用下，吸气时肋的前部上提，肋体向外扩展，使胸廓向两侧和前方扩大，胸腔的容积增大；呼气时胸廓恢复原状，胸腔的容积缩小。

（四）颅骨及其连结

颅骨共 23 块（中耳 3 对听小骨未计入），为扁骨和不规则骨，由骨连结连成颅。颅（skull）位于脊柱的上方，可分位于后上方的脑颅和前下方的面颅，以眶上缘和外耳门上缘的连线为界。

【脑颅骨】

脑颅骨 8 块，包括额骨、筛骨、蝶骨、枕骨各 1 块，顶骨、颞骨各 2 块（图 1-1-20）。脑颅骨围成颅腔，腔内容纳脑。颅腔的顶呈穹隆状，称颅盖，由额骨、枕骨和顶骨构成。颅腔的底称颅底，由位于中央的蝶骨、前方的额骨和筛骨、后方的枕骨以及两侧的颞骨构成。

1. 颞骨（temporal bone）（图 1-1-21） 以外耳门为中心分为三部：外耳门前上方呈鳞片状的鳞部；从前、下、后三面围绕外耳门的鼓部；呈三棱锥状、尖朝前内方的岩部。岩部的后下份有呈圆锥形的突起，位于外耳门的后方，称乳突。

2. 筛骨（ethmoid bone） 冠状切面呈"巾"字形，分三部：水平位多孔的筛板；正中矢状位的垂直板；两侧下垂且膨大的筛骨迷路。筛板的前方向上垂直伸出的骨突称鸡冠，垂直板构成骨性鼻中隔的上部。筛骨迷路内侧壁上有两对向下卷曲的骨片，上方一对较小，称上鼻甲；下方一对较大，称中鼻甲。

【面颅骨】

面颅骨有 15 块，包括不成对的犁骨、下颌骨、舌骨和成对的上颌骨、鼻骨、泪骨、颧骨、腭

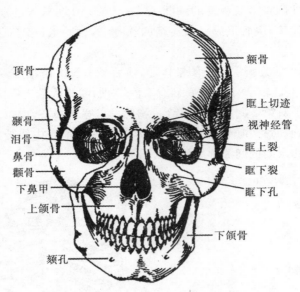

图 1-1-20　颅（前面）

骨、下鼻甲（图 1-1-20）。它们构成面部的骨性基础，围成眶、鼻腔和口腔。上颌骨（maxilla）位于颜面中央。上颌骨的内上方，内接鼻骨（nasal bone），后接泪骨（lacrimal bone）。上颌骨的外上方为颧骨（zygomatic bone），后内方为腭骨（palatine bone）。上颌骨和腭骨的内面附有下鼻甲（inferior nasal concha）。下鼻甲的内侧为犁骨（vomer）。上颌骨的下方为下颌骨。下颌骨的后下方为舌骨（hyoid bone）（图 1-1-22）。

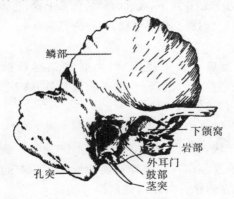

图 1-1-21　颞骨（外面）

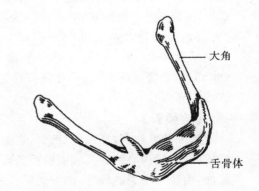

图 1-1-22　舌骨（右上观）

　　下颌骨（mandible）是颅骨中最大的一块骨，分一体两支（图 1-1-23）。下颌体位于前部，呈蹄铁状，上缘形成牙槽弓，牙槽弓有一列容纳牙根的牙槽。下颌体的前外侧面有一对小孔，称颏孔。下颌支是下颌体后方上耸的方形骨板，略呈长方形，末端有两个向上的突起，前方的一个称冠突，后方的一个称髁突。髁突上端膨大部位为下颌头。下颌支后缘与下颌体下缘

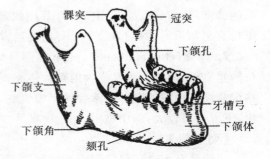

图 1-1-23　下颌骨（右上观）

交接处形成下颌角。下颌支内面的中部有下颌孔,此孔通入下颌管,下颌管行向前下方,与颏孔相连。

【颅的整体观】

1. 颅的顶面　有呈"工"字形的 3 条缝,前方位于额骨与两侧顶骨之间的称冠状缝;两侧顶骨之间的称矢状缝;后方两侧顶骨与枕骨之间的称人字缝。

2. 颅的侧面(图 1-1-24)　由额骨、蝶骨、顶骨、颞骨和枕骨组成。中部有外耳门,外耳门后方为乳突,前方的横行骨梁为颧弓。颧弓上方大而浅的窝称颞窝,窝内额、顶、颞、蝶四骨的汇合处呈"H"形,此处骨质薄弱,称翼点。翼点内面有脑膜中动脉前支通过,骨质薄弱,骨折时易损伤动脉。

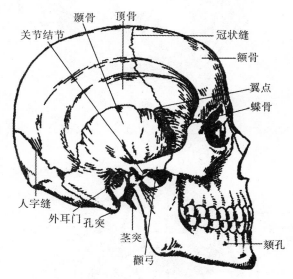

图 1-1-24　颅(侧面)

3. 颅底内面(图 1-1-25)　凹凸不平,呈阶梯状,从前到后分别称颅前窝、颅中窝和颅后窝。

(1)颅前窝:筛板上有许多筛孔,此部薄弱,为骨折好发部位,向下与骨性鼻腔相通。

(2)颅中窝:蝶骨体上面呈马鞍状称蝶鞍,其中部的凹陷为垂体窝。垂体窝的前外侧有视神经管,与眶相通。在视神经管的外侧,有眶上裂通眶。蝶鞍两侧,自前内向后外依次为圆孔、卵圆孔和棘孔。颅中窝外侧部与颅后窝之间有一个三棱锥形隆起,为颞骨岩部,其前面骨质薄弱的部分称鼓室盖。

(3)颅后窝:中央有枕骨大孔,下通椎管。枕骨大孔后上方有一个十字形隆起,其交会处称枕内隆凸,隆凸两侧各有一条横窦沟。横窦沟转向前下称乙状窦沟,其末端终于颈静脉孔。颈静脉孔与枕骨大孔之间为舌下神经管内口。颞骨岩部后面的中份有内耳门,通内耳道。

4. 颅底外面(图 1-1-26)　高低不平,孔裂甚多,分前、后两部。前部边缘的蹄铁形隆起是上颌骨的牙槽弓。牙槽弓围绕的水平骨板称为骨腭,它构成骨性口腔的顶,也是骨性鼻腔的底。颅底后部中央有枕骨大孔。枕骨大孔后上方有一隆起,称枕外隆凸。枕骨大孔的两侧各有一椭圆形关节面,称枕髁。枕髁外侧为颈静脉孔。颈静脉孔前方的圆形为颈动脉管外口,由此经颈动脉管通入颅中窝。颈静脉孔后外侧有细长的突起称茎突。茎突根部后方

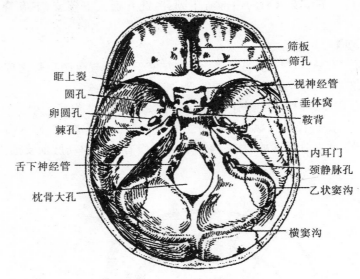

图 1-1-25　颅底(内面)

筛板
筛孔
视神经管
垂体窝
鞍背
内耳门
颈静脉孔
乙状窦沟
横窦沟

眶上裂
圆孔
卵圆孔
棘孔
舌下神经管
枕骨大孔

有茎乳孔,此孔向上通面神经管。茎突后外侧为乳突,乳突前方为外耳门。外耳门前方的凹陷称下颌窝,窝的前缘有一隆起,称关节结节。

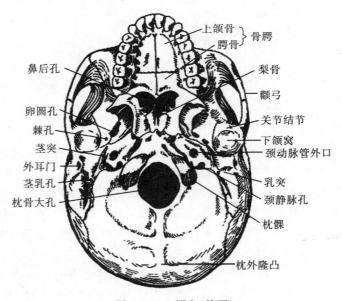

图 1-1-26　颅底(外面)

上颌骨 } 骨腭
腭骨
梨骨
颧弓
关节结节
下颌窝
颈动脉管外口
乳突
颈静脉孔
枕髁
枕外隆凸

鼻后孔
卵圆孔
棘孔
茎突
外耳门
茎乳孔
枕骨大孔

5. 颅的前面(图 1-1-20)

(1)眶:四棱锥形,腔深,容纳视器。眶尖朝向后内,经视神经管与颅中窝相连。底称眶口,呈四边形,在眶上缘的内、中 1/3 交界处,有眶上切迹或眶上孔,眶下缘中份下方有眶下孔。眶的上壁与颅前窝相邻,其前外侧份有一深窝为泪腺窝;内侧壁最薄,其前下份有一长圆形窝,为泪囊窝,此窝向下经鼻泪管与鼻腔相通;下壁有眶下沟,向前经眶下管与眶下孔相通;外侧壁较厚,由颧骨和蝶骨组成,它与上、下壁交界处的后份,分别有眶上裂和眶下裂。

（2）骨性鼻腔：位于面颅中央，正中有骨性鼻中隔，由犁骨和筛骨垂直板构成，将鼻腔分为左、右两半。骨性鼻腔的顶为筛板，底为骨腭，外侧壁自上而下有 3 块向下卷曲的骨片，称上、中、下鼻甲（图 1-1-27，图 1-1-28）。每个鼻甲的下方为相应的鼻道，分别称上、中、下鼻道。上鼻甲后上方与蝶骨之间的浅窝称蝶筛隐窝。骨性鼻腔前方的开口称梨状孔，后方开口称鼻后。

（3）鼻旁窦：为额骨、筛骨、蝶骨和上颌骨内的含气空腔，位于鼻腔周围并与其相通。

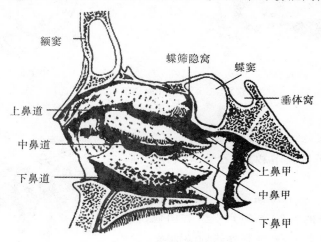

图 1-1-27 骨性鼻腔的外侧壁

【新生儿颅的特征】

胎儿时期由于脑及感觉器官发育早，而咀嚼和呼吸器官，尤其是鼻旁窦尚不发达，所以脑颅比面颅大得多。新生儿面颅占全颅的 1/8，而成人为 1/4。额结节、顶结节和枕鳞骨都是骨化中心部位，发育明显，从颅顶观察，新生儿颅呈五角形。额骨正中缝尚未愈合，额窦尚未发育，眉弓及眉间不明显。颅顶各骨尚未完全发育，骨缝间充满纤维组织膜，在多骨交接处，间隙的膜较大，称颅囟。前囟（额囟）最大，呈菱形，位于矢状缝与冠状缝相接处。后囟（枕囟）位于矢状缝与人字缝汇合处，呈三角形。另外，还有顶骨前下角、蝶囟和顶骨后下角的乳突囟。前囟在生后 1～2 岁时闭合，其余各囟都在出生不久后闭合（图1-1-29）。

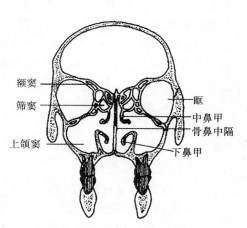

图 1-1-28 颅（冠状面）

从出生到 7 岁是颅的生长期，此期颅生长最快，因出牙和鼻旁窦相继出现，使面颅迅速扩大。从 7 岁到性成熟期是相对静止期，颅生长缓慢，但逐渐出现性别差异。性成熟期至 25 岁为成长期，性别差异更加明显，额部向前突出，眉弓、乳突和鼻旁窦发育迅速，下颌角显著，骨面的肌和筋膜附着痕迹明显。颅底诸骨为软骨化骨，成年后，蝶枕软骨结合变为骨性结合。

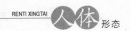

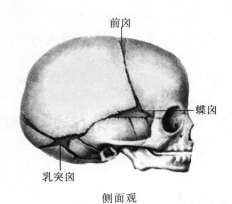

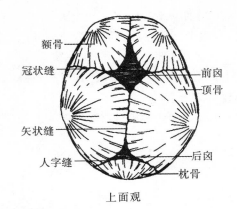

图 1-1-29　新生儿颅侧面观与上面观

【颅骨的连结】

颅骨之间多以缝或软骨直接相连,而下颌骨与颞骨之间以颞下颌关节相连,舌骨与颅骨之间以韧带相连。

颞下颌关节(temporomandibular joint)由下颌骨的下颌头、颞骨的下颌窝及关节结节构成(图1-1-30)。关节囊较松弛,囊外有外侧韧带加强。关节腔内有一关节盘,将关节腔分为上、下两个空间。两侧颞下颌关节须同时运动,使下颌骨上提、下降、前移、后退和侧移。张口过大且关节囊过分松弛时,下颌头可滑脱至关节结节前方,造成颞下颌关节脱位。

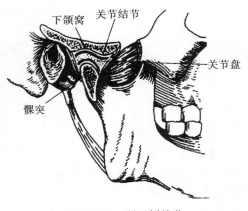

图 1-1-30　颞下颌关节

(五)四肢骨及其连结

人类由于身体直立,上肢成为灵活的劳动器官,故上肢骨形体纤细轻巧,关节灵活;下肢的功能主要是支持和移动身体,因而下肢骨粗大坚实,关节稳固。

【上肢骨及其连结】

1. 上肢骨　每侧共32块。

(1)肩胛骨(scapula)(图1-1-31,图1-1-32):位于胸廓后面的外上方,略呈三角形,分两面、三缘和三角。肩胛骨前面微凹,称为肩胛下窝。后面有一斜向外上方的高嵴,称肩胛冈,其末端向外延伸的扁平突起,称肩峰,是肩部最高点。肩胛冈的上、下各有一凹陷,分别称冈上窝和冈下窝。肩胛骨的内侧缘较薄;外侧缘肥厚;上缘短薄,其外侧端有一弯向前外方的指状突起,称喙突。肩胛骨的上角平对第2肋,下角平对第7肋或第7肋间隙,常作为背部计数肋和肋间隙的标志。外侧角肥大,有一朝向外侧的浅窝,称关节盂。

(2)锁骨(clavicle)(图1-1-33):位于颈、胸交界处,呈"～"形弯曲。锁骨的内侧端圆钝称胸骨端,与胸骨柄构成胸锁关节;外侧端扁平称肩峰端,与肩胛骨的肩峰相关节。锁骨内侧2/3凸向前,外侧1/3凸向后,中、外1/3交界处易发生骨折。

(3)肱骨(humerus)(图1-1-34,图1-1-35):典型的长骨,分一体两端。上端膨大,其内上部呈半球形,称肱骨头,与肩胛骨关节盂相关节。肱骨头的前外侧有两个隆起,前方较小,

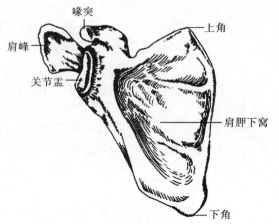

图 1-1-31 肩胛骨(右侧、前面)

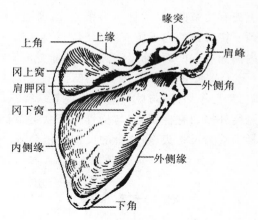

图 1-1-32 肩胛骨(右侧、后面)

称小结节;外侧较大,称大结节。上端与体交界处较细,称外科颈,是骨折的易发部位。肱骨体中部的前外侧面有一粗糙微隆区,称三角肌粗隆,其后方有一条自内上斜向外下的浅沟,为桡神经沟。肱骨下端较宽扁,外侧部前面有呈半球形的肱骨小头,内侧部有肱骨滑车。下端两侧各有一个突起,称内上髁和外上髁。

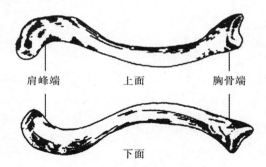

图 1-1-33 锁骨(右侧)

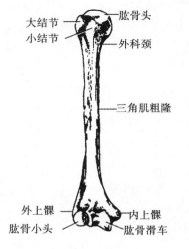

图 1-1-34 肱骨(右侧、前面)

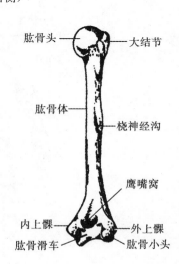

图 1-1-35 肱骨(右侧、后面)

（4）桡骨（radius）（图1-1-36，图1-1-37）：位于前臂外侧部。上端略膨大，为桡骨头，其上面有关节凹，与肱骨小头相关节；周围有环状关节面，与尺骨相关节。头下方略细，称桡骨颈。桡骨颈的内下侧有突起的桡骨粗隆。桡骨下端膨大，下面有腕关节面，与腕骨相关节；内侧面有一凹面，称尺切迹，与尺骨头相关节；外侧向下突起，称茎突。

（5）尺骨（ulna）（图1-1-36，图1-1-37）：位于前臂内侧部。上端膨大，前面有一半月形凹陷，称滑车切迹，与肱骨滑车相关节。滑车切迹后上方的突起为鹰嘴；前下方的突起为冠突。冠突外侧面有桡切迹，与桡骨头环状关节面相关节。冠突下方的粗糙隆起称尺骨粗隆。尺骨下端为尺骨头，与桡骨的尺切迹相关节。尺骨头的后内侧向下的锥状突起，称尺骨茎突。

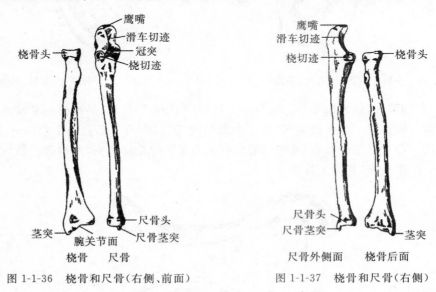

图1-1-36　桡骨和尺骨（右侧、前面）　　　图1-1-37　桡骨和尺骨（右侧）

（6）手骨：手骨包括腕骨、掌骨和指骨（图1-1-38）。

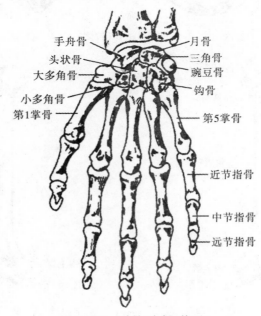

图1-1-38　手骨（右侧、前面）

1）腕骨（carpal bones）：共 8 块，属短骨，排列成近、远两列。由桡侧向尺侧，近侧列依次是手舟骨、月骨、三角骨和豌豆骨；远侧列为大多角骨、小多角骨、头状骨和钩骨。8 块腕骨构成一掌面凹陷的腕骨沟。

2）掌骨（metacarpal bones）：共 5 块，属长骨，由桡侧至尺侧，依次为第 1～5 掌骨。掌骨的近端为底，接腕骨；中间为体；远端为头，与指骨相关节。

3）指骨（phalanges of fingers）：共 14 块，属长骨。拇指为 2 块，其余各指均为 3 块，分别称为近节指骨、中节指骨和远节指骨。

2. 上肢骨的连结　除胸锁关节和肩锁关节外，主要有以下几个。

（1）肩关节（shoulder joint）（图 1-1-39）：由肱骨头与肩胛骨关节盂构成。肩关节的形态特点是：肱骨头大，关节盂小而浅（虽由附于其周缘的关节唇略为增大加深，仍仅能容纳肱骨头的 1/4～1/3），关节囊薄而松弛。囊内有肱二头肌长头腱从肱骨头前上方跨过。关节囊的前、后、上壁都有腱纤维编入而使其加强，唯下壁薄弱，故肩关节脱位时肱骨头常从下壁脱出。

肩关节是人体运动幅度最大、最灵活的关节，可做屈、伸、收、展、旋内、旋外和环转运动。因而，肩关节也易损伤或脱位。

（2）肘关节（elbow joint）（图 1-1-40）：由肱骨下端与桡、尺骨的上端连结而成，包括 3 组关节面：肱骨小头与桡骨头关节凹构成的肱桡关节，肱骨滑车与尺骨的滑车切迹构成的肱尺关节，以及桡骨头环状关节面与尺骨桡切迹构成的桡尺近侧关节，这 3 个关节包在一个关节囊内。肘关节囊前、后壁薄而松弛，内、外侧壁厚而紧张，并有韧带增强。关节囊的下部有桡骨环状韧带，该韧带从前方、外侧和后方围绕桡骨头，其两端分别附于尺骨桡切迹的前、后缘，与尺骨的桡切迹共同固定桡骨头。

肘关节可做屈、伸运动。伸肘时，肱骨内、外上髁和尺骨鹰嘴三者位于一条直线上；屈肘时，三者成一等腰三角形。在肘关节脱位时，鹰嘴常向后上移位，三者的关系发生改变。

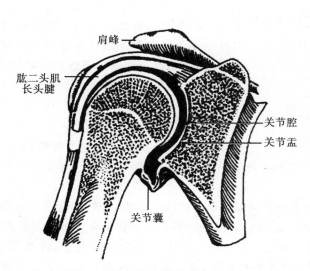

图 1-1-39　肩关节（右侧、冠状切面）

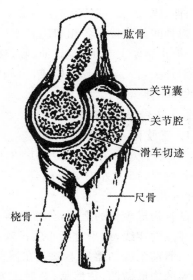

图 1-1-40　肘关节（右侧、矢状切面）

（3）桡尺连结（图 1-1-41）：包括桡尺近侧关节、前臂骨间膜和桡尺远侧关节。桡尺近侧关节是肘关节的一部分。前臂骨间膜是连结桡骨体与尺骨体相对缘的坚韧纤维膜。桡尺远侧关节由桡骨的尺切迹及尺骨头下方的关节盘与尺骨头构成。

桡尺近侧关节和桡尺远侧关节必须同时运动，运动时可使前臂旋前、旋后。当桡骨下段转至尺骨的内前方，桡、尺两骨交叉，手背朝前时称旋前；反之，当桡骨转回尺骨外侧，两骨平行，手背朝后时称为旋后。

（4）手关节（图 1-1-42）：包括桡腕关节、腕骨间关节、腕掌关节、掌骨间关节、掌指关节和指骨间关节。

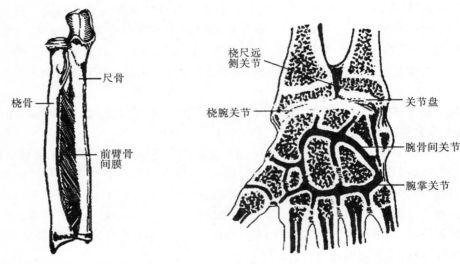

图 1-1-41　前臂骨的连结（右侧、前面）　　　　图 1-1-42　手关节（右侧、冠状切面）

桡腕关节（radiocarpal joint）：又称腕关节，由桡骨下端的腕关节面、尺骨头下方的关节盘与手舟骨、月骨、三角骨的近侧关节面构成。关节囊松弛，前、后和两侧均有韧带加强，可做屈、伸、收、展和环转运动。

腕骨间关节位于各相邻腕骨之间，活动度很小。腕掌关节由远侧腕骨与 5 块掌骨的底构成；拇指腕掌关节可做屈、伸、收、展和对掌运动，其他 4 个腕掌关节活动度很小。掌指关节由掌骨头与近节指骨底构成，可做屈、伸、收、展及环转运动。指骨间关节连接相邻指骨，只能做屈、伸运动。

【下肢骨及其连结】

1. 下肢骨　每侧 31 块。

（1）髋骨（hip bone）（图 1-1-43，图 1-1-44）：位于盆部，属不规则骨。髋骨由髂骨、耻骨和坐骨构成，16 岁左右完全融合。三块骨融合部有一深窝，称髋臼，其前下方有一卵圆形大孔，称闭孔。

髂骨构成髋骨的上部，分髂骨体和髂骨翼两部分。髂骨翼的上缘肥厚，称髂嵴。两侧髂嵴最高点的连线，约平对第 4 腰椎棘突，是腰椎穿刺时的定位标志。髂嵴前、后端的突起，分别称为髂前上棘和髂后上棘。在髂前上棘的后上方 5～7cm 处，髂嵴向外突出，称髂结节。髂骨翼的内面微凹，称髂窝；其后下方有粗糙的耳状面，接骶骨的耳状面。髂窝下界有圆钝骨嵴，称弓状线。

坐骨构成髋骨的下部，分坐骨体和坐骨支两部分，两者移行处的后部有粗糙的坐骨结节。坐骨结节后上方的尖形突起称坐骨棘，棘的上、下方各有一切迹，分别称坐骨大切迹和坐骨小切迹。

耻骨构成髋骨的前下部，分为耻骨体、耻骨上支和耻骨下支。耻骨上、下支移行处的内侧面粗糙，为耻骨联合面。耻骨上支上面有一条锐嵴，为耻骨梳，其后端与弓状线相续，前端终于耻骨结节。耻骨结节与耻骨联合面之间的上缘粗钝，称耻骨嵴。

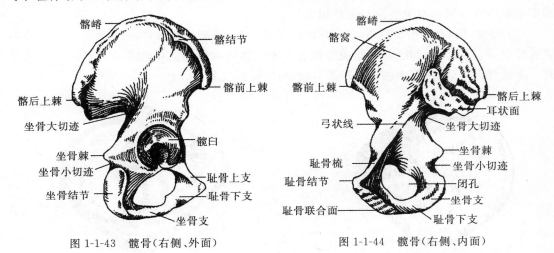

图 1-1-43　髋骨(右侧、外面)　　　　　图 1-1-44　髋骨(右侧、内面)

(2) 股骨(femur)(图 1-1-45，图 1-1-46)：位于股部，是人体最长最粗壮的长骨，其长度约占体长的 1/4，分一体两端。上端有朝向内上方的球形股骨头，与髋臼相关节。股骨头外下方缩细的部分为股骨颈，股骨颈以下为股骨体。股骨颈与股骨体连接部上外方有一方形隆起，称大转子；内下方的隆起，称小转子。股骨体后面的纵行骨嵴，称为粗线，此线向上外延续为粗糙的臀肌粗隆。在粗线中点附近，有一开口向下的滋养孔。股骨下端膨大并向后突出，形成内侧髁和外侧髁，两髁之间的凹陷称髁间窝。内、外侧髁侧面最突出处，分别为内上髁和外上髁。

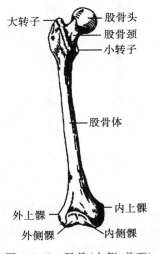
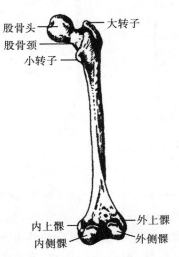

图 1-1-45　股骨(右侧、前面)　　　　　图 1-1-46　股骨(右侧、后面)

（3）髌骨（patella）（图 1-1-47）：位于股骨下端的前面，被股四头肌腱包被，是人体最大的籽骨，上宽下尖，扁椭圆形。

（4）胫骨（tibia）（图 1-1-48，图 1-1-49）：粗壮的长骨，位于小腿内侧部。上端膨大，向两侧突出，称内侧髁和外侧髁，两髁上面均有微凹的关节面，分别与股骨内、外侧髁相关节。外侧髁后下方有腓关节面，与腓骨头相关节。上端前面的隆起为胫骨粗隆。胫骨体呈三棱柱形，锐利的前缘和内侧面直接位于皮下。胫骨下端略膨大，其内下有一突起，称为内踝。下端下面和内踝外侧面有关节面与距骨相关节。

（5）腓骨（fibula）（图 1-1-48，图 1-1-49）：细长，位于小腿外侧部，胫骨后外侧。上端略膨大称腓骨头，有关节面与胫骨的腓关节面相关节。体的内侧面近中点处有开口向上的滋养孔。下端膨大称外踝，其内侧有外踝关节面，与距骨相关节。

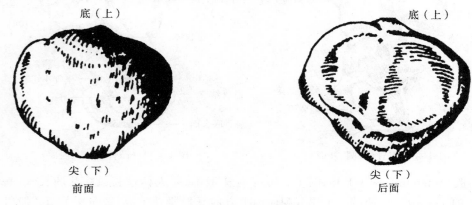

图 1-1-47　髌骨（右侧）

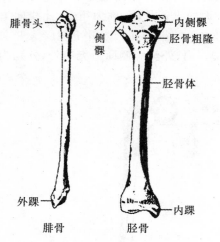

图 1-1-48　胫骨和腓骨（右侧、前面）

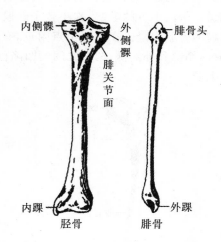

图 1-1-49　胫骨和腓骨（右侧、后面）

（6）足骨（图 1-1-50）：包括跗骨、距骨和趾骨。

1）跗骨（tarsal bones）：共 7 块，属短骨。位于胫、腓骨下方的为距骨。位于距骨前方的是足舟骨。足舟骨前面有 3 块并列的骨，为内侧楔骨、中间楔骨和外侧楔骨。距骨的后下方是跟骨，跟骨后端隆突，称跟骨结节。跟骨的前方为骰骨。

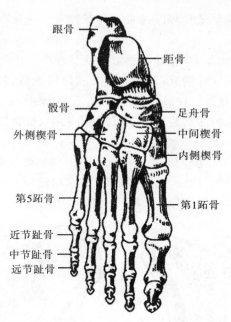

图 1-1-50 足骨（右侧、上面）

2）跖骨（metatarsal bones）：共 5 块，属长骨，自内向外依次为第 1～5 跖骨。跖骨的近端为底，接跗骨；中间为体；远端为头，与趾骨相关节。

3）趾骨（phalanges of toes）：共 14 块，属长骨。踇趾为 2 节，其余各趾均 3 节。趾骨的命名与指骨相同。第 5 趾的远节指骨很小，往往与中节趾骨相融合。

2. 下肢骨的连结

（1）髋骨的连结：两侧髋骨的后部借骶髂关节、韧带与骶骨相连；前部借耻骨联合相互连结（图 1-1-51，图 1-1-52）。

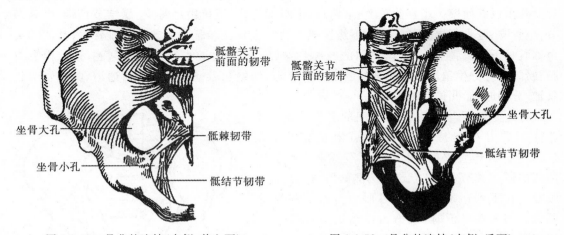

图 1-1-51 骨盆的连结（右侧、前上面）　　　图 1-1-52 骨盆的连结（右侧、后面）

1）骶髂关节（sacroiliac joint）：由骶、髂两骨的耳状面构成，关节囊厚而坚韧，其前、后均有韧带加强，十分稳固，以利支持体重。产妇分娩时骶髂关节能做小幅度运动，使骨盆腔稍扩大。在骶髂关节的后方，有两条强大的韧带。骶、尾骨的侧缘至坐骨结节的韧带呈扇形，称骶结节韧带；骶、尾骨侧缘至坐骨棘的韧带称骶棘韧带。这两条韧带与坐骨大、小切迹分别围成坐骨大孔和坐骨小孔。

2）耻骨联合（pubic symphysis）：由两侧耻骨联合面借耻骨间盘连结构成，上、下方均有韧带加强。耻骨间盘由纤维软骨构成，其内有一矢状位的纵行裂隙，女性较男性的厚，裂隙也较大，孕妇和经产妇尤为显著。在耻骨联合的上、下方分别有连结两侧耻骨的耻骨上韧带和耻骨弓状韧带。耻骨联合的活动甚微，但在分娩过程中，耻骨间盘中裂隙增宽，以增大骨盆的径线（图 1-1-53）。

3）骨盆（pelvis）：由骶骨、尾骨和左、右髋骨以及其间的骨连结构成（图 1-1-54），具有保护骨盆腔内脏器和传递重力等功能。人体直立时，骨盆向前倾斜，两侧髂前上棘与两耻骨结节位于同一冠状面内，此时，尾骨尖与耻骨联合上缘位于同一水平面上。

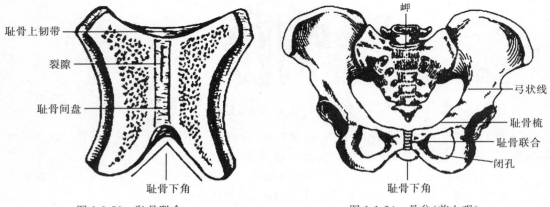

图 1-1-53　耻骨联合　　　　　　　　图 1-1-54　骨盆（前上观）

骨盆由骶骨岬、弓状线、耻骨梳、耻骨结节至耻骨联合上缘所围成的界线分为上部的大骨盆和下部的小骨盆。大骨盆由界线上方的髂骨翼和骶骨构成。由于骨盆向前倾斜，故大骨盆几乎没有前壁。小骨盆有上、下两口，上口即界线，下口由尾骨尖、骶结节韧带、坐骨结节、坐骨支、耻骨下支和耻骨联合下缘围成。两侧坐骨支和耻骨下支连成耻骨弓，其间的夹角称耻骨下角。骨盆上、下口之间的腔称骨盆腔。小骨盆腔也称为固有盆腔，该腔内有直肠、膀胱和部分生殖器官。小骨盆腔是一前壁短，侧壁和后壁较长的弯曲通道，其中轴为骨盆轴，分娩时，胎儿循此轴娩出。

骨盆是躯干与自由下肢之间的骨性成分，起着传导重力和支持、保护盆腔脏器的作用（图1-1-55）。人体直立时，体重自第 5 腰椎、骶骨经两侧的骶髂关节、髋臼传导至两侧的股骨头，再由股骨头往下到达下肢，这种弓形力传递线称为股骶弓。当人在坐位时，重力由骶髂关节传导至两侧坐骨结节，此种弓形的力传递叫坐骶弓。骨盆前部还有两条约束弓，以防止上述两弓向两侧分开。一条在耻骨联合处连结两侧耻骨上支，可防止股骶弓被压挤；另一条为两侧耻骨、坐骨下支连

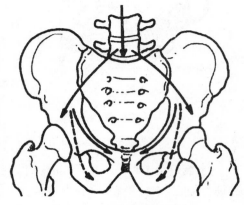

图 1-1-55　骨盆的力传导方向

成的耻骨弓,能约束坐骶弓不致散开。约束弓不如重力弓坚强有力,外伤时,约束弓的耻骨上支较下支更易骨折。

骨盆的性别差异:由于女性骨盆要适应妊娠、分娩的需要,因此与男性骨盆比较,其形态有明显差别(表1-1-1)。

表 1-1-1 男、女性骨盆形态的差别

	男 性	女 性
骨盆外形	较窄长	较宽短
骨盆上口	心形	较大,近似圆形
骨盆下口	较狭小	较宽大
骨盆腔	高而窄,呈漏斗形	短而宽,呈圆桶形
耻骨下角	70°～75°	90°～100°

(2)髋关节(hip joint)(图1-1-56):由髋臼和股骨头构成。股骨头全部纳入髋臼内。关节囊厚而坚韧,股骨颈除其后面的外侧1/3部外,均被包入囊内,故股骨颈骨折有囊内、囊外之分。关节囊外有韧带增强,其中位于囊前壁的髂股韧带最为强大,它限制髋关节过度后伸,对维持人体直立姿势有重要作用。关节囊内有股骨头韧带,内有营养股骨头的血管通过。

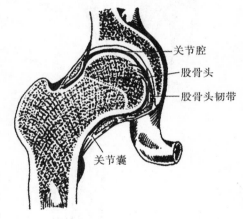

图 1-1-56 髋关节(右侧、冠状切面)

髋关节可做屈、伸、收、展、旋内、旋外和环转运动。但由于股骨头深藏于髋臼内,关节囊紧张而坚韧,韧带又强大,故其运动幅度远比肩关节小,但具有较大的稳固性,以适应其承重和行走的功能。

(3)膝关节(knee joint)(图1-1-57,图1-1-58):由股骨内、外侧髁和胫骨内、外侧髁以及髌骨组成,是人体最大最复杂的关节。关节囊薄而松弛,周围有韧带加强,关节囊前壁有强大的髌韧带,是股四头肌腱从髌骨下缘至胫骨粗隆的部分。关节囊的两侧分别有胫侧副韧带和腓侧副韧带。在关节囊内,有牢固地连于股骨与胫骨之间的前、后交叉韧带,以及分别位于股骨与胫骨同名髁之间的内、外侧半月板(图1-1-58)。前交叉韧带可阻止胫骨向前移位,后交叉韧带可限制胫骨向后移位。内侧半月板呈"C"形,外侧半月板呈"O"形,均由纤维软骨构成;它们的上面微凹,下面平坦,外缘厚,内缘薄,使股、胫两骨的关节面更为适应,并能缓冲压力,吸收震荡,起弹性垫作用。

膝关节可做屈、伸运动;当膝关节处于半屈位时,还可做小幅度的旋内和旋外运动。

(4)胫腓连结(图1-1-59):胫、腓两骨连结紧密,上端由腓骨头关节面与胫骨腓关节面构成微动的胫腓关节,体和下端分别以小腿骨间膜和韧带相连,两骨间运动幅度极小。

(5)足关节(图1-1-60):包括距小腿关节、跗骨间关节、跗跖关节、跖骨间关节、跖趾关节和趾骨间关节。

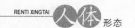

距小腿关节(talocrural joint)(又称踝关节)由胫、腓两骨的下端和距骨组成。关节囊的前、后壁薄弱而松弛,但两侧壁都有韧带增强。内侧韧带(三角韧带)较强大,外侧韧带较薄弱,在踝关节跖屈且足过度内翻时易发生损伤。

踝关节可做背屈(伸)和跖屈(屈)运动;与跗骨间关节协同作用时,可使足内翻和外翻。足底转向内侧的运动称为内翻,足底转向外侧的运动称为外翻。

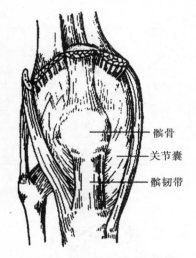

图 1-1-57　膝关节(右侧、前面)

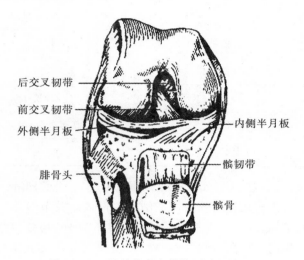

图 1-1-58　膝关节囊内结构(右侧、前面)

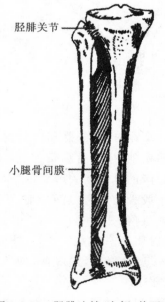

图 1-1-59　胫腓连结(右侧、前面)

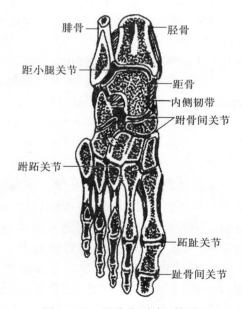

图 1-1-60　足关节(右侧、前面)

　　(6)足弓:跗骨和跖骨借关节和韧带紧密相连,在纵、横方向上都形成凸向上方的弓形,称足弓(图 1-1-61)。足弓增加了足的弹性,在行走、跑跳和负重时,可缓冲地面对人体的冲击力,以保护体内器官。此外,足弓还能使足底血管、神经免受压迫。

足弓主要由足底的韧带、肌和腱等结构来维持。当这些结构发育不良、慢性劳损或足部骨折后,均可导致足弓下塌,成为扁平足。

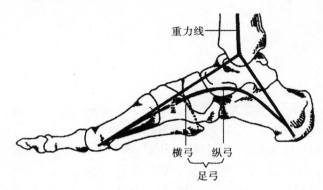

图 1-1-61　足弓

二、能力训练

请同学们结合标本及模型指出以下结构。

（一）骨学总论与躯干骨及其连结

1. 骨的分类　长骨、短骨、扁骨、不规则骨。

2. 骨的构造　骨质（密度、松质）、骨髓（红骨髓、黄骨髓）、骨膜。

3. 椎骨

（1）一般形态：椎体、椎弓、椎孔、椎管、棘突、横突、上关节突、下关节突。

（2）颈椎：横突孔、寰椎、枢椎、隆椎。

（3）胸椎：肋凹。

（4）腰椎。

（5）骶骨：岬、骶前孔、骶后孔、骶管、骶管裂孔、骶角、耳状面。

（6）尾骨。

4. 胸骨　胸骨柄、胸骨体、剑突、颈静脉切迹、胸骨角。

5. 肋　真肋、假肋、浮肋、肋沟。

6. 关节　关节面、关节囊、关节腔、韧带、关节盘。

7. 椎骨的连结

（1）椎间盘：纤维环、髓核。

（2）韧带：前纵韧带、后纵韧带、黄韧带、棘间韧带、棘上韧带。

（3）关节：寰枢关节。

8. 脊柱的整体观　颈曲、胸曲、腰曲、骶曲。

9. 肋的连结　胸肋关节。

10. 胸廓的整体观　胸廓上口,胸廓下口,胸骨下角,肋间隙、胸骨角。

11. 活体触摸　隆椎棘突、胸椎棘突、腰椎棘突、肋、肋间隙、胸骨角。

（二）颅骨及其连结

1. 脑颅骨　顶骨、颞骨、额骨、枕骨、蝶骨、筛骨。

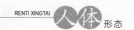

2. 面颅骨　上颌骨、颧骨、下鼻甲、腭骨;泪骨、鼻骨、下颌骨、舌骨、犁骨。

3. 颞骨

4. 蝶骨　蝶骨体、蝶窦。

5. 筛骨　筛板。

6. 下颌骨　下颌角。

7. 颅的整体观

（1）顶面观：矢状缝、人字缝、冠状缝。

（2）颅底内面观：① 颅前窝：筛板、筛孔。② 颅中窝：垂体窝、视神经管、眶上裂。③ 颅后窝：枕骨大孔、横窦沟、乙状窦沟、颈静脉孔。

（3）颅底外面观：枕骨大孔、枕外隆凸、枕髁、颈静脉孔、下颌窝、关节结节。

（4）颅侧面观：外耳门、外耳道、乳突、颧弓、颞窝、翼点。

（5）前面观：① 眼眶：眶上缘、眶下缘、眶上切迹、眶上裂、眶下裂。② 骨性鼻腔：骨性鼻中隔、梨状孔、鼻后孔、上鼻甲、中鼻甲、下鼻甲、上鼻道、中鼻道、下鼻道。③ 鼻旁窦：上颌窦、额窦、筛窦、蝶窦。

8. 颞下颌关节

9. 新生儿颅　颅囟、前囟、后囟。

（三）四肢骨及其连结

1. 锁骨

2. 肩胛骨　喙突、上角、下角、外侧角、关节盂、肩胛下窝、肩胛冈、冈上窝、冈下窝、肩峰。

3. 肱骨　肱骨头、大结节、小结节、外科颈、三角肌粗隆、桡神经沟、肱骨小头、肱骨滑车、鹰嘴窝、内上髁、外上髁。

4. 桡骨　桡骨头、环状关节面、茎突。

5. 尺骨　滑车切迹、鹰嘴、冠突、尺骨头、茎突。

6. 手骨　腕骨、掌骨、指骨。

7. 髋骨　髋臼、闭孔。

（1）髂骨：髂骨翼、髂嵴、髂前上棘、髂后上棘、髂结节、髂窝、弓状线、耳状面。

（2）坐骨：坐骨结节、坐骨棘、坐骨小切迹、坐骨大切迹、坐骨支。

（3）耻骨：耻骨上支、耻骨下支、耻骨梳、耻骨结节、耻骨联合面。

8. 股骨　股骨头、股骨颈、大转子、小转子、内侧髁、外侧髁、内上髁、外上髁。

9. 髌骨

10. 胫骨　内侧髁、外侧髁、胫骨粗隆、内踝。

11. 腓骨　腓骨头、腓骨颈、外踝。

12. 足骨　跗骨、跖骨、趾骨。

13. 肩关节

14. 肘关节　肱尺关节、肱桡关节、桡尺近侧关节。

15. 手的连结　桡腕关节。

16. 耻骨联合、骶髂关节、骶结节韧带、骶棘韧带、坐骨大孔、坐骨小孔

17. 骨盆　界线、大骨盆、小骨盆、骨盆上口、骨盆下口、骨盆腔、耻骨弓、耻骨下角、骨盆的性别差异。

18. 髋关节　髋臼、股骨头韧带。

19. 膝关节　前交叉韧带、后交叉韧带、内侧半月板、外侧半月板。

20. 小腿骨的连结

21. 足的连结　踝关节、足弓。

22. 活体触摸　肩胛骨下角、肩峰、锁骨、肱骨内外上髁、桡骨茎突、尺骨鹰嘴、髂嵴、髂前上棘、耻骨结节、坐骨结节、股骨大转子、髌骨、胫骨粗隆、内踝、外踝、腓骨头。

任务二　认识骨骼肌

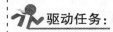
驱动任务：

请在模型中说出全身主要骨骼肌的名称及作用。

一、知识介绍

骨骼肌(skeletal muscle)在人体内广泛分布,共有 600 多块,约占成人体重的 40%,属横纹肌,大多附着于骨骼,可以根据人的意志收缩舒张。每一块肌都具有一定的形态结构和功能,有丰富的血管、淋巴管分布,接受一定的神经支配,故每块肌都可看做是一个器官。若肌的血液供应受阻或支配肌的神经遭受损伤,可分别引起肌的坏死或瘫痪。

(一) 肌的形态和结构

骨骼肌一般附着在骨骼上,其舒缩活动受意识控制,故称随意肌。肌的形态多种多样,按外形大致可分长肌、短肌、扁肌和轮匝肌 4 种(图 1-1-62)。长肌的肌束与肌的长轴平行,呈长梭形或带状,多见于四肢,收缩时明显缩短,故可产生幅度较大的运动。有些长肌有两个或两个以上的起端,称为二头肌、三头肌或四头肌。短肌短而小,多见于躯干深层,具有明显的节段性,收缩幅度较小。阔肌扁薄宽阔,多见于躯干浅层,如胸腹壁,除运动外,还有保护和支持器官的作用。轮匝肌呈环形,位于孔裂的四周,收缩时可关闭孔、裂。

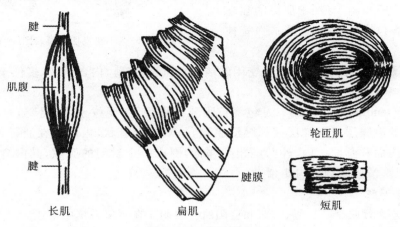

图 1-1-62　肌的形态

肌由肌腹和肌腱构成,外面包有结缔组织的肌外膜。肌腹位于肌的中部,呈红色,主要由大量的骨骼肌纤维构成,具有收缩功能。肌腱位于肌的两端,色白而坚韧,由致密结缔组织构成,没有收缩功能,主要是传递力的作用。肌腹借肌腱附着于骨。长肌的肌腱多呈索状,阔肌的肌腱呈薄片状,称腱膜。

（二）肌的起止和配布

肌常以两端附于两块或两块以上的骨面上,中间跨过一个或多个关节。肌收缩时,两骨位置靠近从而产生运动。肌在固定骨上的附着点称为起点或定点,在移动骨上的附着点称为止点或动点。一般情况下,把靠近正中矢状面或四肢的近侧端的附着点看作起点,另一端为止点。一定情况下,起点和止点是可以相互转换的。

肌的配布与关节的运动类型密切相关,即在每一个运动轴的两侧配布有作用相反的两群肌,它们互称拮抗肌。例如,肘关节前有屈肌,后有伸肌,它们既相互拮抗,又相互协调,使肘关节有屈伸运动。当屈肌收缩时,伸肌舒张;而伸肌收缩时,屈肌舒张,这样才能协调地完成肘关节的屈、伸动作。在运动轴同一侧,作用相同的肌称为协同肌。

（三）肌的辅助结构

肌的辅助结构包括筋膜、滑膜囊和腱鞘,具有保持肌的位置、减少运动摩擦及保护等功能。

1. 筋膜(fascia) 分浅筋膜和深筋膜两类(图 1-1-63)。

（1）浅筋膜:位于皮肤深面,又称皮下筋膜,包被人体各部,由疏松结缔组织构成,内含脂肪、浅动脉、皮下静脉、浅淋巴管和皮神经等。脂肪含量的多少随部位、性别和营养状况的不同而有差异。

（2）深筋膜:又称固有筋膜,由致密结缔组织构成,位于浅筋膜的深面,包被体壁、肌和肌群以及血管神经等。深筋膜深入肌群之间并附于骨上,形成肌间隔;包绕肌群形成筋膜鞘,有利于肌群的独立活动。深筋膜包绕血管神经,形成血管神经鞘。

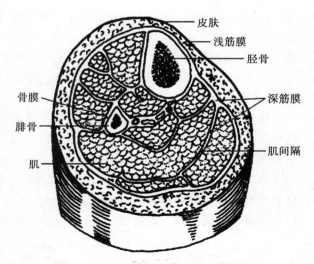

图 1-1-63 小腿横切面模式图(示筋膜)

2. 滑膜囊(synovial bursa) 是密闭的结缔组织囊,壁薄,内含滑液,多位于肌腱与骨面之间,可减小摩擦。

3. 腱鞘(tendinous sheath) 是包绕长肌腱的鞘管,主要位于手、足部,可分外周的纤维层和其内的滑膜层。滑膜层又称腱滑膜鞘,呈双层套管状,内层包在肌腱的表面,外层贴于纤维层内面和骨面。内、外两层相互移行,围成一个封闭的腔隙,其内含有少量的滑液,使腱在肌腱滑膜鞘内能自由滑动。

（四）躯干肌

躯干肌分为背肌、胸肌、膈、腹肌和会阴肌。会阴肌在生殖系统中描述。

【背　肌】

背肌位于躯干后面,分浅、深两群(图1-1-64)。

1. 背浅层肌　位于脊柱与上肢骨之间,主要有斜方肌和背阔肌等。

(1) 斜方肌(trapezius):位于项部和背上部,一侧呈三角形,左、右两侧合成斜方形。斜方肌起自枕骨、项韧带和全部胸椎棘突,上、中、下三部肌束分别行向外下、外侧和外上,止于锁骨的外侧 1/3、肩峰和肩胛冈,收缩时使肩胛骨向脊柱靠拢。如肩胛骨固定,两侧斜方肌同时收缩可使头后仰。

(2) 背阔肌(latissimus dorsi):人体最大的扁肌,位于背下部和胸侧壁,起自下 6 个胸椎棘突、全部腰椎棘突、骶正中嵴以及髂嵴后份等处,肌束向外上方集中,止于肱骨小结节的下方,收缩时使臂内收、旋内和后伸;当上肢上举固定时,可引体向上。

2. 背深层肌　位于脊柱两侧,背浅层肌深面。背深层肌中最重要的是竖脊肌(erector spinae),它纵列于棘突两侧的沟内,起自骶骨背侧面及髂嵴的后份,向上分出 3 条肌束,沿途止于椎骨和肋骨,并上达颞骨乳突。竖脊肌对维持人体直立姿势起重要作用,收缩时使脊柱后伸并仰头。

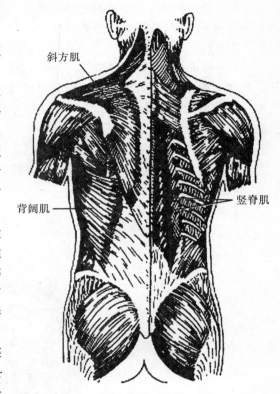

图 1-1-64　背肌

【胸　肌】

胸肌可分两群:一群起自胸廓,止于上肢骨,称胸上肢肌;另一群起止均在胸廓上,称胸固有肌(图1-1-65)。

1. 胸上肢肌　主要有胸大肌。胸大肌(pectoralis major)位于胸前壁浅层,宽而厚,呈扇形,起自锁骨的内侧 1/2、胸骨和第 1～6 肋软骨等处,肌束向外侧集中,止于肱骨大结节的下方。此肌收缩时使臂内收、旋内和前屈。当上肢固定时可上提躯干,与背阔肌共同完成引体向上的动作;还可提肋助吸气。

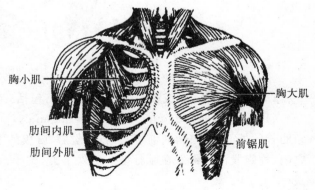

图 1-1-65　胸肌

2. 胸固有肌

(1) 肋间外肌:位于各肋间隙的浅层,起自肋骨下缘,肌束斜向前下方,止于下一肋骨的上缘,收缩时提肋助吸气。

（2）肋间内肌：位于肋间外肌的深面,起自下位肋的上缘,止于上位肋的下缘,肌束方向与肋间外肌相反,收缩时降肋助呼气。

【膈】

膈(diaphragm)是分隔胸、腹腔的一块向上膨隆呈穹窿形的扁肌,肌纤维起自胸廓下口的周缘和腰椎前面,行向中央移行为腱膜,称中心腱(图1-1-66)。膈有3个裂孔：位于第12胸椎体前方的是主动脉裂孔,内有主动脉和胸导管通过；主动脉裂孔的左前上方,约在第10胸椎水平有食管裂孔,内有食管和迷走神经通过；在食管裂孔右前上方的中心腱内有腔静脉孔,约在第8胸椎水平,内有下腔静脉通过。

膈是主要的呼吸肌,收缩时膈穹窿下降,胸腔容积扩大,引起吸气；松弛时膈穹窿升复原位,胸腔容积缩小,引起呼气。

【腹　肌】

腹肌位于胸廓与骨盆之间,是腹壁的主要组成部分,可分前外侧群和后群(图1-1-66,图1-1-67)。

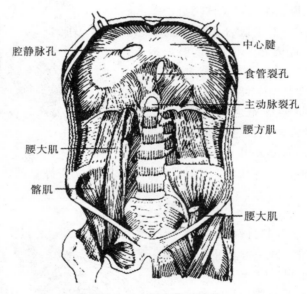

图 1-1-66　膈和腹后壁肌

1. 前外侧群　构成腹前外侧壁的肌群,包括三层扁肌和长带形的腹直肌。

（1）腹外斜肌(obliquus externus abdominis)：位于腹前外侧壁浅层的扁肌,起自下位8条肋骨的外面,肌束斜向前下,移行为腱膜,腱膜的下缘卷曲增厚,连于髂前上棘和耻骨结节之间,称腹股沟韧带。在耻骨结节的外上方,腱膜形成一个略呈三角形的裂孔,称腹股沟管浅(皮下)环。

（2）腹内斜肌(obliquus internus abdominis)：位于腹外斜肌的深面,起自胸腰筋膜、髂嵴和腹股沟韧带的外侧1/2,肌束自后向前呈扇形,大部分肌束行向前上,在腹直肌外侧缘附近移行为腱膜。腱膜的下部与其深面的腹横肌腱膜的相应部分结合,形成腹股沟镰(联合腱),止于耻骨梳内侧端和耻骨结节外侧的骨面。

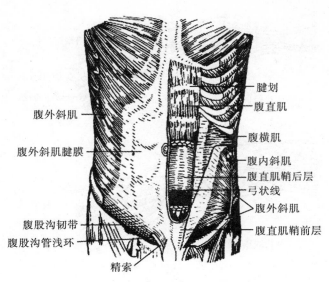

图 1-1-67 腹前外侧壁肌

（3）腹横肌（transversus abdominis）：位于腹内斜肌的深面，起自下位 6 条肋软骨内面、胸腰筋膜、髂嵴和腹股沟韧带的外侧 1/3，肌束横向内侧，在腹直肌外侧缘附近移行为腱膜。腱膜的下部参与腹股沟镰的构成。

腹内斜肌和腹横肌的下缘均呈弓形，跨过精索（女性为子宫圆韧带）；对于男性，两肌的最下部发出一些细散的肌纤维，包绕精索和睾丸，称为提睾肌，收缩时可上提睾丸。

（4）腹直肌（rectus abdominis）：纵列于腹前壁正中线的两侧，上宽下窄，周围包有腹直肌鞘，起自耻骨联合和耻骨嵴，向上止于胸骨剑突和第 5～7 肋软骨前面。肌的全长被 3～4 条横行的结缔组织构成的腱划分成几个肌腹，腱划与腹直肌鞘的前层紧密结合。

2. 后群（图 1-1-66） 包括腹后壁的腰大肌和腰方肌，腰大肌在下肢肌中描述。腰方肌呈长方形，位于脊柱的两侧，起自髂嵴后部，向上止于第 12 肋，收缩时降第 12 肋，并使脊柱侧屈。

3. 腹前外侧壁的局部结构

（1）腹直肌鞘：为包裹腹直肌的纤维性鞘，由腹前外侧壁三层扁肌的腱膜构成（图 1-1-68）。腹直肌鞘分前、后两层。前层由腹外斜肌腱膜与腹内斜肌腱膜的前层连合而成，后层由腹内斜肌腱膜的后层与腹横肌腱膜连合而成。但在脐下 4～5cm 处，由于三层扁肌的腱膜均转至腹直肌的前面，故后层缺如，形成一条凸向上的弧形游离缘，称弓状线。自弓状线以下，腹直肌的后面直接与腹横筋膜相贴。

（2）白线：由两侧腹直肌鞘的纤维在正中线上交织而成。自胸骨剑突向下达耻骨联合。白线上宽下窄，结构坚韧，血管稀少。在白线近中点处即脐的周围，有疏松的圆形区，称脐环，是腹壁的一个薄弱点。

（3）腹股沟管（inguinal canal）：是男性的精索或女性的子宫圆韧带所通过的腹前外侧壁下部肌和腱膜之间的潜在性裂隙，位于腹股沟韧带内侧半的上方，长 4～5cm，是腹壁下部的一个薄弱区。腹股沟管有两口、四壁：内口称腹股沟管深（腹）环，位于腹股沟韧带中点上方约 1.5cm 处，是腹横筋膜向外的突出口；外口即腹股沟管浅环。前壁是腹外斜肌腱膜和腹内斜肌，

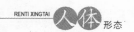
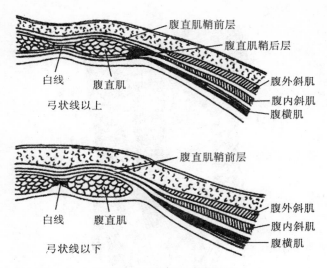

图 1-1-68　腹前壁的横切面

后壁是腹横筋膜和腹股沟镰；上壁是腹内斜肌和腹横肌的弓形下缘，下壁是腹股沟韧带。

（五）头肌

头肌分面肌和咀嚼肌两部分（图 1-1-69）。

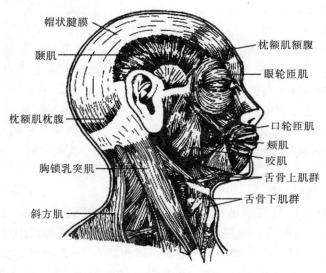

图 1-1-69　头颈肌

【面　肌】

面肌位于面部和颅顶，大多起自颅骨，止于面部皮肤，收缩时牵动皮肤，显示各种表情，故又称表情肌。

1. 位于面部的面肌　多呈环形或辐射状，分布于睑裂、口裂和鼻孔的周围。环形肌有眼轮匝肌和口轮匝肌，收缩时分别闭合睑裂和口裂。

2. 位于颅顶的面肌　是枕额肌，它有两个肌腹，即额腹和枕腹，分别位于额部和枕部皮下，两肌腹之间以帽状腱膜相连。额腹收缩时，可提眉并使额部皮肤出现皱纹。枕腹收缩可向后牵拉帽状腱膜。

【咀嚼肌】

咀嚼肌位于颞下颌关节的周围,包括咬肌、颞肌(图 1-1-69)、翼内肌和翼外肌(图 1-1-70)。咬肌(master)起自颧弓,止于下颌角的外面。咬肌、颞肌和翼内肌收缩可上提下颌骨。

(六)颈肌

颈肌可分为浅群和深群。

1. 浅群

(1)颈阔肌(platysma):位于浅筋膜内,属于表情肌,薄而宽阔,有紧张颈部皮肤和下拉口角的作用。

(2)胸锁乳突肌(sternocleidomastoideus):位于颈外侧部,被颈阔肌遮盖,粗壮强劲,起

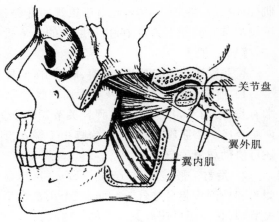

图 1-1-70　翼内肌和翼外肌

自胸骨柄和锁骨的胸骨端,肌束斜向后上,止于颞骨乳突。一侧胸锁乳突肌收缩,使头向同侧倾斜,面部转向对侧;两侧同时收缩,使头后仰(图 1-1-69)。

2. 深群　颈深肌群主要有前、中、后斜角肌。它们均起自颈椎横突,前、中斜角肌止于第 1 肋,后斜角肌止于第 2 肋。前、中斜角肌与第 1 肋之间围成三角形的斜角肌间隙,内有锁骨下动脉和臂丛通过。

(七)上肢肌

上肢肌按部位分为肩肌、臂肌、前臂肌和手肌(图 1-1-71)。

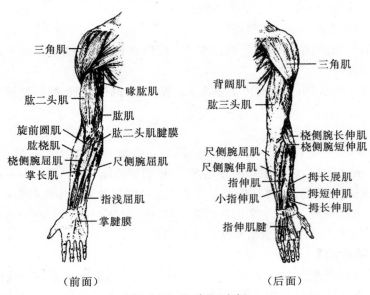

(前面)　　　　　　　　(后面)

图 1-1-71　上肢肌(右侧)

【肩　肌】

肩肌配布于肩关节的周围,能运动肩关节,并可增加肩关节的稳固性。肩肌主要有三角肌(deltoid),略呈三角形,起自于锁骨的外侧份、肩峰和肩胛冈,肌束从前、后和外侧三面包围肩关节并向外下方集中,止于肱骨的三角肌粗隆。三角肌收缩使肩关节外展。

【臂　肌】

臂肌配布于肱骨周围,分前、后两群,前群是屈肌,后群是伸肌。

1. 前群　有肱二头肌及其深面的喙肱肌和肱肌。肱二头肌(biceps brachii)呈梭形,起端有长、短两头,长头起自肩胛骨关节盂的上方,经肩关节囊内下降;短头起自肩胛骨喙突。两头合成一个肌腹,向下移行为腱止于桡骨粗隆。肱二头肌收缩时屈肘关节并使前臂旋后,还可协助屈肩关节。

2. 后群　肱三头肌(triceps brachii)起端有三个头,长头起自肩胛骨关节盂的下方,内侧头和外侧头起自肱骨的后面,三个头汇合后以扁腱止于尺骨鹰嘴。肱三头肌收缩时伸肘关节,其长头还可使肩关节后伸和内收。

【前臂肌】

前臂肌位于桡、尺骨的周围,多数为起自肱骨下端(深层起自桡、尺骨及前臂骨间膜)的长肌,腱细长,向下止于腕骨、掌骨或指骨。前臂肌分前、后两群,前群是屈肌和旋前肌,后群是伸肌和旋后肌。前臂肌的作用大多与其名称相一致。

1. 前群　共9块肌,分四层排列。

(1) 第一层:有5块肌,自桡侧向尺侧依次为:肱桡肌、旋前圆肌、桡侧腕屈肌、掌长肌和尺侧腕屈肌。

(2) 第二层:为指浅屈肌。

(3) 第三层:有2块肌,即拇长屈肌和指深屈肌。

(4) 第四层:为旋前方肌,是方形的小肌。

2. 后群　共10块肌,分浅、深两层。

(1) 浅层:有5块肌,由桡侧向尺侧依次为:桡侧腕长伸肌、桡侧腕短伸肌、指伸肌、小指伸肌、尺侧腕伸肌。

(2) 深层:有5块肌,由外上向内下依次为:旋后肌、拇长展肌、拇短伸肌、拇长伸肌、示指伸肌。

【手　肌】

手肌位于手掌,由一些运动手指的小肌组成,分为外侧、内侧和中间三群。

1. 外侧群　有4块肌,位于手掌的外侧部,形成明显的隆起称鱼际(thenar)。此群肌可使拇指做收、展、屈和对掌运动(拇指指腹与其他各指指腹相对的动作称对掌)。

2. 内侧群　有3块肌,位于手掌的内侧部,形成的隆起称小鱼际(hypothenar)。

3. 中间群　位于手掌中部,包括蚓状肌和骨间肌。

【上肢的局部结构】

1. 腋窝　位于胸外侧壁与臂上部之间,是一个四棱锥体形的空隙,有顶、底和四壁。腋窝的顶由第1肋、锁骨和肩胛骨的上缘围成,从颈部通向上肢的血管、神经等经此进入腋窝。底被筋膜和皮肤所封闭。四壁主要由肌构成。腋窝内除有血管、神经外,还有大量的脂肪和淋巴结等。

2. 肘窝 位于肘关节前方,是尖向远侧的三角形凹窝,内有血管、神经和肱二头肌腱等。

（八）下肢肌

下肢肌按部位分为髋肌、大腿肌、小腿肌和足肌（图 1-1-72）。

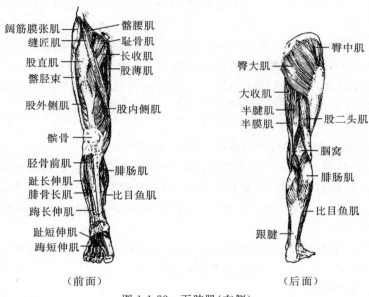

图 1-1-72 下肢肌（右侧）

【髋　肌】

髋肌多数起自骨盆,跨过髋关节,止于股骨上部,主要运动髋关节。髋肌分前、后两群。

1. 前群 主要有髂腰肌。髂腰肌(iliopsoas)由髂肌和腰大肌合成。髂肌起于髂窝,腰大肌起自腰椎体侧面和横突,两肌向下汇合,经腹股沟韧带深面,止于股骨小转子。髂腰肌收缩时使髋关节前屈和旋外;下肢固定时,可使躯干前屈,与腹直肌等共同完成仰卧起坐的动作。

2. 后群 主要有臀大、中、小肌和梨状肌。

（1）臀大肌(gluteus maximus)：位于臀部浅层,略呈四边形,大而肥厚,起自髂骨翼外面和骶骨背侧面,肌束斜向外下,止于股骨的臀肌粗隆及髂胫束。臀大肌收缩时使髋关节后伸并旋外;人体直立时,可制止躯干前倾。臀大肌的外上部为肌肉注射的常选部位。

（2）臀中肌(gluteus medius)：位于臀部上外侧份,前上部位于皮下,后下部在臀大肌深面。

（3）臀小肌(gluteus minimus)：在臀中肌的深面。臀中肌和臀小肌收缩时使髋关节外展。两肌的前上份也是肌内注射的常选部位。

（4）梨状肌(piriformis)：位于臀大肌的深面和臀中肌的下方,收缩时使髋关节外展、旋外。

【大腿肌】

大腿肌配布于股骨周围,分前群、内侧群和后群。

1. 前群 位于股前部,有缝匠肌和股四头肌。

（1）缝匠肌(satorius)：扁带状,是人体最长的肌,起自髂前上棘,斜向内下方,止于胫骨

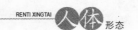

上端的内侧面,收缩时可屈髋关节和膝关节。

(2) 股四头肌(quadriceps femoris):人体最大的肌,有四个头,分别称为股直肌、股内侧肌、股外侧肌和股中间肌。股直肌起自髂前下棘,其他均起自股骨,四个头汇合向下移行为腱,包绕髌骨的前面和两侧,向下延续为髌韧带,止于胫骨粗隆。股四头肌收缩时伸膝关节,股直肌还可屈髋关节。

2. 内侧群 位于股内侧部,共有 5 块肌,浅层由外向内依次为耻骨肌、长收肌、股薄肌,深层有短收肌和大收肌。股内侧群肌收缩时使髋关节内收。

3. 后群 位于股后部,包括外侧的股二头肌和内侧的半腱肌、半膜肌。股后群肌收缩时屈膝关节、伸髋关节。

【小腿肌】

小腿肌配布于胫、腓骨周围,分为前群、外侧群和后群。

1. 前群 有 3 块肌。紧贴胫骨外侧面的称胫骨前肌,胫骨前肌的外侧有趾长伸肌,两者间有蹬长伸肌。3 肌均起自胫、腓骨和骨间膜,向下经踝关节的前方,止于足骨,收缩时均可伸(背屈)踝关节。此外,胫骨前肌收缩时还能使足内翻,蹬长伸肌和趾长伸肌收缩时还可分别伸蹬趾和伸第 2~5 趾。

2. 外侧群 由浅层的腓骨长肌和深层的腓骨短肌组成,两肌均起自腓骨外侧面,其腱经外踝后方到足底,止于足骨。小腿外侧群肌收缩时屈(跖屈)踝关节并使足外翻。

3. 后群 分浅、深两层。

(1) 浅层:有强大的小腿三头肌(triceps surae),它由浅面的腓肠肌(gastrocnemius)和深面的比目鱼肌(soleus)合成。腓肠肌有两个头,分别起自股骨内、外侧髁。比目鱼肌在腓肠肌深面,起自胫、腓骨上份后面。两肌结合形成膨大的肌腹,向下移行为粗大的跟腱止于跟骨。小腿三头肌收缩时可屈(跖屈)踝关节和膝关节。在站立时,小腿三头肌能固定踝关节和膝关节,防止身体前倾。

(2) 深层:主要有 3 块肌,自内侧向外侧,依次是趾长屈肌、胫骨后肌和长屈肌。经内踝后方进入足底,止于足骨,收缩时均可屈(跖屈)踝关节。此外,胫骨后肌收缩时还能使足内翻,长屈肌和趾长屈肌收缩时还可分别屈趾和屈第 2~5 趾。

【足 肌】

足肌分为足背肌和足底肌。足背肌收缩时助伸趾。足底肌分内侧、中间和外侧三群,其作用是维持足弓并能协助屈趾。

【下肢的局部结构】

1. 股三角 位于股前面的上部,呈倒置三角形,由腹股沟韧带、长收肌内侧缘和缝匠肌内侧缘围合而成。股三角内有股神经、股血管和淋巴结等结构。

2. 腘窝 膝关节后方的菱形凹窝,其四条边分别为股二头肌、半腱肌和半膜肌、腓肠肌内侧头、外侧头,窝内有腘血管、胫神经和淋巴结等。

二、能力训练

请同学们结合标本及模型指出以下结构。

1. 肌的形态和构造 肌腹、肌腱;长肌、短肌、阔肌、轮匝肌。

2. 肌的辅助结构 筋膜、滑膜囊、腱鞘。

3. 躯干肌 斜方肌、背阔肌、竖脊肌、胸锁乳突肌、胸大肌、肋间内肌、肋间外肌、膈(中心腱、食管裂孔、主动脉裂孔、腔静脉孔)、腹直肌(腱划)、腹外斜肌(腹股沟韧带、腹股沟管浅环)、腹内斜肌(腹股沟镰)、腹横肌、腹直肌鞘、白线、腹股沟管(位置、内容)。

4. 头肌

(1)面肌:枕额肌(帽状腱膜)、眼轮匝肌、口轮匝肌。

(2)咀嚼肌:咬肌、颞肌。

5. 四肢肌 三角肌、肱二头肌、肱三头肌、前臂肌、髂腰肌、臀大肌、臀中肌、臀小肌、梨状肌、缝匠肌、股四头肌、长收肌、股二头肌、小腿肌前群、小腿肌外侧群、小腿肌后群(小腿二头肌)、小腿三头肌、足肌。

6. 活体触摸 咬肌、颞肌、胸锁乳突肌、胸大肌、斜方肌、背阔肌、竖脊肌、腹直肌、三角肌、肱二头肌、臀大肌、股四头肌、髌韧带、小腿三头肌、跟腱等肌性标志。

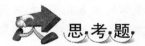

思考题

1. 试述滑膜关节的基本构造。

2. 试述骨的构造。

3. 试述肩关节的结构特点和运动。

4. 试述髋关节的结构特点和运动。

5. 骨盆的界线是怎样围成的?何为大骨盆和小骨盆?

6. 试述膈裂孔的位置及通过的结构。

7. 临床上常选哪些部位作肌肉注射?

(任典寰、张岳灿)

模块二　消化系统

● **知识目标**

1. 掌握消化系统的组成和功能；胸、腹部的标志线和腹部分区；上、下消化道，咽峡的概念；咽的主要结构和通连；食管的形态和分部、狭窄部位及其临床意义；胃的形态、分部和位置；盲肠、阑尾的位置和阑尾根部的体表投影；直肠的位置、形态及其临床意义；肝脏的形态、位置、体表投影；腹膜和腹膜腔的概念；膀胱子宫陷凹和直肠子宫陷凹的位置及其临床意义；

2. 熟悉牙形态和构造，牙的分类、排列和牙周组织；十二指肠的位置、十二指肠大乳头的位置和导管开口；空、回肠的位置；肛管的结构特点，齿状线的概念及其临床意义；三对唾液腺的位置和导管开口部位；肝外胆道的组成，胆总管与胰管的汇合和开口部位，胆汁的产生及排出途径；胆囊的位置、形态、功能和胆囊底的体表投影；小网膜的位置、分部和大网膜、网膜囊的位置；

3. 了解口腔的境界和分部；腭的分部和形态；舌的形态、舌黏膜的形态特点和颏舌肌的作用；咽的形态和位置；盲肠和结肠的外形特征；回盲瓣的构成和作用；结肠的分部和位置；空、回肠的形态；胰的形态、位置；腹膜与脏器的关系及其临床意义；系膜、韧带的名称和位置；大网膜的功能；腹膜的功能。

● **能力目标**

1. 能分清上消化道与下消化道；
2. 能演示颏舌肌的功能；
3. 能在标本与模型上指出咽鼓管咽口、腭扁桃体、梨状隐窝；
4. 能在活体上指出胃的位置；
5. 能在活体上指出阑尾根部的体表投影；
6. 能在活体上指出肝的位置与体表投影；
7. 能在活体上指出三对唾液腺的位置和导管开口部位；
8. 能在标本和模型上辨认(指出)腹膜形成的主要结构及陷凹。

【案例】

　　某患者，男，38岁，因排出柏油样大便2天而入院。近三年来经常有上腹部疼痛，反酸和嗳气。疼痛常位于剑突下正中部位，多在餐后半小时左右开始，持续1～2小时。今日柏油样大便比以前增多而求医。体检：面色苍白，额出冷汗，四肢发凉，呼吸浅促，脉搏细速，112 次/分，血压 90/70mmHg，肝、脾未触及，剑突下正中部位有轻度压痛。
胃镜检查：胃小弯近幽门有一个直径 1.5cm 的缺损，比较深，底部平坦，边缘整齐。

初步诊断：胃溃疡合并出血。

试分析：试述胃的位置、分部；胃溃疡的好发部位？患者为什么出现柏油样大便？

消化系统（alimentary system）由消化管和消化腺组成（图 1-2-1）。消化系统的基本功能是摄取食物并进行物理和化学性消化，并吸收营养物质和形成粪便排出体外。

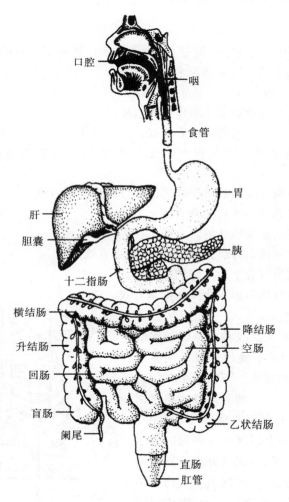

口腔
咽
食管
胃
肝
胆囊
胰
十二指肠
横结肠
降结肠
升结肠
空肠
回肠
盲肠
乙状结肠
阑尾
直肠
肛管

图 1-2-1 消化系统概观

消化管是一条从口腔到肛门的管道，其各部的功能不同、形态各异，可分为口腔、咽、食管、胃、小肠（十二指肠、空肠、回肠）和大肠（盲肠、阑尾、结肠、直肠、肛管）。临床上通常把口腔到十二指肠的这部分管道称为上消化道；空肠以下的部分称为下消化道。

消化腺有两种：大消化腺包括大唾液腺、肝和胰；小消化腺是指消化管壁内的许多小腺体，如颊腺、胃腺和肠腺等。

任务一 认识消化管

一、知识介绍

消化系统的大部分器官位于胸腹腔内,为了便于描述内脏器官的正常位置及其体表投影,通常在胸腹部体表确定若干标志线和分区。

（一）胸部的标志线

1. 前正中线 沿身体前面正中所作的垂直线。

2. 胸骨线 沿胸骨外侧缘所作的垂直线。

3. 锁骨中线 通过锁骨中点所作的垂直线,在男性大致与通过乳头所作的垂直线相当。

4. 胸骨旁线 在胸骨线与锁骨中线之间中点所作的垂直线。

5. 腋前线 通过腋前襞所作的垂直线。

6. 腋后线 通过腋后襞所作的垂直线。

7. 腋中线 通过腋前、后线之间中点所作的垂直线。

8. 肩胛线 通过肩胛骨下角所作的垂直线。

9. 后正中线 沿身体后面正中所作的垂直线。

（二）腹部的分区

在腹部前面,用两条横线和两条纵线将腹部分成 9 区（图 1-2-2）。上横线一般采用通过两侧肋弓最低点所作的连线。下横线多采用通过两侧髂结节所作的连线。两条纵线为通过两侧腹股沟韧带中点向上所作的垂直线。上述 4 条线将腹部分为 9 区：上腹部分为中间的腹上区和两侧的左、右季肋区；中腹部分为中间的脐区和两侧的左、右腹外侧区（腰区）；下腹部分为中间的耻区（腹下区）和两侧的左、右腹股沟区（髂区）。

临床上,有时通过脐所作的纵横两条相互垂直的线将腹部分为左、右上腹部和左、右下腹部 4 个区。

（三）口腔

口腔（oral cavity）是消化管的起始部,向

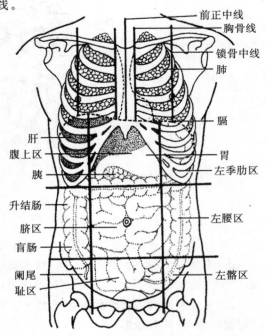

图 1-2-2 胸部标志线和腹部分区

前经口裂通外界,向后经咽峡与咽交通。口腔前为上、下唇,两侧为颊,上为腭,下为口底。口腔内有牙、舌等器官。口腔以上、下牙弓(包括牙槽突、牙龈和牙列)分为口腔前庭(oral vestibule)和固有口腔(oral cavity proper)两部分。当上、下牙咬合时,口腔前庭仅可经第三磨牙后方的间隙相通,临床患者牙关紧闭时可经此插管或注入营养物质。

【口唇和颊】

口唇(oral lips)和颊(cheek)均由皮肤、皮下组织、肌(口轮匝肌、颊肌等)及黏膜组成。上、下唇间的裂隙称口裂,其左右结合处称口角。上唇两侧以弧形的鼻唇沟与颊部分界,在上唇外面正中线处有一纵行浅沟称为人中(philtrum),是人类特有的结构,昏迷患者急救时常在此处进行指压或针刺。

在上颌第2磨牙牙冠相对的颊黏膜上有腮腺管的开口。

【腭】

腭(palate)构成口腔的上壁,分隔鼻腔和口腔,腭分前2/3的硬腭及后1/3的软腭。硬腭(hard palate)以骨腭(由上颌骨的腭突和腭骨的水平板构成)为基础,表面覆以黏膜,黏膜与骨紧密结合。软腭(soft palate)是硬腭向后延伸的柔软部分,由横纹肌、肌腱和黏膜构成,其后部斜向后下称为腭帆。腭帆后缘游离,中央有一向下突起称腭垂或称悬雍垂。自腭帆向两侧各有两条弓形皱襞,前方一对向下延续于舌根,称腭舌弓;后方一对向下延至咽侧壁,称腭咽弓。腭垂、腭帆游离缘、两侧的腭舌弓及舌根共同围成咽峡(isthmus offauces),它是口腔和咽之间的狭窄部,也是两者的分界(图1-2-3)。

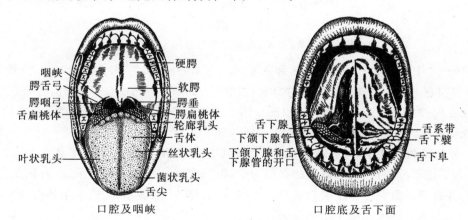

咽峡　腭舌弓　腭咽弓　舌扁桃体　叶状乳头

硬腭　软腭　腭垂　腭扁桃体　轮廓乳头　舌体　丝状乳头　菌状乳头　舌尖

舌下腺　下颌下腺管　下颌下腺和舌下腺管的开口

舌系带　舌下襞　舌下阜

口腔及咽峡　　　　口腔底及舌下面

图1-2-3　口腔

【牙】

牙(teeth)嵌于上、下颌骨的牙槽内,是人体最坚硬的器官。

1. 牙的形态　每个牙在外形上可分为牙冠、牙颈和牙根3部分(图1-2-4)。暴露在口腔内的称牙冠,嵌于牙槽内的称牙根,介于牙冠与牙根交界部分称牙颈。每个牙根有牙根尖孔通过牙根管与牙冠内较大的牙冠腔相通。牙根管与牙冠腔合称牙腔或髓腔。

2. 牙的分类　牙是对食物进行机械加工的器官并有协助

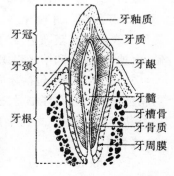

牙冠　牙颈　牙根

牙釉质　牙质　牙龈　牙髓　牙槽骨　牙骨质　牙周膜

图1-2-4　牙的构造模式图(纵切面)

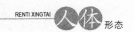
发音等作用。根据牙的形态和功能,可分为切牙、尖牙、前磨牙和磨牙(图 1-2-5,图 1-2-6)。切牙牙冠呈凿形,尖牙牙冠呈锥形,它们都只有一个牙根。前磨牙牙冠呈方圆形,一般也只有 1 个牙根。磨牙牙冠最大呈方形,上颌磨牙有 3 个牙根,而下颌磨牙只有 2 个牙根。

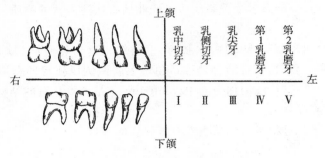

图 1-2-5　乳牙的名称和符号

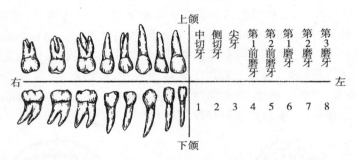

图 1-2-6　恒牙的名称和符号

人的一生中换一次牙。第一套牙称乳牙(deciduous teeth),一般在出生后 6~7 个月开始萌出,3 岁左右出全,共 20 个。第二套牙称恒牙(permanent teeth),6~7 岁时,乳牙开始脱落,恒牙中的第一磨牙首先长出,12~14 岁逐步出全并替换全部乳牙。而第 3 磨牙萌出最迟称迟牙,到成年后才长出,有的甚至终生不出。因此,恒牙数 28~32 个均属正常。

3. 牙的排列　乳牙上、下颌左右各 5 个,共 20 个。恒牙上、下颌左右各 8 个,共 32 个。临床上为了记录牙的位置,常以人的方位为准,以"＋"记号划分 4 区表示左、右侧及上、下颌的牙位,并以罗马数字 I~V 表示乳牙,用阿拉伯数字 1~8 表示恒牙。如 ⫟Ⅳ 表示左上颌第 1 乳磨牙,⫠6 表示右下颌第 1 恒磨牙。

4. 牙组织　牙由牙质、牙釉质、牙骨质和牙髓组成。牙质构成牙的大部分。在牙冠部的牙质表面覆有坚硬洁白的牙釉质。在牙颈和牙根部的牙质外面包有牙骨质。牙腔内有牙髓,由神经、血管和结缔组织共同构成。

5. 牙周组织　包括牙周膜、牙槽骨和牙龈 3 部分,对牙起保护、固定和支持的作用。牙周膜是介于牙根和牙槽骨之间的致密结缔组织,固定牙根,并可缓冲咀嚼时的压力。牙龈是口腔黏膜的一部分,血管丰富,包被牙颈,与牙槽骨的骨膜紧密相连。

【舌】

舌(tongue)位于口腔底,是肌性器官,表面覆有黏膜。舌具有协助咀嚼、吞咽食物,感受味觉和辅助发音等功能。

1. 舌的形态　舌分舌体和舌根两部分。舌有上、下两面。上面称舌背,其后部可见

"Λ"形的界沟将舌分为前2/3的舌体和后1/3的舌根。舌体的前端称舌尖（图1-2-3）。

2. 舌黏膜 淡红色，覆于舌的背面。其表面有许多小突起，称舌乳头，按形状可分为**丝状乳头、菌状乳头、轮廓乳头、叶状乳头**四种。丝状乳头数量最多，如丝绒状，无味蕾，故无味觉功能。其他舌乳头均含有味觉感受器，称味蕾，能感受甜、酸、苦、咸等味觉。在舌背根部的黏膜内，有许多由淋巴组织集聚而成的突起，称舌扁桃体。

舌下面的黏膜在舌的中线处有连于口腔底的黏膜皱襞，称舌系带。在舌系带根部的两侧有1对小圆形隆起，称舌下阜，是下颌下腺管和舌下腺大管的开口处。由舌下阜向后外侧延续成舌下襞，舌下腺位于襞深面，舌下腺小管开口于襞上（图1-2-3）。

3. 舌肌 为骨骼肌，可分为舌内肌和舌外肌。舌内肌起止点均在舌内，其肌纤维分纵行、横形和垂直三种，收缩时，分别可使舌缩短、变窄或变薄。舌外肌起自舌外止于舌内（图1-2-7），收缩时可改变舌的位置，其中颏舌肌在临床上较重要，起自下颌体后面的颏棘，肌纤维呈扇形向后上方分散，止于舌中线两侧。两侧颏舌肌同时收缩，拉舌向前下方（伸舌）；一侧收缩时使舌尖伸向对侧。如一侧颏舌肌瘫痪，当患者伸舌时，舌尖偏向瘫痪侧。

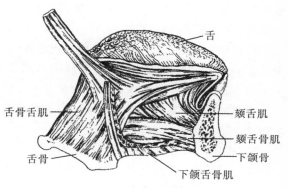

图 1-2-7 舌外肌

（四）咽

咽（pharynx）是一个前后略扁的漏斗形肌性管道，位于1～6颈椎的前方，长约12cm，上起颅底，下达第6颈椎下缘移于食管。咽的后壁及侧壁完整，其前壁不完整，分别与鼻腔、口腔和喉腔相通。咽是消化道与呼吸道的共同通道，以腭帆游离缘与会厌上缘为界，分为鼻咽、口咽和喉咽（图1-2-8，图1-2-9）。

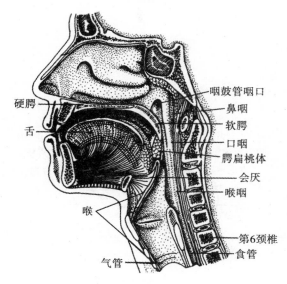

图 1-2-8 头颈部（正中矢状切面）

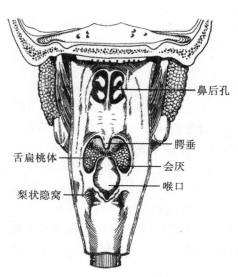

图 1-2-9 咽的后面观

1. 鼻咽　鼻咽（nasopharynx）位于鼻腔的后方，介于颅底与腭帆游离缘之间，向前经鼻后孔与鼻腔相通。上壁后部黏膜下有丰富的淋巴组织，称咽扁桃体，在婴幼儿较发达，6～7岁后开始萎缩，至10岁后差不多完全退化。

在鼻咽的两侧壁相当于下鼻甲后方1.0cm处各有一个咽鼓管咽口，借咽鼓管通中耳鼓室。该口的前、上和后方有明显的半环形隆起，称咽鼓管圆枕，它是咽鼓管吹张术时寻找咽鼓管咽口的标志。咽鼓管圆枕后方与咽后壁之间的纵行深窝称咽隐窝，是鼻咽癌的好发部位。位于咽鼓管咽口附近黏膜内的淋巴组织，称咽鼓管扁桃体。

2. 口咽　口咽（oropharynx）位于口腔的后方，介于腭帆游离缘与会厌上缘之间，向上通鼻咽，向下通喉咽，向前经咽峡通口腔。口咽外侧壁在腭舌弓与腭咽弓之间的凹陷称扁桃体窝，窝内容纳腭扁桃体。

腭扁桃体（palatine tonsil）是由淋巴组织与上皮紧密联接构成的淋巴器官。腭扁桃体内侧面朝向咽腔，表面有黏膜被覆，黏膜内陷形成10～20个小凹，称扁桃体小窝。腭扁桃体发炎时常有红肿疼痛，扁桃体小窝可有脓液。

咽扁桃体、两侧的咽鼓管扁桃体腭扁桃体和下方的舌扁桃体共同围成咽淋巴环，是呼吸道和消化道上端的防御结构。

3. 喉咽　喉咽（laryngopharynx）位于喉的后方，上起会厌上缘，下至第6颈椎体下缘平面移行于食管，向前经喉口通喉腔。喉咽是咽腔中最狭窄的部分，在喉口两侧各有一个深凹，称梨状隐窝，常为食物滞留的部位。

（五）食管

1. 食管的位置和分部　食管（esophagus）为前后扁窄的肌性管道，是消化管各部中最狭窄的部分，上端于第6颈椎体下缘平面续咽，下行穿过膈的食管裂孔，下端约于第11胸椎左侧与胃连接，全长约25cm。按其行程可分为颈部、胸部和腹部3部。颈部较短，长约5cm，自始端至胸骨颈静脉切迹平面。胸部较长，约18～20cm，自颈静脉切迹平面至食管裂孔。腹部最短，长约1～2cm，自食管裂孔至贲门（图1-2-10）。

2. 食管的狭窄　食管有3个生理性狭窄：第一个狭窄在食管的起始处，距中切牙约15cm；第二个狭窄在食管与左主支气管交叉处，距中切牙约25cm；第三个狭窄为食管穿过膈的食管裂孔处，距中切牙约40cm。上述狭窄部是异物滞留和食管癌的好发部位。当进行食管内插管时，要注意这3个狭窄。

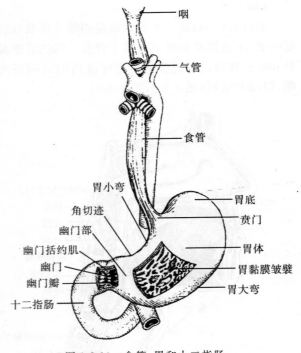

图 1-2-10　食管、胃和十二指肠

（六）胃

胃（stomach）是消化管中最膨大的部分，上接食管，下续十二指肠。胃有容纳食物、分泌胃液和初步消化食物的功能。成人胃的容量约 1500ml，新生儿的胃容量约为 30ml。

1. 胃的形态和分部　胃有前、后壁，大、小弯和上、下口。上缘凹而短，朝向右上，称胃小弯，胃钡餐造影时，在胃小弯的最低处，可明显见到一切迹，称角切迹，它是胃体与幽门部在胃小弯的分界。下缘凸而长，朝向左下，称胃大弯。胃的上口称贲门，接食管；下口称幽门，通十二指肠。在幽门的表面常有缩窄的环形沟，为幽门括约肌所在之处。

胃可分为 4 部：位于贲门附近的部分称贲门部；位于贲门平面向左上方凸出的部分称胃底；胃的中间部分称胃体；位于角切迹与幽门之间的部分称幽门部。在幽门部大弯侧有一不太明显的浅沟，称中间沟，此沟将幽门部分为右侧呈管状的幽门管和左侧较为扩大的幽门窦（图 1-2-11）。

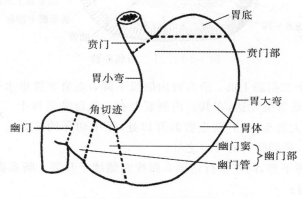

图 1-2-11　胃的形态和分部

2. 胃的位置和毗邻　胃在中等充盈程度时，大部分位于左季肋区，小部分位于腹上区。贲门位于第 11 胸椎体左侧，幽门在第 1 腰椎体右侧。胃前壁在右侧与肝左叶靠近；在左侧与膈相邻，为左肋弓所遮盖；在剑突下方的胃前壁直接与腹前壁相贴，该处是胃的触诊部位。胃后壁与胰、横结肠、左肾和左肾上腺相邻。胃底与膈和脾相邻。

3. 胃壁的构造　胃壁的 4 层结构中，其中肌层由 3 层平滑肌构成，在幽门处环形肌增厚，形成幽门括约肌，有延缓胃内容物排空和防止肠内容物逆流至胃的作用。活体胃黏膜柔软，血供丰富，呈淡红色，空虚时形成许多网络状的皱襞，但在胃小弯处有 4～5 条较为恒定的纵行皱襞。幽门括约肌表面覆有胃黏膜，突入管腔内形成环形皱襞，称幽门瓣。幽门瓣有节制胃内容物进入小肠和防止小肠内容物逆流入胃的作用。

（七）小肠

小肠（small intestine）是消化管中最长的一段，也是进行消化吸收的重要部分。上起幽门，下连盲肠，成人全长约 4～6m，分十二指肠、空肠和回肠 3 部分。

1. 十二指肠　十二指肠（duodenum）介于胃与空肠之间，成人长约 25cm，呈"C"形包绕胰头，按其位置不同可分为上部、降部、水平部和升部四部（图 1-2-12）。

（1）上部：起自胃的幽门，行向右后方，至肝门下方急转向下移行为降部，转折处为十二指肠上曲。上部与幽门相接约 2.5cm 的一段肠管，壁较薄，黏膜面较光滑，无环状襞，称十二指肠球，是十二指肠溃疡及其穿孔的好发部位。

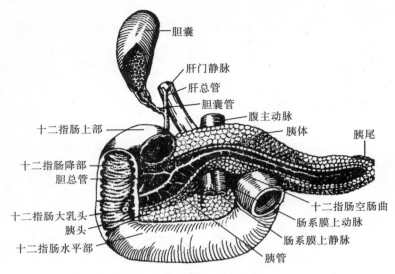

图 1-2-12　十二指肠和胰

　　(2) 降部：起自十二指肠上曲，沿右肾内侧缘下降，至第 3 腰椎水平，弯向左侧续水平部。降部内面黏膜环状皱襞发达，在其后内侧襞上有一纵行皱襞称十二指肠纵襞，纵襞下端有一突起称十二指肠大乳头，是肝胰壶腹的开口处，距中切牙约 75cm。有时在大头稍上方可见十二指肠小乳头，是副胰管的开口之处。

　　(3) 水平部：又称下部，向左横行达第 3 腰椎左侧续于升部。肠系膜上动脉与肠系膜上静脉紧贴此部前面下行。

　　(4) 升部：最短，自第 3 腰椎左侧斜向左上方，达第 2 腰椎左侧急转向前下方，形成十二指肠空肠曲，移行于空肠。

　　十二指肠空肠曲被十二指肠悬肌连于膈右脚。十二指肠悬肌和包绕其表面的腹膜皱襞共同构成十二指肠悬韧带，又称 Treitz 韧带，是确定空肠起始的重要标志。

　　2. 空肠和回肠　空肠(jejunum)和回肠(ileum)全部为腹膜包被。空、回肠在腹腔内迂曲盘旋形成肠襻。空肠和回肠均由肠系膜连于腹后壁，其活动度较大。空肠与回肠的黏膜形成许多环状襞，襞上有大量小肠绒毛，因而极大地增加了小肠的吸收面积。

　　(八) 大肠

　　大肠(large intestine)全长约 1.5m，分盲肠、阑尾、结肠、直肠和肛管五部分。大肠的功能是吸收水分，分泌黏液，使食物残渣形成粪便排出体外。

　　大肠口径较粗，除直肠、肛管与阑尾外，结肠和盲肠具有三种特征性结构，即结肠带、结肠袋和肠脂垂(图 1-2-13)。结肠带有三条，由肠壁的纵行肌增厚而成，沿肠的纵轴排列，三条结肠带均汇集于阑尾根部。结肠袋的形成是由于结肠带较肠管短，使肠管形成许多由横沟隔开的囊状突出。肠脂垂为沿结肠带两侧分布的许多脂肪突起。这三个形态特点可作为区别大肠和小肠的标志。在结肠内面，相当于结肠袋之间横沟处环行肌增厚，肠黏膜皱褶成结肠半月性皱襞。

　　1. 盲肠　盲肠(caecum)(图 1-2-13)位于右髂窝内，是大肠的起始部，下端呈盲囊状，左接回肠，长约 6～8cm，向上与升结肠相续。回肠末端开口于盲肠，开口处有上、下两片唇样黏膜皱襞,称回盲瓣。此瓣作用既可控制小肠内容物进入盲肠的速度,使食物在小肠内充分消化吸收,又可防止大肠内容物逆流到回肠。在回盲瓣下方约 2cm 处,有阑尾的开口。

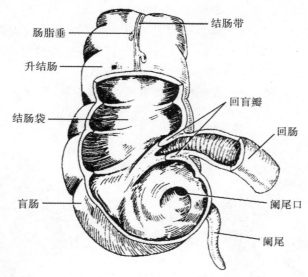

图 1-2-13 升结肠、盲肠和阑尾

2. 阑尾 阑尾(vermiform appendix)(图 1-2-13)为一蚓状突起,根部连于盲肠的后内侧壁,远端游离,一般长约 5～7cm,偶尔长达 20cm 或短至 1cm,成人阑尾的管径在 0.5～1.0cm。

阑尾的位置变化很大,根据我国人体调查统计,阑尾以回肠后位和盲肠后位较多见。三条结肠带汇集于阑尾根部,临床作阑尾手术时,可沿结肠带向下寻找阑尾。

阑尾根部的体表投影,通常以脐与右髂前上棘连线的外、中 1/3 交点处,称 McBurney 点(麦氏点)。急性阑尾炎时,此点附近有明显压痛,具有一定的诊断价值。

3. 结肠 结肠(colon)围绕在小肠周围,始于盲肠,终于直肠。结肠可分为升结肠、横结肠、降结肠和乙状结肠 4 部(图 1-2-1)。

(1) 升结肠(ascending colon):在右髂窝起于盲肠,沿右侧腹后壁上升,至肝右叶下方,转向左形成结肠右曲(或称肝曲),移行于横结肠。

(2) 横结肠(transverse colon):起自结肠右曲,向左横行至脾下方转折向下形成结肠左曲(或称脾曲),续于降结肠。横结肠由横结肠系膜连于腹后壁,活动度大,常形成一下垂的弓形弯曲。

(3) 降结肠(descending colon):起自结肠左曲,沿左侧腹后壁向下,至左髂嵴处移行于乙状结肠。

(4) 乙状结肠(sigmoid colon):呈"乙"字形弯曲,于左髂嵴处上接降结肠,沿左髂窝转入盆腔内,至第 3 骶椎平面续于直肠。乙状结肠借乙状结肠系膜连于骨盆侧壁,系膜较长,易造成乙状结肠扭转。

4. 直肠 直肠(rectum)长约 10～14cm,位于小骨盆腔的后部、骶骨的前方。其上端在第 3 骶椎前方续乙状结肠,沿骶骨和尾骨前面下行穿过盆膈,移行于肛管。直肠并非笔直,在矢状面上有两个弯曲,即骶曲和会阴曲。骶曲是直肠在骶、尾骨前面下降形成凸向后的弯

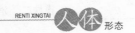

曲;会阴曲是直肠绕过尾骨尖形成凸向前的弯曲(图 1-2-14)。临床上进行直肠镜或乙状结肠镜检查时,必须注意这些弯曲,以免损伤肠壁。

直肠下段肠腔膨大,称直肠壶腹(ampulla of rectum)。直肠内面常有三个直肠横襞,由黏膜和环形肌构成(图 1-2-15)。其中最大而且恒定的一个是中间的直肠横襞,位于直肠壶腹上份的直肠右前壁上,距肛门约 6~7cm,相当于直肠前壁腹膜返折的水平,因此可作为乙状结肠镜检查中,确定肿瘤与腹膜腔位置关系的定位标志。

男女直肠的毗邻不同,男性直肠的前方有膀胱、前列腺、精囊腺;女性直肠的前方有子宫及阴道。直肠指诊可触到这些器官。

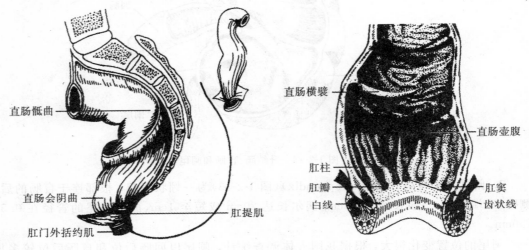

图 1-2-14 直肠的位置和外形   图 1-2-15 直肠和肛管的内面观

5. 肛管 肛管(anal canal)是盆膈以下的消化管,长约 4cm,上续直肠,末端终于肛门。肛管内面有 6~10 条纵行的黏膜皱襞,称肛柱(anal column)。肛柱下端之间有半月状的黏膜皱襞相连,称肛瓣(anal valve)。肛瓣与相邻肛柱下端共同围成向上的小隐窝,称肛窦(anal sinuse),粪屑易积存在窦内,如发生感染可引起肛窦炎。

肛瓣与肛柱下端共同连成锯齿状的环形线,称齿状线(dentate line),此线以上为黏膜,以下为皮肤。在肛管的黏膜下和皮下有丰富的静脉丛,病理情况下曲张而突起称为痔。发生在齿状线以上的称内痔,齿状线以下的称外痔。

肛管周围有内、外括约肌环绕。肛门内括约肌属平滑肌,是肠壁环行肌增厚而成,有协助排便的作用。肛门外括约肌为横纹肌,围绕在肛门内括约肌周围,可随意括约肛门,控制排便。

二、能力训练

请同学们结合标本及模型指出以下结构。

1. 口腔 口腔前庭、固有口腔、唇、硬腭、腭垂、腭舌弓、腭咽弓、咽峡、扁桃体窝;牙冠、牙颈、牙根、切牙、尖牙、前磨牙、磨牙、牙质、牙腔、牙根管、牙髓、牙周膜、牙槽骨、牙龈;舌体、舌根、舌尖、舌系带、舌肌、舌下阜、舌下襞、舌乳头、舌扁桃体。

2. 咽 鼻咽部、咽扁桃体、咽鼓管咽口;口咽部,腭扁桃体;喉咽部,梨状隐窝。

3. 食管　颈部、胸部、腹部，三处狭窄。

4. 胃　前壁、后壁、贲门、幽门、角切迹、胃大弯、胃小弯、贲门部、胃底、胃体、幽门部、幽门管、幽门窦。

5. 小肠　十二指肠的上部、降部、水平部、升部、十二指肠球部、十二指肠大乳头、十二指肠空肠曲、十二指肠悬肌；空肠、回肠。

6. 大肠　结肠带、结肠袋、肠脂垂、盲肠、回盲瓣、麦氏点、升结肠、结肠右曲、横结肠、结肠左曲、降结肠、乙状结肠、直肠、直肠壶腹、骶曲、会阴曲、直肠襞、肛管、肛柱、肛窦、肛瓣、齿状线。

7. 在活体上观察口腔　口腔前庭、固有口腔、硬腭、软腭、腭垂、咽峡、腭扁桃体、舌系带、牙的形态和排列。

8. 在活体上作腹部分区　指出胃的位置以及阑尾根部的体表投影。

任务二　认识消化腺

驱动任务：

请结合肝的模型指出肝的位置与体表投影。

一、知识介绍

（一）唾液腺

唾液腺(oral glands)分泌唾液，有清洁口腔和帮助消化食物的功能。唾液腺可分大、小两种：小唾液腺数目多，如唇腺、颊腺、腭腺等；大唾液腺有三对(图 1-2-16)。

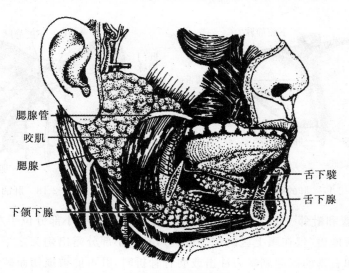

腮腺管
咬肌
腮腺
舌下襞
舌下腺
下颌下腺

图 1-2-16　唾液腺

1. 腮腺(parotid gland) 为最大的一对，呈不规则的三角形，位于耳廓的前下方，上达颧弓，下至下颌角附近。腮腺管自腮腺前缘穿出，在颧弓下方一横指处，横过咬肌表面，穿颊肌，开口于平对上颌第二磨牙的颊黏膜处。

2. 下颌下腺(submandibular gland) 呈卵圆形，位于下颌骨体内面的下颌下腺凹处，其导管沿腺内侧前行，开口于舌下阜。

3. 舌下腺(sublingual gland) 为最小的一对，位于口底舌下襞深面。腺管分大、小两种：舌下腺小管约 10 条，开口于舌下襞；舌下腺大管 1 条，与下颌下腺管共同开口于舌下阜。

（二）肝

肝(liver)是人体最大的腺体，也是最大的消化腺。我国成人肝重男性为 1230～1450g，女性为 1100～1300g。肝不仅参与蛋白质、脂类、糖类和维生素等物质的合成、转化与分解，而且还参与激素、药物等物质的转化和解毒。肝还具有分泌胆汁、参与代谢、贮存糖原、解毒和吞噬防御以及在胚胎时期具有造血等功能。

1. 肝的形态 肝呈楔形，可分为上、下两面，前、后、左、右四缘。肝上面隆凸，与膈相接触，故称膈面（图 1-2-17），膈面的前部由镰状韧带分为大而厚的肝右叶和小而薄的肝左叶。膈面的后部没有腹膜被覆的部分称裸区，裸区的左侧有一较宽的沟称腔静脉沟，有下腔静脉通过。

肝下面凹凸不平，邻接一些腹腔器官，又称脏面（图 1-2-18）。脏面有一近似"H"形的沟，左纵沟的前部有肝圆韧带，是胎儿时期脐静脉闭锁后的遗迹。肝圆韧带离开此沟后即被包于镰状韧带的游离缘中，连至脐；左纵沟的后部有静脉韧带，是胎儿时期静脉导管的遗迹。右纵沟的前部为一凹窝，称胆囊窝，容纳胆囊；右纵沟的后部为腔静脉沟，有下腔静脉经过。横沟称为肝门(porta hepatis)，是肝固有动脉左、右支，肝门静脉左、右支，肝左、右管以及神经和淋巴管出入之处，这些结构被结缔组织包绕，共同构成肝蒂。肝的脏面借"H"形沟分为4 叶，右纵沟右侧为右叶；左纵沟左侧为左叶；左、右纵沟之间在横沟前方为方叶；横沟后方为尾状叶。

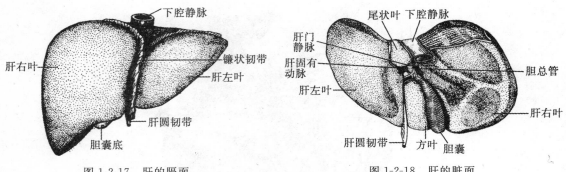

图 1-2-17 肝的膈面   图 1-2-18 肝的脏面

2. 肝的位置和毗邻 肝大部分位于右季肋区和腹上区，小部分位于左季肋区。肝的前面大部分被肋所掩盖，仅在腹上区的左、右肋弓，有一小部分露出剑突之下，直接与腹前壁接触。当腹上区和右季肋区遭到暴力冲击或肋骨骨折时，肝可能被损伤而破裂。

肝的上界与膈穹窿一致，在右侧锁骨中线平第 5 肋或第 5 肋间，正中线平胸骨体下端，向左至左锁骨中线附近平第 5 肋间。肝下界即肝下缘，在右锁骨中线的右侧与右肋弓一致，但在腹上区左、右肋弓间,肝下缘居剑突下约 3cm。故在体检时,在右肋弓下不能触到肝。但 3 岁以下健康幼儿,由于腹腔的容积较小,而肝体积相对较大,肝前缘常低于右肋弓下 1.5~2.0cm,到 7 岁以后,在右肋弓下不能触到,否则应考虑病理性肿大。

肝的脏面在右叶从前向后分别邻接结肠右曲、十二指肠、右肾和右肾上腺;在左叶与胃前壁相邻,后上部邻接食管的腹部。

3. 肝外胆道 肝外胆道系统是指走出肝门之外的胆道系统而言,包括肝左管、肝右管、肝总管、胆囊与胆总管等(图 1-2-19)。

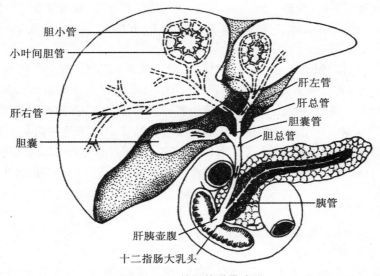

图 1-2-19 输胆管道模式图

(1) 肝总管(common hepatic duct):长约 3cm,由肝左管和肝右管汇合而成,肝总管下端与胆囊管汇合成胆总管。

(2) 胆囊(gallbladder):位于肝的胆囊窝内,似长茄形,为贮存和浓缩胆汁的器官。容量 40~60ml,胆囊上面借结缔组织与肝相连。胆囊分底、体、颈、管 4 部分:前端钝圆称胆囊底,中间称胆囊体和后端变细的胆囊颈,颈移行于胆囊管(cystic duct)。胆囊管长 3~4cm,直径约 0.3cm。胆囊内面衬有黏膜,其中胆囊底和体的黏膜呈蜂窝状。而胆囊颈和胆囊管的黏膜形成螺旋襞,可控制胆汁的进出,胆囊结石易嵌顿于此处。胆囊底露出于肝下缘,并与腹前壁相贴。胆囊底的体表投影位置在右锁骨中线与右肋弓相交处。当胆囊病变时,此处常出现明显压痛和反跳痛。

(3) 胆总管(common bile duct):由肝总管与胆囊管汇合而成,长 4~8cm,直径 0.6~0.8cm。若超过 1.0cm,可视为病理状态。胆总管在肝十二指肠韧带内下降,经十二指肠上部的后方,至胰头与十二指肠降部之间与胰管汇合,汇合处形成略膨大的肝胰壶腹,共同斜穿十二指肠降部的后内侧壁,开口于十二指肠大乳头。肝胰壶腹周围有增厚的环行平滑肌称肝胰壶腹括约肌,在胆总管末端和胰管末端周围也有少量平滑肌包绕,以上三部分括约肌统称为 Oddi 括约肌。

平时 Oddi 括约肌保持收缩状态,而胆囊舒张,肝细胞分泌的胆汁经肝左、右管,及肝总管和胆囊管进入胆囊储存和浓缩。进食后,尤其进高脂肪食物,由于食物和消化液的刺激,

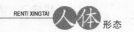

反射性地引起胆囊收缩,Oddi 括约肌舒张,使胆囊内的胆汁经胆囊管、胆总管排入十二指肠,参与消化食物。

（三）胰

1. 概述　胰(pancreas)(图 1-2-19)是人体第二大腺体,兼有内、外分泌部。胰的外分泌部(腺细胞)能分泌胰液,内含多种消化酶(如蛋白酶、脂肪酶及淀粉酶等),有分解和消化蛋白质、脂肪和糖类等作用;其内分泌部即胰岛,散在于胰实质内,主要分泌胰岛素,调节血糖浓度。

2. 胰的位置、毗邻及分部　胰是位于腹上区和左季肋区,横置于第 1～2 腰椎体前方,并紧贴于腹后壁的狭窄腺体。胰质地柔软,色灰红,全长 17～20cm,宽 3～5cm,厚 1.5～2.5cm,重量为 82～117g。

胰可分头、颈、体、尾 4 部分,各部无明显界限。胰头较膨大,被十二指肠"C"形包绕,并向左下方伸出一钩突。胰头后面与胆总管、肝门静脉相邻。胰颈位于胰头与胰体之间的狭窄扁薄部分,胃幽门位于其前上方。胰体位于胰颈和胰尾之间,占胰的大部分。胰体前面隔网膜囊与胃相邻,故胃后壁的溃疡穿孔或癌肿常与胰粘连。胰尾为伸向左上方较细的部分,紧贴脾门。胰管位于胰的实质内,贯穿胰的全长,它与胆总管汇合成肝胰壶腹,开口于十二指肠大乳头。在胰头上部,位于胰管上方常有一条副胰管,开口于十二指肠小乳头。

二、能力训练

请同学们结合标本及模型指出以下结构。

1. 腮腺、腮腺管

2. 肝　膈面、脏面、肝左叶、肝右叶、裸区、肝圆韧带、胆囊窝、腔静脉沟、肝门(肝左、右管、肝门静脉、肝固有动脉)。

3. 肝外胆道　胆囊底、体、颈、管;肝左、右管、肝胰壶腹、胆总管、肝总管。

4. 胰　胰头、胰体、胰尾、胰管。

5. 在肝的离体标本上,观察肝的形态结构;胆囊的形态和肝外胆道的组成。

6. 在胰及十二指肠标本上,观察胰的形态、胰管的行程和开口位置。

7. 在活体上指出肝的位置,以及胆囊底的体表投影。

任务三　认识腹膜

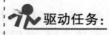**驱动任务：**

请结合模型指出大网膜、直肠子宫陷凹。

一、知识介绍

（一）腹膜和腹膜腔

腹膜(peritoneum)是覆盖腹盆腔内面和腹盆腔脏器表面的一层浆膜。其中衬于腹、盆壁内表面的部分较厚称壁腹膜(parietal peritoneum)或腹膜壁层;被覆于腹、盆脏器表面的部分较薄称脏腹膜(visceral peritoneum)或腹膜脏层。壁腹膜和脏腹膜相互移行,共同围成一个不规则的潜在性的浆膜间隙,称为腹膜腔(peritoneal cavity)。男性为一封闭的腔隙;女性借生殖管道与外界相通。因此,女性腹膜腔感染机会高于男性(图 1-2-20)。

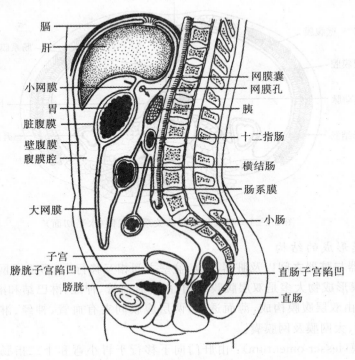

图 1-2-20 女性腹膜腔模式图(正中矢状切面)

　　腹膜腔和腹腔在解剖学上是两个不同而又相关的概念。腹腔是指膈以下、盆膈以上,腹前壁和腹后壁之间的腔,而腹膜腔则指脏腹膜和壁腹膜之间的潜在性腔隙,腔内仅含少量浆液。实际上,腹膜腔是套在腹腔内,腹、盆腔脏器均位于腹腔之内、腹膜腔之外。腹膜具有分泌、吸收、支持固定、修复和防御等功能。腹膜可分泌浆液(100～200ml),润滑脏器,减少脏器活动时相互摩擦。腹膜有广阔的表面积,具有很强的吸收能力,一般认为腹膜腔上部腹膜不仅表面积大,而且又邻接膈,由于受膈运动的影响,可促进其吸收,故该部腹膜吸收能力强;相比之下盆腹膜吸收能力就较差。所以,腹膜炎患者或腹腔手术患者多采用半卧位,以减少有害物质的吸收。腹膜可通过其形成物如系膜、韧带等结构,对腹腔脏器起支持固定作用。腹膜还有防御和包裹作用,可防止炎症的扩散。

　　(二) 腹膜与脏器的关系
　　根据脏器被腹膜覆盖的多少,将腹、盆腔脏器归为三类(图 1-2-21)。
　　1. 腹膜内位器官　脏器各面几乎均被腹膜包被称腹膜内位器官。这类器官活动性较大,如胃、十二指肠上部、空肠、回肠、盲肠、阑尾、横结肠、乙状结肠、卵巢、输卵管和脾等。
　　2. 腹膜间位器官　脏器表面大部分或三面被腹膜包被称腹膜间位器官,如肝、胆囊、升结肠、降结肠、直肠上段、充盈的膀胱和子宫等。

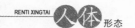

3. 腹膜外位器官　脏器只有一面被腹膜覆盖称腹膜外位器官,包括十二指肠降部、水平部和升部,直肠中段、胰、肾、肾上腺、输尿管和空虚的膀胱等。这些脏器位于腹膜后间隙内,又称腹膜后位器官。

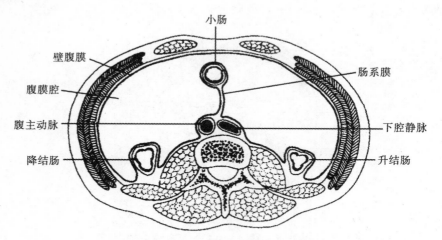

图 1-2-21　腹膜与脏器的关系模式图(水平切面)

（三）腹膜形成的结构

腹膜在脏器与脏器之间以及脏器与腹、盆壁之间相互移行中,形成了网膜、系膜、韧带等结构。这些腹膜形成物大多是双层腹膜结构,内含有血管、神经、淋巴结和淋巴管等。

1. 网膜　由双层腹膜构成,薄而透明,两层腹膜间夹有血管、神经、淋巴管和结缔组织等,包括小网膜、大网膜及网膜囊。

（1）小网膜(lesser omentum)：由肝门向下移行于胃小弯和十二指肠上部的双层腹膜结构。其左侧部从肝门连于胃小弯的部分称肝胃韧带,其内含有胃左、右血管及胃左、右淋巴结和神经等。右侧小部从肝门连于十二指肠上部的部分称肝十二指肠韧带,其内有进出肝门的三个重要结构通过：胆总管位于右前方,肝固有动脉位于左前方,两者之后为肝门静脉。小网膜的右缘游离,其后方为网膜孔,经此孔可进入网膜囊(图 1-2-22)。

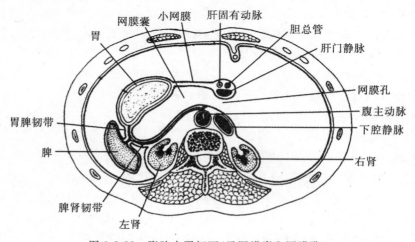

图 1-2-22　腹腔水平切面(示网膜囊和网膜孔)

（2）大网膜（greater omentum）：是胃大弯连至横结肠的腹膜结构（图1-2-23）。它形似围裙，悬覆于横结肠和空、回肠的前方。大网膜前后共四层：前两层是胃的前、后壁脏腹膜自胃大弯和十二指肠起始部下垂而成，内有胃网膜左、右静脉。大网膜的前两层下行至脐平面稍下方，自后返折向上形成大网膜的后两层，至横结肠移行为横结肠的脏腹膜和横结肠系膜。在成人大网膜的四层多已愈合在一起，连于胃大弯与横结肠之间的大网膜前两层形成胃结肠韧带。大网膜呈网状，富有血管、脂肪和大量的巨噬细胞，具有防御功能。成人大网膜较长，可包裹腹膜腔内所有的炎性病灶，使炎症局限，故手术时可据此来探查病变部位。小儿大网膜较短，一般在脐平面以上，因此下腹部炎性病灶如阑尾炎穿孔，不易被大网膜包裹，炎症易扩散，甚至可引起弥漫性腹膜炎。

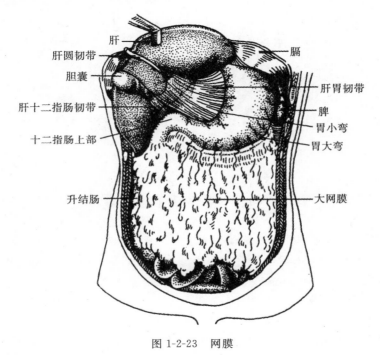

图 1-2-23　网膜

（3）网膜囊（omental bursa）：位于小网膜和胃后方的扁窄间隙，又称小腹膜腔。网膜囊以外的腹膜腔称大腹膜腔。网膜囊的右侧为网膜孔，网膜孔是网膜囊与大腹膜腔的唯一通道，成人网膜孔可容1~2指。

2. 系膜　指把肠管固定于腹后壁的双层腹膜结构，两层之间有血管、神经、淋巴管、淋巴结和脂肪等（图1-2-24）。

（1）肠系膜（mesentery）：将空、回肠固定于腹后壁的双层腹膜结构，附着于腹后壁的部分称肠系膜根，它自第2腰椎左侧起斜向右下，直至右骶髂关节前方。肠系膜的全貌呈扇形，较长，容易发生系膜扭转，造成绞窄性肠梗阻。

（2）阑尾系膜（mesoappendix）：呈三角形，将阑尾连于肠系膜下方。阑尾的动、静脉走行于系膜的游离缘，故阑尾切除时，应从系膜游离缘进行血管结扎。

（3）横结肠系膜（transverse mesocolon）：将横结肠连于腹后壁的双层腹膜结构。系膜根部起自结肠右曲，横行向左，直至结肠左曲。

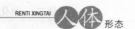
（4）乙状结肠系膜（sigmoid mesocolon）：将乙状结肠连于盆壁的双层腹膜结构，位于腹膜腔的左下份，其根部附于左髂窝和骨盆左后壁。此系膜较长，乙状结肠有较大活动度，故易发生乙状结肠扭转，导致肠梗阻，尤以儿童多见。

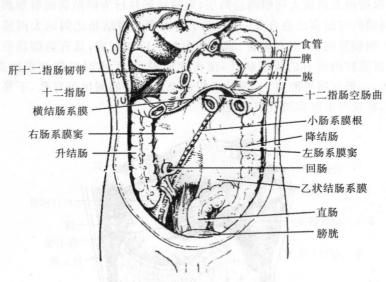

图 1-2-24　腹膜形成的结构

3. 韧带　连于腹、盆壁与器官之间或连接相邻器官之间的腹膜结构，对器官有固定作用。

（1）肝的韧带：除前述的肝胃韧带和肝十二指肠韧带以外，还有下列韧带：① 镰状韧带（falciform ligament of liver）：位于腹壁上部与肝上面之间呈矢状位的双层腹膜结构，其游离缘内含肝圆韧带（ligament teres hepatis）。② 冠状韧带（coronary ligament）：为连于肝的上面与膈之间呈冠状位的腹膜结构，由前、后两层组成。在肝右叶后上方两层分开，形成没有腹膜包被的肝裸区。

（2）脾的韧带：① 胃脾韧带（gastrosplenic ligament）：连于脾门到胃底和胃大弯上份之间的双层腹膜结构。② 脾肾韧带（splenorenal ligament）：为自脾门连至左肾前面的双层腹膜结构。

4. 隐窝和陷凹

（1）肝肾隐窝（hepatorenal recess）：位于肝右叶下面与右肾和结肠右曲之间，仰卧时为腹膜腔最低处，为液体易于积聚的部位。

（2）陷凹（pouch）：主要位于盆腔内，男性在直肠与膀胱之间有直肠膀胱陷凹。女性在膀胱与子宫之间有膀胱子宫陷凹；直肠与子宫之间有直肠子宫陷凹，也称 Douglas 腔，较深，与阴道后穹间仅隔一薄层的阴道后壁和腹膜壁层。站立或半卧位时，男性直肠膀胱陷凹和女性直肠子宫陷凹是腹膜腔最低部位，故积液常积存在这些陷凹内。临床上可经直肠前壁或阴道后穹触诊、穿刺或切开，以诊断或治疗盆腔内的一些疾患。

二、能力训练

请同学们结合标本及模型指出以下结构。

1. **腹膜** 脏腹膜、壁腹膜、腹膜腔。
2. **网膜** 大网膜、小网膜、网膜孔。
3. **系膜** 肠系膜、横结肠系膜、乙状结肠系膜、阑尾系膜。
4. **陷凹** 直肠子宫陷凹、膀胱子宫陷凹、直肠膀胱陷凹。

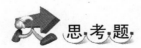

思考题

1. 食管有哪几处狭窄？各距中切牙多少厘米？
2. 一幼儿误食一分硬币后，过两天在粪便中发现，请按顺序写出该硬币都经过哪些器官排出体外。
3. 大唾液腺有哪几对？位于何处？其导管开口在哪里？
4. 试述胆汁在平时和进食时的排出途径。
5. 胰的位置和分部如何？
6. 何谓腹膜腔？腹膜形成的结构有哪些？

（陶冬英、伊吉普）

模块三　呼吸系统

【案例】

　　患者张某，男，22岁，学生。酗酒后遭雨淋，于当天晚上突然起病，寒颤、高热、呼吸困难、胸痛，继而咳嗽，咳铁锈色痰，其家属急送当地医院就诊。听诊，左肺下叶有大量湿性啰音；触诊语音震颤增强；血常规：WBC $17 \times 10^9/L$；X线检查，左肺下叶有大片致密阴影。入院经抗生素治疗，病情好转，各种症状逐渐消失；X线检查，左肺下叶的大片致密阴影缩小2/3面积。患者于入院后第7天自感无症状出院。

　　初步诊断：大叶性肺炎

　　试分析：患者为什么呼吸困难？胸痛提示什么？为什么咳铁锈色痰？

　　呼吸系统（respiratory system）由呼吸道和肺组成，主要功能是进行气体交换，即从外界吸入氧，呼出二氧化碳。此外，鼻还是嗅觉的器官，喉具有发音的功能。

　　呼吸道是传送气体的通道，包括鼻、咽、喉、气管和各级支气管（图1-3-1），临床上常将鼻、咽、喉称为上呼吸道，气管、主支气管及其在肺内的各级支气管称为下呼吸道。肺由肺实质（支气管树和肺泡）及肺间质（血管、神经、淋巴管和结缔组织）组成。

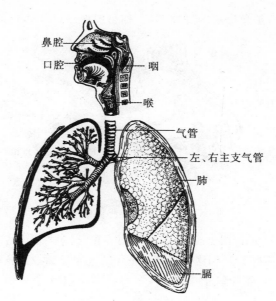

图 1-3-1　呼吸系统全貌

任务一　认识呼吸道

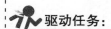驱动任务：

请结合标本和模型指出气体到达肺所经过的管道。

一、知识介绍

（一）鼻

鼻（nose）是呼吸道的起始部，也是嗅觉器官，分为外鼻、鼻腔和鼻旁窦三部分。

1. 外鼻　外鼻（external nose）由鼻骨和鼻软骨作支架，外覆皮肤、内覆黏膜。外鼻与额相连狭窄的部分称鼻根，向下延伸为鼻背，末端为鼻尖，鼻尖两侧膨大的部分称鼻翼，呼吸困难的患者可有鼻翼扇动的症状。

2. 鼻腔　鼻腔（nasal cavity）由骨和软骨围成，内面衬以黏膜和皮肤。鼻腔被鼻中隔分为左、右两腔，向前通外界为鼻孔，向后通鼻咽为鼻后孔（图 1-3-2）。

（1）鼻前庭：为鼻腔的前下部，内面衬以皮肤，生长有鼻毛。

（2）固有鼻腔：为鼻腔的主要部分，由骨性鼻腔内衬黏膜构成。外侧壁上有上、中、下三个鼻甲，各鼻甲的下方分别为上、中、下三个鼻道。在上鼻甲的后上方与鼻腔顶壁间有一凹陷称蝶筛隐窝。上鼻道和中鼻道内有鼻旁窦的开口，下鼻道前端有鼻泪管的开口。

固有鼻腔的黏膜按其生理功能的不同，分为嗅区和呼吸区两部分。嗅区指覆盖上鼻甲及其对应的鼻中隔以上部分的黏膜，内含嗅细胞，能感受气味的刺激。其余部分的鼻黏膜为呼吸区，内含丰富的毛细血管和鼻腺，能温暖、湿润吸入的空气。鼻中隔前下部的黏膜较薄，

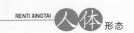
此区毛细血管特别丰富,是鼻出血的好发部位,称易出血区(Little 区)。

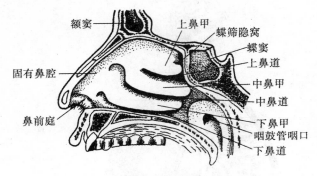

图 1-3-2　鼻腔外侧壁

3. 鼻旁窦　鼻旁窦(paranasal sinuses)又称副鼻窦,是鼻腔周围含气颅骨内的腔,开口于鼻腔。壁内的黏膜与鼻腔黏膜互相移行。鼻旁窦包括上颌窦、额窦、筛窦和蝶窦(图 1-3-3)。额窦、上颌窦和筛窦前群、中群开口于中鼻道;筛窦后群开口于上鼻道;蝶窦开口于蝶筛隐窝(图 1-3-4)。

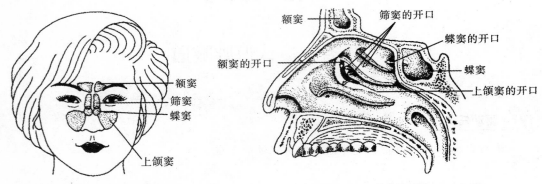

图 1-3-3　鼻旁窦在面部的投影　　　　　　　图 1-3-4　鼻旁窦开口

由于鼻旁窦的黏膜与固有鼻腔的黏膜相延续,因此鼻腔的炎症常可蔓延至鼻旁窦。上颌窦是鼻旁窦中最大的一对,窦的开口位置高于窦底,炎症时,脓液不易流出,故上颌窦的慢性炎症较多见。鼻旁窦可调节吸入空气的温度和湿度,并对发音起共鸣作用。

(二)咽

参见消化系统。

(三)喉

喉(larynx)既是气体的通道,又是发音器官,主要由喉软骨和喉肌构成。

1. 喉的位置　喉位于颈前部正中,上至会厌上缘,下至环状软骨下缘。成年人的喉相当于第 3～6 颈椎的高度。喉上通咽,下续气管,可随吞咽或发音而上、下移动。喉的前方依次为皮肤、颈筋膜、舌骨下肌群等结构覆盖,后方为咽,其两侧与颈部大血管、神经和甲状腺相邻。

2. 喉的结构　喉由数块喉软骨借关节和韧带连成支架,周围附有喉肌,内面衬以喉黏膜构成(图 1-3-5,图 1-3-6)。

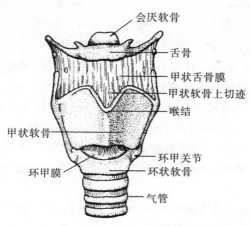
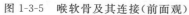

图 1-3-5　喉软骨及其连接(前面观)

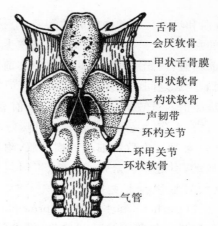

图 1-3-6　喉软骨及其连接(后面观)

（1）喉软骨及其连结：喉软骨主要有不成对的甲状软骨、环状软骨、会厌软骨和成对的杓状软骨。

1）甲状软骨：最大，位于舌骨的下方，构成喉的前外侧壁。甲状软骨的前上部向前突出称喉结，成年男性喉结特别明显。甲状软骨上缘借甲状舌骨膜与舌骨相连，甲状软骨下缘两侧与环状软骨构成环甲关节。

2）环状软骨：在甲状软骨下方，是喉软骨中唯一完整的软骨环。环状软骨前窄后宽，后方平对第 6 颈椎，是颈部重要的体表标志。

3）会厌软骨：形似树叶，其上端宽而游离，下端缩细附于甲状软骨内面。会厌软骨连同表面覆盖的黏膜构成会厌，吞咽时，会厌可盖住喉口，以防止食物误入喉腔。

4）杓状软骨：左、右各一，呈三棱锥体形，其尖向上，底朝下，位于环状软骨后部的上方，与环状软骨构成环杓关节。每侧杓状软骨与甲状软骨间都有一条声韧带相连。声韧带是发音的重要结构。

（2）喉腔及喉黏膜：喉腔(laryngeal cavity)(图 1-3-7，图 1-3-8)是由喉软骨、韧带、纤维

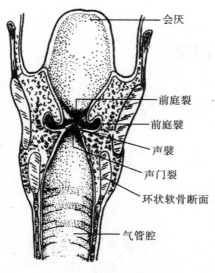

图 1-3-7　喉腔(冠状面)

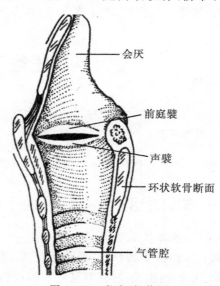

图 1-3-8　喉腔(矢状面)

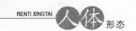

膜、喉肌和喉黏膜等共同构成的管腔,上接喉口,下接气管。喉腔壁的内面衬有黏膜,与咽、气管的黏膜相延续,喉腔中部的两侧壁上,有上、下两对呈前后方向的黏膜皱襞:上方的一对称前庭襞,两侧前庭襞之间的裂隙称前庭裂;下方的一对称声襞,由喉黏膜覆盖声韧带构成,两侧声襞之间的裂隙称声门裂。声门裂是喉腔最狭窄的部位。

喉腔借两对皱襞分为三部分:喉前庭、喉中间腔和声门下腔。声门下腔的黏膜下组织比较疏松,炎症时易引起水肿。幼儿因喉腔较狭小,水肿时易引起阻塞,造成呼吸困难。

(3)喉肌:为数块细小的横纹肌,附着于喉软骨。喉肌的舒缩使环甲关节和环杓关节产生运动,引起声襞紧张或松弛、声门裂开大或缩小,从而调节音调的高低和声音的强弱。

(四)气管和主支气管

气管(trachea)和主支气管(principal bronchus)是连接于喉与肺之间,为后壁平坦的圆形通气管道。气管上接环状软骨,沿食管前面降入胸腔,在胸骨角平面分为左、右主支气管,其分叉处称气管杈,在气管杈内面有一向上凸的半月状嵴,称气管隆嵴,是支气管镜检查的定位标志。气管的颈部位置表浅,在颈部正中可以摸到。临床上作气管切开术,常在第3~5气管软骨处进行。左主支气管较细长,走行方向接近水平位;右主支气管略粗短,走行方向较垂直,加之气管隆嵴略偏左侧,因此,误入气管的异物,常易坠入右主支气管内。

二、能力训练

请同学们结合标本及模型指出以下结构。

1. 鼻 ① 外鼻:鼻根、鼻背、鼻尖、鼻翼、鼻孔;② 鼻腔:鼻中隔、鼻后孔、鼻前庭、固有鼻腔、上鼻甲、中鼻甲、下鼻甲、上鼻道、中鼻道、下鼻道、蝶筛隐窝、嗅区、呼吸区、易出血区;③ 鼻旁窦:额窦、上颌窦、筛窦、蝶窦。

2. 喉 甲状软骨、喉结、环状软骨、会厌软骨、杓状软骨、环甲膜、甲状舌骨膜、声韧带、环甲肌、喉口、前庭襞、声襞、前庭裂、声门裂、喉前庭、喉中间腔、喉室、声门下腔。

3. 气管 气管杈、左主支气管、右主支气管。

任务二　认识肺

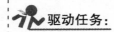驱动任务:

请结合标本和模型指出肺的位置和形态。

一、知识介绍

(一)肺的位置和形态

肺(lung)位于胸腔内,膈肌上方,纵隔两侧(图1-3-9)。肺的质地柔软,富有弹性。肺呈圆锥形,左肺稍狭长,右肺略宽短。肺包括一尖、一底、三面、三缘。肺的上端钝圆,突入颈根部,高出锁骨内侧1/3部上方2~3cm,称肺尖。肺的下面凹陷称肺底,与膈相贴,故又称膈面。肺的外侧面与肋和肋间肌相邻,故称肋面。肺的内侧面朝向纵隔即纵隔面,其近中央处有一凹陷为肺门。肺门是主支气管、肺动脉、肺静脉、支气管血管、淋巴管和神经等出入肺的部位,出入肺门的结构被结缔组织包绕,构成肺根。肺的前缘薄而锐利,为肋面与纵隔面在前方的移行处,左肺前缘下份有一明显的凹陷,称心切迹。后缘为肋面与纵隔面在后方的移行处,下缘为肋面、纵隔面和膈面的移行处。左肺被斜裂分为上、下两叶,右肺被斜裂和水平裂分为上、中、下三叶(图 1-3-9,图 1-3-10)。

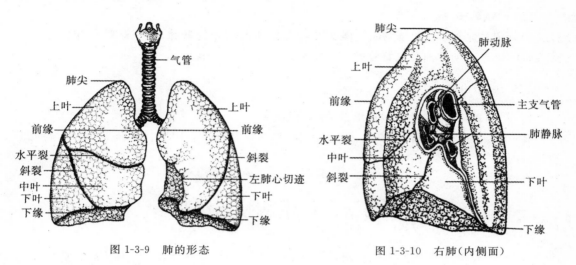

图 1-3-9 肺的形态

图 1-3-10 右肺(内侧面)

（二）肺内支气管和支气管肺段

1. 肺内支气管 主支气管进入肺门后,左主支气管分上、下两支,右主支气管分上、中、下三支,进入相应的肺叶,构成肺叶支气管。肺叶支气管再分支即为肺段支气管。支气管在肺内反复分支,形成支气管树(bronchial tree)(图 1-3-11)。

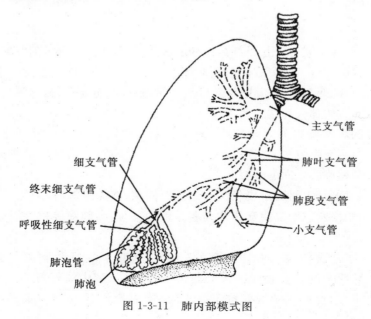

图 1-3-11 肺内部模式图

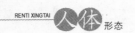

2. 支气管肺段 每一肺段支气管的分支及其所连属的肺组织构成一个支气管肺段,简称肺段。肺段呈锥体形,尖向肺门,底朝肺的表面。

(三)肺的体表投影

1. 肺尖的体表投影 在锁骨内侧 1/3 部的上方 2～3cm 处。

2. 肺下界的体表投影 在锁骨中线处与第 6 肋相交,腋中线处与第 8 肋相交,肩胛线处与第 10 肋相交,后正中线处于第 10 胸椎棘突平面。

(四)肺的血管

肺有两套血管:一套是完成气体交换功能的肺动脉和肺静脉;另一套是营养肺和各级支气管的支气管动脉和支气管静脉。

二、能力训练

请同学们结合标本及模型指出以下结构。

肺:肺尖、肺底、肋面、纵隔面、内侧面、肺门、肺根、前缘、心切迹、后缘、下缘、斜裂、水平裂、肺叶。

任务三 认识胸膜与纵隔

驱动任务:

请结合模型指出肋膈隐窝的位置,并说出其临床意义。

一、知识介绍

(一)胸膜

胸膜(pleura)是由间皮和薄层结缔组织构成的浆膜,分为互相移行的脏胸膜和壁胸膜两部分。脏胸膜又称肺胸膜,紧贴在肺表面,并伸入斜裂、水平裂内。壁胸膜衬贴在胸壁的内面、膈的上面及纵隔的两侧面,按其贴附部位的不同,分别称肋胸膜、膈胸膜和纵隔胸膜。壁胸膜覆盖在肺尖上方的部分称胸膜顶。

脏胸膜与壁胸膜在肺根处互相移行,围成一个潜在性的密闭腔隙,称胸膜腔(pleural cavity)(图 1-3-12)。胸膜腔左、右各一,互不相通,腔内呈负压,内含少量浆液。呼吸时,浆液可减少脏胸膜与壁胸膜之间的摩擦。

在肋胸膜与膈胸膜转折处,形成较深的半环形间隙,在深吸气时,肺的下缘也不能深入其内,此间隙称肋膈隐窝。肋膈隐窝是胸膜腔最低的部位,当胸膜腔积液时,液体首先积聚于此。

胸膜下界的体表投影(图 1-3-13,图 1-3-14):胸膜下界是肋胸膜与膈胸膜的返折处,较肺下缘约低两个肋。在锁骨中线处与第 8 肋相交;腋中线处与第 10 肋相交;肩胛线处与第 11 肋相交;近后正中线处位于第 12 胸椎棘突平面。肺和胸膜下界的体表投影见表 1-3-1。

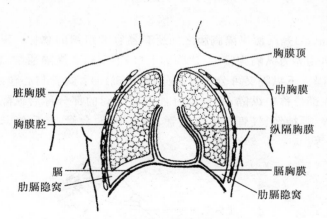

图 1-3-12　胸膜和胸膜腔示意图

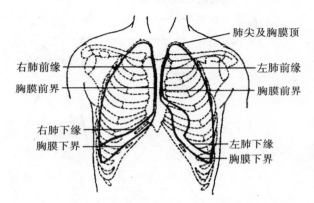

图 1-3-13　肺及胸膜的体表投影（前面观）

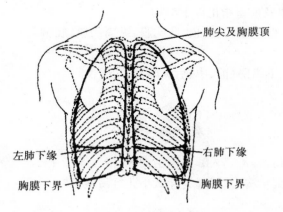

图 1-3-14　肺及胸膜的体表投影（后面观）

表 1-3-1　肺和胸膜下界的体表投影

	锁骨中线	腋中线	肩胛线	后正中线
肺下缘	第 6 肋	第 8 肋	第 10 肋	第 10 胸椎棘突
胸膜下界	第 8 肋	第 10 肋	第 11 肋	第 12 胸椎棘突

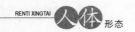

（二）纵隔

纵隔（mediastinum）是两侧纵隔胸膜之间所有器官和组织的总称。纵隔前界为胸骨，后界为脊柱的胸部，两侧界为纵隔胸膜，上达胸廓上口，下至膈。纵隔通常以胸骨角平面为界，分为上纵隔和下纵隔。下纵隔又可分为三部分（图 1-3-15）：胸骨与心包之间的部分称前纵隔；心及大血管所在部位称中纵隔；心包与脊柱胸部之间的部分称后纵隔。纵隔内有心、出入心的大血管、胸腺、膈神经、气管和主支气管、迷走神经、食管、胸导管、奇静脉、胸主动脉、交感干以及淋巴结等。

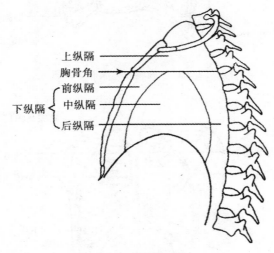

图 1-3-15　纵隔的分部

二、能力训练

请同学们结合标本及模型指出以下结构。

1. 胸膜　脏胸膜、壁胸膜（胸膜顶、肋胸膜、纵隔胸膜、膈胸膜）、胸膜腔、肋膈隐窝、肺和胸膜的体表投影。

2. 纵隔　上纵隔、下纵隔（前、中、后纵隔）。

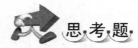思考题

1. 若气管内有异物，容易坠入哪一侧主支气管？为什么？

2. 简述喉腔的解剖结构，并解释为什么小儿容易窒息？

3. 简述肺的形态。

（陶冬英、王建红）

模块四　泌尿系统

学习目标

- **知识目标**

　　1. 掌握泌尿系统的组成和功能；肾的形态、位置和剖面结构；肾单位的构成；膀胱的位置；女尿道的形态特点，尿道外口的开口位置及其临床意义；

　　2. 熟悉输尿管的狭窄部位及其临床意义；膀胱三角的位置及其临床意义；

　　3. 了解肾的被膜与固定；膀胱的形态和构造；输尿管的行程和分部。

- **能力目标**

　　1. 能在活体上指出肾的位置；

　　2. 能在标本与模型上分辨肾的结构；

　　3. 能在标本与模型上指出输尿管的狭窄部位，并说明其临床意义；

　　4. 能在标本与模型上指出膀胱三角的位置，并说明其临床意义。

【案例】

　　患者，男39岁，1年前，左侧腰部突然阵发性剧痛，并向同侧下腹、会阴放射。疼痛发作剧烈时辗转反侧、大汗淋漓。1年内发作多次，用解痉止疼药物后疼痛缓解。检查左侧肾区压痛明显，有叩击痛，其余正常。

　　初步诊断：左输尿管结石。

　　试分析：1. 肾区位于何处？

　　　　　　2. 结石易停留在输尿管的哪些位置？

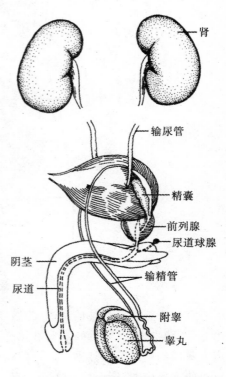

图 1-4-1　男性泌尿系统全貌

　　泌尿系统（urinary system）由肾、输尿管、膀胱和尿道组成（图1-4-1）。其主要功能是排出机体新陈代谢产生的废物（如尿素、尿酸、肌酐）和多余的水分、无机盐等；保持机体内环境的平衡和稳定。肾生成尿液，输尿管输送尿液至膀胱暂时贮存，尿液经尿道排出体外。

任务一 认识肾

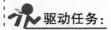

驱动任务：

请结合标本和模型说出肾的形态、位置和剖面结构。

一、知识介绍

（一）肾的形态和位置

肾（kidney）是实质性器官，左、右各一，形似蚕豆（图1-4-2）。肾分上、下两端，前、后两面，内侧、外侧两缘。肾的内侧缘中部凹陷，称肾门（renal hilum），是肾盂、肾动脉、肾静脉、淋巴管和神经出入肾的部位。出入肾门的结构被结缔组织包裹称肾蒂。肾门向肾实质内凹陷形成一个较大的腔，称肾窦，内含肾血管、淋巴管、神经、肾盏、肾盂及脂肪组织等。肾窦是肾门的延续，肾门是肾窦的开口。

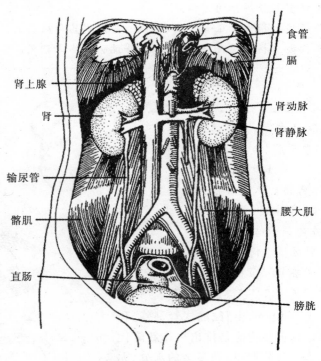

图1-4-2 肾和输尿管

肾位于腹后壁脊柱的两侧，为腹膜外位器官。肾的高度：左肾在第11胸椎体的下缘至第2～3腰椎椎间盘之间；右肾在第12胸椎体的上缘至第3腰椎椎体上缘之间（图1-4-3）。成人肾门约平对第1腰椎体。肾门在腹后壁的体表投影，一般在竖脊肌外侧缘与第12肋所形成的夹角内，临床上称肾区。肾有某些疾病时，在肾区可有叩击痛。

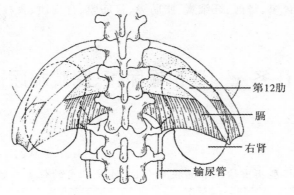

图 1-4-3 肾的体表投影

第12肋

膈

右肾

输尿管

（二）肾的被膜与固定

肾的外面包有三层被膜，由内向外依次为纤维囊、脂肪囊和肾筋膜（图 1-4-4）。

（三）肾的剖面结构

在肾的冠状面上，可见肾实质分为表层的肾皮质（renal cortex）和深层的肾髓质（renal medulla）两部分（图 1-4-5）。肾皮质在外周，血管丰富，呈暗红色，由肾小体和肾小管组成。肾髓质位于肾皮质的深部，色较淡，由 15～20 个肾锥体组成。肾皮质伸入肾锥体之间的部分称肾柱。肾锥体底朝肾皮质，2～3 个肾锥体的尖合成一个朝向肾门的肾乳头，其顶端有许多乳头管的开口。肾乳头被漏斗状的肾小盏包绕，2～3 个肾小盏合成一个肾大盏，2～3 个肾大盏汇合成扁漏斗状的肾盂。肾盂出肾门后逐渐变细，移行为输尿管。

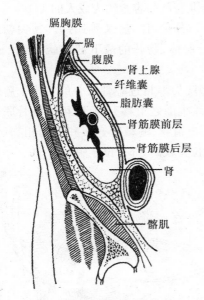

图 1-4-4 肾的被膜（矢状面）

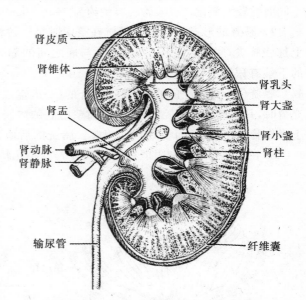

图 1-4-5 肾的剖面结构（冠状面）

二、能力训练

请同学们结合标本及模型指出以下结构。

肾：肾门、肾蒂、肾窦、肾区、纤维囊、脂肪囊、肾筋膜、肾皮质、肾柱、肾髓质、肾乳头、肾大盏、肾小盏、肾盂。

任务二 认识输尿管、膀胱和尿道

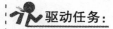驱动任务：

请结合标本和模型指出输尿管的狭窄部位、膀胱三角的位置及临床意义。

一、知识介绍

（一）输尿管

输尿管（ureter）是位于腹膜外位的肌性管道，左、右各一。输尿管起自肾盂，在腹后壁沿腰大肌前面下行，至骨盆上口跨过髂总动脉分叉处，进入骨盆腔，在膀胱底斜穿膀胱壁，开口于膀胱底内面的输尿管口，全长约20～30cm。根据走行，输尿管可分为腹段、盆段和壁内段。输尿管全长有三处狭窄，分别在输尿管起始处、跨过髂总动脉分叉处（左）和髂外动脉起始处（右）、斜穿膀胱壁处。肾和输尿管的结石易滞留在这些狭窄处。

（二）膀胱

膀胱（urinary bladder）是贮存尿的肌性囊状器官，它的形状、大小和位置随尿的充盈程度的不同而有较大变化。成人膀胱容量约为350～500ml，新生儿膀胱的容量约为成人的1/10。

1. 膀胱的形态和位置 膀胱在空虚时呈三棱锥体形，分尖、体、底及颈四部。其尖朝前上称膀胱尖；底朝后下称膀胱底；尖与底之间的部分称膀胱体；膀胱的最下部称膀胱颈。颈的下端有尿道内口，通尿道。

膀胱位于骨盆腔的前部，耻骨联合的后方，空虚时，膀胱尖不超过耻骨联合的上缘。膀胱充盈时，其上部膨入腹腔，膀胱与腹前壁之间的腹膜返折线也随之上移。因此，可沿耻骨联合上缘作膀胱穿刺术，而不致损伤腹膜。膀胱的后面，男性与精囊、输精管壶腹和直肠相邻（图1-4-6）；在女性与子宫和阴道相邻（图1-4-7）。小儿膀胱的位置较高，部分位于腹腔内。

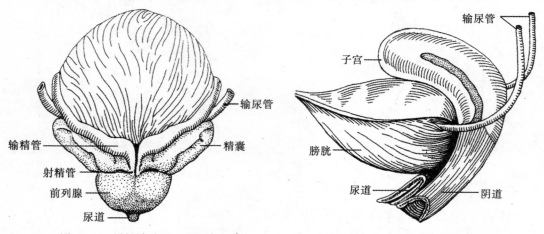

图1-4-6 男性膀胱后面的毗邻　　图1-4-7 女性膀胱后面的毗邻

（三）尿道

尿道（urethra）是从膀胱向体外排尿的管道。男尿道除排尿外，兼有排精功能（见生殖系统）。女性尿道（图 1-4-8）起自尿道内口，经阴道前方下降，穿过尿生殖膈，以尿道外口开口于阴道前庭，长约 3～5cm。由于女尿道短而宽直，故易引起逆行性泌尿系统感染。

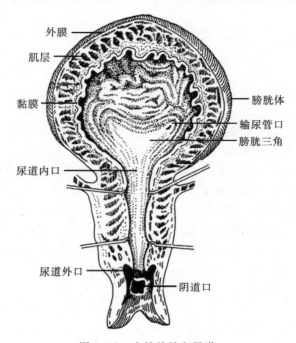

图 1-4-8　女性膀胱和尿道

二、能力训练

请同学们结合标本及模型指出以下结构。

1. 输尿管　三处狭窄、腹段、盆段、壁内段、输尿管口。

2. 膀胱　膀胱尖、体、颈、底；膀胱三角、尿道内口。

3. 尿道　女性尿道、尿道外口。

 思考题

1. 简述在肾的冠状切面上可观察到的解剖结构名称。
2. 名词解释：肾门、肾蒂。
3. 何谓终膀胱三角？有何临床意义？
4. 简述尿的排出途径。

（陶冬英、孟香红）

模块五　生殖系统

● **知识目标**

　　1. 掌握男性生殖系统的组成；睾丸的位置和功能；男尿道的分部、狭窄和弯曲及其临床意义；女性生殖系统的组成；子宫的形态、分部、位置、固定装置及临床意义；卵巢的位置、功能及输卵管的位置、分部及其临床意义；阴道前庭、尿道外口和阴道口的位置关系；女性会阴的组成及概念；乳房的位置、形态和构造；

　　2. 熟悉射精管的合成和开口部位；前列腺的位置和主要毗邻；卵巢的形态；阴道的位置和形态，阴道穹后部的位置及其临床意义；盆膈和尿生殖膈的概念；

　　3. 了解附睾的位置、形态和功能；输精管的行程和分部，精索的位置和组成；前列腺囊、尿道球腺的形态、位置和导管开口部位；精液的组成；阴囊的形态构造；阴茎的分部和构造；前列腺形态和年龄变化。

● **能力目标**

　　1. 能在标本与模型上指出男性生殖系统的组成；

　　2. 能在标本与模型上指出男尿道的分部、狭窄和弯曲；

　　3. 能在标本与模型上指出女性生殖系统的组成；

　　4. 能在标本与模型上指出子宫、卵巢的位置；

　　5. 能在标本与模型上指出输卵管的位置、分部；

　　6. 能在标本与模型上辨认（指出）会阴的组成、乳房的位置及形态结构。

【案例】

　　女性，30 岁。病史：因突然右下腹剧痛 2 小时，伴恶心、呕吐、肛门坠胀感，到市内某医院就诊，诊断为肠道疾病，进行抗感染治疗，症状进行性加重，出现脉搏细数，四肢厥冷，晕厥 1 次，请妇产科会诊。患者已婚，生育一女儿，停经 40 天。检查：T 37.5℃，R 20 次/分，P 98 次/分，BP 90/60mmHg，Hb 110g/L，红细胞 $4.0×10^{12}$/L，右下腹压痛，反跳痛明显。阴道后穹窿穿刺抽出暗红色不凝固血液。B 超检查显示右侧输卵管破裂。

　　初步诊断：输卵管妊娠破例。

　　试分析：输卵管的形态与分部及常发生宫外孕的部位？经阴道后穹窿穿刺经过的结构有哪些？

生殖系统(reproductive system)的功能是繁殖后代和形成并保持第二性征。男性生殖系统和女性生殖系统都包括内生殖器和外生殖器两部分(表 1-5-1)。内生殖器多位于盆腔内,包括生殖腺、输送管道和附属腺;外生殖器显露于体表,主要为两性的交接器官。

表 1-5-1 生殖系统的组成

		男性生殖系统	女性生殖系统
内生殖器	生殖腺	睾丸	卵巢
	输送管道	附睾、输精管、射精管、男性尿道	输卵管、子宫、阴道
	附属腺	精囊、前列腺、尿道球腺	前庭大腺
外生殖器		阴囊、阴茎	女阴

任务一　认识男性生殖系统

驱动任务:

请结合标本与模型指出男尿道的分部、狭窄和弯曲。

一、知识介绍

男性生殖系统(male genital system)的内生殖器由生殖腺(睾丸)、输精管道(附睾、输精管、射精管和尿道)和附属腺(精囊、前列腺、尿道球腺)组成。外生殖器包括阴囊和阴茎(图 1-5-1)。

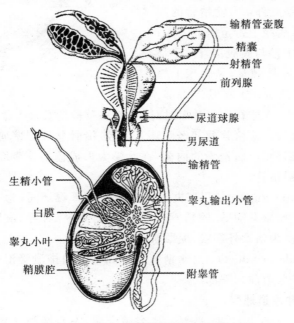

图 1-5-1 睾丸和附睾的结构及排精途径

（一）男性内生殖器

1. 睾丸 睾丸（testis）呈扁椭圆形，位于阴囊内，左右各一（图 1-5-2），是产生精子和分泌雄激素的器官。其分上、下两端，内、外两面，前、后两缘。后缘有血管、神经和淋巴管出入，并与附睾、输精管起始部相接触。上端被附睾头遮盖。睾丸除后缘外都被覆有浆膜，即鞘膜脏层，壁层贴附于阴囊内面。脏、壁两层在睾丸后缘相互移行，围成密闭的腔隙，称鞘膜腔。鞘膜腔内含少量浆液，起润滑作用。睾丸在出生后仍未降至阴囊，而停滞于腹腔或腹股沟管内，称隐睾症。

睾丸鞘膜脏层的深部是坚韧的白膜，白膜在睾丸后缘增厚进入睾丸，形成睾丸纵隔。纵隔的结缔组织呈扇形伸入睾丸实质，将其分隔成许多锥体形的睾丸小叶，每个小叶内含 2～4 条盘曲的生精小管，精子在其发生。生精小管在近睾丸纵隔处变为短而直的直精小管，直精小管进入睾丸纵隔相互吻合形成睾丸网，最后在睾丸后缘发出十多条睾丸输出小管进入附睾。

2. 附睾、输精管、精索、射精管

（1）附睾（epididymis）：紧贴睾丸的上端和后缘，可分为头、体、尾三部（图 1-5-2）。头部由睾丸输出小管组成，输出小管的末端连接一条附睾管。附睾管长约 4～5cm，构成体部和尾部。附睾管的末端续连输精管。附睾的功能除暂时贮存精子外，其分泌的液体还供精子营养，并促进精子继续发育成熟。

（2）输精管（ductus deferens）：是附睾管的延续，长约 50cm，管壁较厚，活体触摸时呈坚实的圆索状（图 1-5-1）。输精管行程较长，可分为四部：① 睾丸部：为输精管的起始部，自附睾尾沿睾丸后缘上行至睾丸上端；② 精索部：介于睾丸上端与腹股沟管皮下环之间，此段位置表浅，容易触及，是临床上施行输精管结扎术常用部位；③ 腹股沟管部：

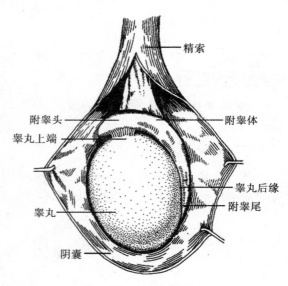

图 1-5-2 睾丸与附睾

输精管位于腹股沟管内，在施行疝修补术时，注意勿伤及输精管；④ 盆部：由腹股沟管腹环至输精管末端，此段最长。输精管盆部经腹环入盆腔，沿骨盆外侧壁向后下，经输尿管末端的前上方到膀胱底的后面，位居精囊的内侧，在此膨大形成输精管壶腹。壶腹下端变细，并与精囊的排泄管合成射精管。

（3）精索（spermatic cord）：位于睾丸上端和腹股沟管腹环间，为一对柔软的圆索状结构。其内主要由输精管、睾丸动脉、输精管动脉、蔓状静脉丛、神经、淋巴管等结构组成。精索的被膜从外向内依次为精索外筋膜、提睾肌和精索内筋膜。

（4）射精管（ejaculatory duct）：由输精管末端和精囊的排泄管汇合而成，长约 2cm，穿过前列腺实质，开口于尿道前列腺部。

3. 精囊、前列腺和尿道球腺

（1）精囊（seminal vesicle）（图 1-5-1）：又名精囊腺，为扁椭圆形囊状器官，位于膀胱底之后,输精管壶腹的外侧,左右各一,其排泄管与输精管末端合成射精管。

(2)前列腺(prostate gland)(图 1-5-1):为一实质性器官,位于膀胱颈和尿生殖膈之间,包绕尿道的起始部。呈栗子形,上端宽大称底,下端尖细称尖,两者之间称为体。体后面有一纵形浅沟为前列腺沟,活体直肠指诊可扪及此沟。

前列腺一般可分成五叶,即前、中、后和两个侧叶。前叶位于尿道前方;中叶呈上宽下尖的楔形,位于尿道与射精管之间;后叶位于射精管的后下方;两个侧叶紧贴尿道的两侧。

前列腺由腺组织、平滑肌和结缔组织构成,表面包有坚韧的前列腺囊。小儿的前列腺甚小,腺组织不发育。性成熟期腺组织迅速生长。老年期腺组织退化萎缩,如腺内结缔组织增生,则形成前列腺肥大(中叶和侧叶多见),可压迫尿道,引起排尿困难。

(3)尿道球腺(bulbourethral gland):是一对豌豆大的球形腺体,埋藏在尿生殖膈内(图 1-5-1),以细长的排泄管开口于尿道球部。

精液:由输精管道各部及附属腺,特别是前列腺和精囊的分泌物组成,内含精子。精液呈乳白色,弱碱性,适于精子的生存和活动。正常成年男性一次射精约 2~5ml,如果精子总数少于 40×10^6 是少精症。男性输精管结扎后,阻断了精子的排出路径,但附属腺体的分泌液排出和雄激素的释放不受影响,射精时仍可有不含精子的精液排出。

(二)男性外生殖器

1. 阴囊 阴囊(scrotum)是位于阴茎后下方的皮肤囊袋。阴囊壁是由皮肤、肉膜、精索外筋膜、提睾肌和精索内筋膜组成。皮肤薄而柔软,颜色深暗。肉膜是阴囊的浅筋膜,含平滑肌纤维,其随外界温度变化而舒缩,以调节阴囊内的温度,有利于精子的发育和生存。肉膜在正中线上形成阴囊中隔,将阴囊腔分为两个,各容纳一侧的睾丸和附睾。

2. 阴茎 阴茎(penis)可分为头、体、根三部分(图 1-5-3)。前端膨大为阴茎头,尖端有矢状位的尿道外口。中部为阴茎体,呈圆柱形,悬于耻骨联合的前下方。后端为阴茎根,固定于耻骨下支和坐骨支。

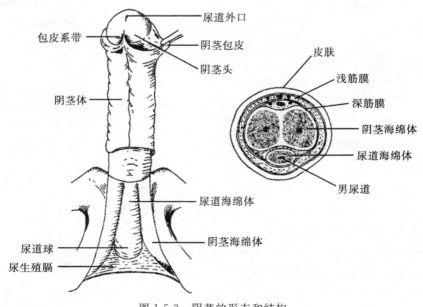

图 1-5-3 阴茎的形态和结构

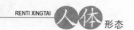

阴茎由两个阴茎海绵体和一个尿道海绵体组成,外包筋膜和皮肤。阴茎海绵体位于阴茎的背侧,左右各一。前端左右两侧紧密结合,变细嵌入阴茎头后面的凹陷内。后端两侧分开,分别附着于两侧的耻骨下支和坐骨支。尿道海绵体位于阴茎海绵体的腹侧,有尿道贯穿其全长,前端膨大即阴茎头,后端膨大形成尿道球。海绵体为勃起组织,由许多小梁和腔隙组成,这些腔隙直接沟通血管,当腔隙充血时,阴茎则变硬勃起。

阴茎三个海绵体外面共同包有阴茎深、浅筋膜和皮肤(图1-5-3)。阴茎的皮肤薄而柔软,富有伸展性。皮肤在阴茎头处返折形成双层的皮肤皱襞,包绕阴茎头称阴茎包皮。在阴茎头腹侧中线上,包皮与尿道外口下端相连的皮肤皱襞,称包皮系带。在作包皮环切手术时,注意勿伤及包皮系带,以免影响阴茎的正常勃起。幼儿包皮较长,包绕整个阴茎头,随年龄增长,包皮逐渐退缩。若成年后仍包被阴茎头不能退缩,称包皮过长或包茎。包皮腔内易积存包皮垢,可引起阴茎包皮炎,也可刺激诱发阴茎癌。

3. 男性尿道　男性尿道(male urethra)兼有排尿和排精功能(图1-5-4,图1-5-5),起于膀胱的尿道内口,止于阴茎头的尿道外口,成人长约16～22cm,管径平均为5～7mm。全程可分为三部:前列腺部、膜部和海绵体部。临床上将前列腺部和膜部称为后尿道,海绵体部称为前尿道。

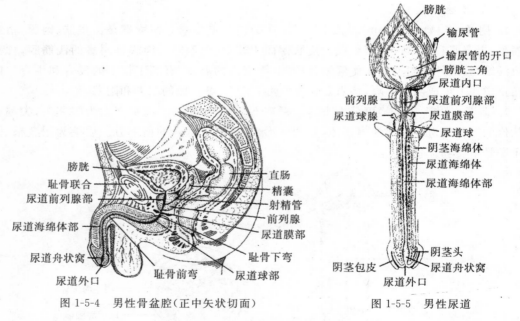

图1-5-4　男性骨盆腔(正中矢状切面)　　　　图1-5-5　男性尿道

(1)前列腺部(prostatic part):为尿道穿过前列腺的部分,长约3cm,是尿道中最宽和最易扩张的部分。其后壁上有射精管和前列腺排泄管的开口。

(2)膜部(membranous part):为尿道穿过尿生殖膈的部分,短而窄,长约1.5cm,其周围有尿道膜部括约肌环绕,可控制排尿。

(3)海绵体部(cavernous part):为尿道穿过尿道海绵体的部分,长约12～17cm。尿道球内的尿道最宽,称尿道球部,尿道球腺开口于此。

男尿道在行程中粗细不一,它有三处狭窄和两个弯曲。三处狭窄是尿道内口、尿道膜部和尿道外口。其中,尿道外口最为狭窄。尿道结石易滞留于狭窄处。尿道有两个弯曲。一个弯曲位于耻骨联合下方,凹向上,称耻骨下弯,在耻骨联合下方2cm处,包括前列腺部、膜部和海绵体部的起始段。此弯曲恒定,不可改变。另一个弯曲在耻骨联合前下方,凹向下,在阴茎根与阴茎体之间,称耻骨前弯,当将阴茎提向腹前壁时,此弯曲可变直。临床上向尿道插入导尿管时,即采取此位置,以免损坏尿道。

二、能力训练

请同学们结合标本及模型指出以下结构。

1. **睾丸**　睾丸纵隔、睾丸小叶、生精小管、鞘膜腔。
2. **附睾**　附睾头、体、尾,附睾管。
3. **输精管**　输精管壶腹、精索。
4. **附属腺体**　前列腺、精囊腺、尿道球腺。
5. **外生殖器**　阴囊、阴茎、阴茎海绵体、尿道海绵体(阴茎头、尿道球)、尿道外口、阴茎包皮、包皮系带。
6. **男性尿道**　尿道前列腺部、膜部、海绵体部、耻骨下弯、耻骨前弯、三处狭窄。

任务二　认识女性生殖系统

> **驱动任务:**
>
> 请结合标本与模型指出女性生殖系统的组成及其形态与功能。

一、知识介绍

女性生殖系统(female genital system)包括内生殖器和外生殖器。内生殖器由生殖腺(卵巢)、输送管道(输卵管、子宫、阴道)和附属腺(前庭大腺)组成(图1-5-6)。外生殖器即女阴。

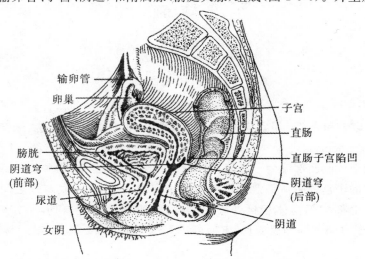

图1-5-6　女性骨盆腔(正中矢状切面)

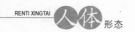
（一）女性内生殖器

1. 卵巢 卵巢（ovary）是产生女性生殖细胞和分泌女性激素的器官。卵巢左、右各一，位于盆腔卵巢窝内，其位置相当于髂内、外动脉夹角处。卵巢呈扁椭圆形，它分上、下两端，前、后两缘和内、外侧面。前缘连于阔韧带，其中部有血管、神经等出入，称卵巢门。后缘游离。上端与输卵管末端相连，下端借卵巢固有韧带连于子宫两侧。

卵巢的大小和形态随年龄不同而有变化。成年女子的卵巢约为 4cm×3cm×1cm，重5～6g。幼女的卵巢较小，性成熟期卵巢最大，并由于多次排卵表面形成瘢痕，50 岁以后卵巢开始萎缩。

2. 输卵管 输卵管（uterine tube）是一对输送卵细胞的弯曲的肌性管道（图 1-5-7），连于子宫底的两侧，包裹在子宫阔韧带上缘内，长约 10～14cm。输卵管内侧端以输卵管子宫口与子宫腔相通，外侧端以输卵管腹腔口开口于腹膜腔。输卵管由内侧向外侧分为以下四部分。

（1）输卵管子宫部：是输卵管贯穿子宫壁的一段，以输卵管子宫口开口于子宫腔。

（2）输卵管峡：输卵管峡紧接子宫部的外侧，短而狭窄，壁较厚，输卵管结扎常在此处进行。

（3）输卵管壶腹：输卵管壶腹约占输卵管全长的 2/3，粗而弯曲，血管丰富，卵子通常在此受精。临床上通过输卵管粘堵或结扎而达到节育或绝育的目的。

（4）输卵管漏斗：是输卵管外侧端的膨大部，其末端的中央有输卵管腹腔口开口于腹膜腔，卵巢排出的卵即由此进入输卵管。漏斗末端的边缘形成许多细长的指状突起，称输卵管伞，是手术时识别输卵管的标志。

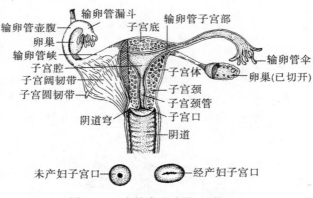

图 1-5-7 女性内生殖器（冠状面）

3. 子宫 子宫（uterus）壁厚、腔小，是孕育胎儿和形成月经的器官。

（1）子宫的形态和分部：子宫为中空的肌性器官，富于伸展性。成人未产妇的子宫呈倒置的梨形，长约 7～8cm，最宽径 4cm，厚约 2～3cm，可分为底、体、颈三部（图 1-5-7）。上端在输卵管子宫口以上的圆凸部分为子宫底；下端变细部分为子宫颈，为肿瘤的好发部位。子宫颈包括伸入阴道的子宫颈阴道部及阴道以上的子宫颈阴道上部；底与颈之间的部分为子宫体。子宫颈阴道上部与子宫体相接处较狭细，称子宫峡。非妊娠期，子宫峡不明显，长仅1cm；在妊娠期，子宫峡逐渐伸展变长，末期可达 7～11cm，形成子宫下段，产科常在此进行剖腹取胎术。

子宫的内腔较狭窄,分上、下两部。上部在子宫体内,称子宫腔,为倒置的三角形,其两侧通输卵管子宫口;尖向下,通子宫颈管。下部位于子宫颈内,呈梭形,称子宫颈管,其上口通子宫腔;下口通阴道,称子宫口。未产妇的子宫口为圆形,经产妇的子宫口呈横裂状(图1-5-7)。

(2)子宫的位置和固定装置:子宫位于小骨盆腔的中央,在膀胱和直肠之间,下端接阴道,两侧有输卵管和卵巢(两者统称为子宫附件)。成年女子子宫的正常位置呈轻度的前倾前屈位(图1-5-6)。前倾是指子宫长轴向前倾斜,与阴道间形成凹向前的弯曲。前屈是指子宫颈与子宫体构成开口向前的角度。

子宫的正常位置依赖盆底肌的承托和韧带的牵拉固定。子宫的韧带有4种(图1-5-8)。

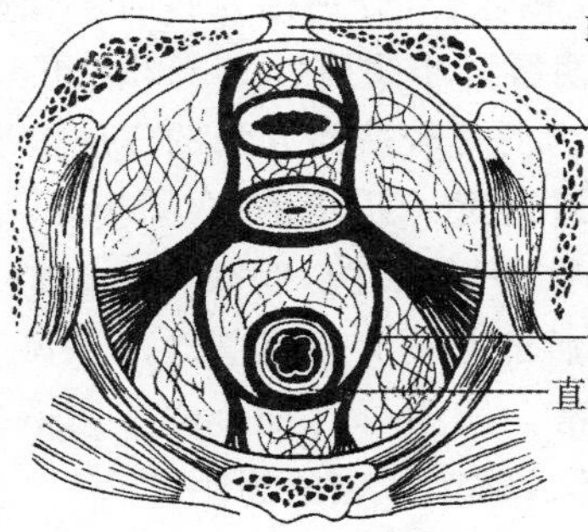

1)子宫阔韧带(broad ligament of uterus):由子宫两侧缘延至骨盆侧壁的双层腹膜皱襞,其上缘游离,内包输卵管。前层覆盖子宫圆韧带,后层包被卵巢,两层内含血管、神经、淋巴管和结缔组织等。子宫阔韧带可限制子宫向两侧移位。

图 1-5-8 子宫的固定装置

2)子宫圆韧带(round ligament of uterus):由平滑肌和结缔组织构成的圆索状结构,起自子宫前面的上外侧,输卵管子宫口的下方,向前下方穿腹股沟管,止于大阴唇皮下,是维持子宫前倾的重要结构。

3)子宫主韧带(cardinal ligament of uterus):为子宫颈两侧连于骨盆侧壁的结缔组织和平滑肌纤维,位于阔韧带的基部,有固定子宫颈、阻止子宫下垂的作用。

4)子宫骶韧带(uterosacral ligament):由结缔组织和平滑肌构成,起自子宫颈后面的上外侧,向后绕过直肠两侧,固定于骶骨前面,协同子宫圆韧带维持子宫前倾前屈位。

4. 阴道 阴道(vagina)是连接子宫和外生殖器的肌性器官,由黏膜、肌层和外膜组成,是女性的性交器官,也是排出月经和娩出胎儿的通道。其位于盆腔的中央,前方与膀胱底和尿道相邻,后方贴近直肠(图1-5-6)。阴道上端较宽阔,连接子宫颈阴道部,两者间形成环状间隙,称阴道穹,分为前部、后部及两个侧部。其中,阴道穹后部较深,与直肠子宫陷凹紧邻,两者之间仅隔以阴道壁及一层腹膜,两者紧密相邻。临床上可经后穹引流凹陷内的积液进行诊治,具有一定的临床意义。阴道下端较狭窄,以阴道口开口于阴道前庭。处女的阴道口周围有处女膜附着,破裂后,阴道口周围留有处女膜痕。个别女子处女膜厚而无孔,称处女膜闭锁或无孔处女膜,需进行手术治疗。

5. 前庭大腺 前庭大腺(greater vestibular gland)(图1-5-9)为女性的附属腺体。左、右各一,位于阴道口的两侧,前庭球的后端,形如豌豆,能分泌黏液滑润阴道口,导管开口于阴道前庭的小阴唇与处

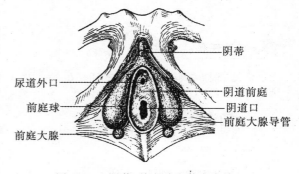

图 1-5-9 阴蒂、前庭球和前庭大腺

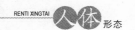
女膜之间的沟内,相当于小阴唇中 1/3 与后 1/3 交界处。

（二）女性外生殖器

女性外生殖器又称女阴（female pudendum）（图
1-5-10），包括以下各部分：

1. 阴阜 阴阜（mons pubis）为耻骨联合前方的皮
肤隆起,成年时生有阴毛。

2. 大阴唇 大阴唇（greater lip of pudendum）为一
对纵行隆起的皱襞,富有色素,长有阴毛。大阴唇的前、
后端左右互相连合,分别称为唇前连合和唇后连合。

3. 小阴唇 小阴唇（lesser lip of pudendum）位于大
阴唇内侧,为一对较薄而光滑的皮肤皱襞。

4. 阴道前庭 阴道前庭（vaginal vestibule）是位于
两侧小阴唇之间的裂隙,有四个开口。其前部有较小的
尿道外口,后部有较大的阴道口,小阴唇中后面,左、右各有一个前庭大腺的开口。

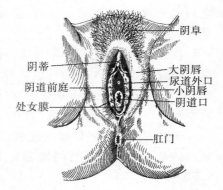

图 1-5-10　女性外生殖器

5. 阴蒂 阴蒂（clitoris）位于尿道外口的前方,由两个阴蒂海绵体组成,相当于男性的
阴茎海绵体。露于体表的为阴蒂头,富有神经末梢,感觉灵敏。

6. 前庭球 前庭球（bulb of vestibule）相当于男性的尿道海绵体,呈马蹄形,分为两个
外侧部和中间部。外侧部较大,位于大阴唇的深面。中间部细小,位于阴蒂体与尿道外口之
间的皮下（图 1-5-9）。

二、能力训练

请同学们结合标本及模型指出以下结构。

1. 卵巢 卵巢固有韧带、卵巢悬韧带、卵巢门。

2. 输卵管 输卵管子宫部、峡、壶腹、漏斗；输卵管伞、输卵管子宫口、输卵管腹腔口。

3. 子宫 子宫底、子宫体、子宫颈、子宫峡、子宫颈阴道部、子宫颈阴道上部、子宫腔、子
宫颈管、子宫口、子宫阔韧带、子宫主韧带、子宫圆韧带、子宫骶韧带。

4. 阴道 阴道口、阴道穹、阴道前庭。

任务三　认识会阴和乳房

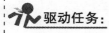驱动任务：

请结合标本和模型指出出产科会阴及其临床意义。

一、知识介绍

（一）会阴

会阴（perineum）有广义和狭义之分。广义的会阴是指封闭小骨盆下口的所有软组

织。其境界呈菱形,前界为耻骨联合下缘,后界为尾骨尖,两侧为耻骨下支、坐骨支、坐骨结节和骶结节韧带。以两侧坐骨结节的连线为界,可将会阴分为前、后两个三角形的区域,前方为尿生殖三角,男性有尿道通过,女性有尿道和阴道通过;后方为肛三角,有肛管通过(图1-5-11)。

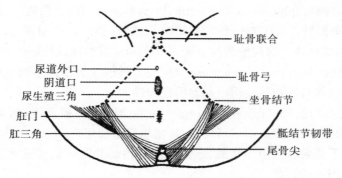

图 1-5-11　会阴的周界和分部

狭义的会阴在男性是指阴茎根后端与肛门之间的狭小区域。在女性即产科会阴,是指阴道后端与肛门之间狭小区域的软组织。解剖学上称这一区域为会阴中心腱。产妇分娩时应注意保护此区,以免造成会阴撕裂。

会阴的结构,除了外生殖器外,主要为肌和筋膜(图1-5-12,1-5-13)。

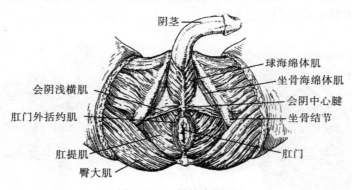

图 1-5-12　男性会阴肌

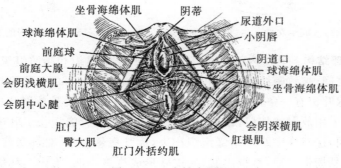

图 1-5-13　女性会阴肌

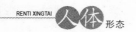
1. 肛门三角的肌

（1）肛提肌（levator ani）：为一对宽、扁的薄肌，起自耻骨后面与坐骨棘之间的肛提肌腱弓，止于直肠及会阴中心腱至尾骨尖的连线上。其主要作用是加强和提起盆底，承托盆腔器官，并对肛管、阴道有括约作用。

（2）肛门外括约肌（sphincter ani externus）：为环绕肛门的骨骼肌，可随意括约肛门。

2. 尿生殖三角的肌 尿生殖三角的肌可分为浅、深两层。浅层肌包括会阴浅横肌、球海绵体肌和坐骨海绵体肌。深层肌包括会阴深横肌和尿道膜部括约肌。

（1）会阴深横肌（deep transverse muscle of perineum）：封闭尿生殖三角的后部，一部分止于会阴中心腱，收缩时可加强会阴中心腱的稳固性。

（2）尿道膜部括约肌（sphincter of urethra）：在会阴深横肌前方，肌束包绕尿道膜部。女性包绕阴道和尿道，又叫尿道阴道括约肌，可紧缩尿道和阴道。

尿生殖膈上、下筋膜与会阴深横肌、尿道膜部括约肌共同构成尿道生殖膈，中央有尿道通过，在女性还有阴道通过。

（二）乳房

乳房（mamma，breast）是哺乳动物特有的结构。女性乳房于青春期后开始发育生长，妊娠和哺乳期有分泌活动。

1. 乳房的位置和形态 乳房位于胸前部，胸大肌和胸筋膜的表面（图 1-5-14，图 1-5-15）。成年未产妇女的乳房呈半球形，乳房中央为乳头，其位置通常在第 4 肋间隙或肋与锁骨中线相交处。其顶端有输乳管开口。乳头周围的环形色素沉着区，称乳晕。

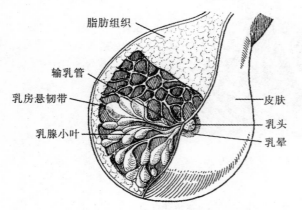

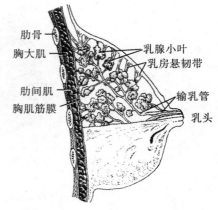

图 1-5-14　成年女性乳房（前面）　　图 1-5-15　女性乳房的结构（矢状切面）

2. 乳房的内部结构 乳房内部主要由乳腺、致密结缔组织和脂肪组织构成。乳腺位于皮肤和胸肌筋膜之间，被致密结缔组织和脂肪组织分隔成 15～20 个乳腺叶，每叶又分为若干小叶。每个乳腺叶都有一条输乳管，乳腺叶和输乳管围绕乳头呈放射状排列。因此，在乳房手术时，应尽量采用放射状切口，以减少对乳腺叶和输乳管的损伤。乳房表面的皮肤、胸肌筋膜和乳腺之间，连有许多纤维结缔组织小束，称乳房悬韧带，对乳房起支持作用。当癌组织浸润时，乳房悬韧带缩短，牵拉皮肤，使皮肤形成许多小凹，临床上称橘皮样变，是乳腺癌的一种特殊体征。

二、能力训练

请同学们结合标本及模型指出以下结构。

1. 女阴　阴阜、大阴唇、小阴唇、阴道前庭、阴蒂、前庭大腺、尿道外口。

2. 会阴　狭义会阴、广义会阴（尿生殖区、肛区）。

3. 乳房　输乳管、乳腺小叶、乳房悬韧带。

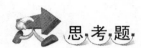 思考题

1. 简述男性尿道的分部,形态结构特点、狭窄和弯曲及其临床意义。
2. 简述输精管的分部及男性结扎的常选部位。
3. 简述输卵管的位置、分部及各部意义。
4. 简述子宫的形态、分部、位置和固定装置。
5. 简述阴道后穹的位置、毗邻与临床意义。
6. 简述女性乳房的形态和结构特点。
7. 简述会阴的概念和分区。

（陶冬英、王静文）

模块六　脉管系统

● **知识目标**

　　1. 掌握心血管系统的组成和功能;体、肺循环的途径和功能;心的位置、外形和心腔的形态结构;主动脉的起止、行程、分部和主动脉弓的分支;颈总动脉、颈外动脉(甲状腺上动脉、面动脉、颞浅动脉的分布)、上肢动脉干、腹主动脉、下肢动脉干的起始、行程和分支;上腔静脉、下腔静脉的合成、位置、注入和收集范围;颈外静脉、锁骨下静脉、头静脉、贵要静脉、肘正中静脉的位置及注入,大隐静脉、小隐静脉的起始、行程及注入;肝门静脉的合成、位置、注入及主要属支和收集范围;胸导管的起始、行程、注入和收集范围;乳糜池的位置和合成;全身主要淋巴结的位置和收集范围;

　　2. 熟悉左、右冠状动脉的起始、行程、主要分支及其分布;心包的构成和心包腔的概念;颈动脉窦、颈动脉小球的位置、形态和功能;静脉角的概念、颈内静脉的位置和主要属支(面静脉的交通及其临床意义);肝门静脉系与上、下腔静脉系的吻合处、侧支循环及其临床意义;锁骨下动脉的起始、主要分支(甲状腺下动脉、椎动脉);腹腔干、肠系膜上、下动脉的分布;淋巴器官的组成;脾的位置、形态和功能;

　　3. 了解心传导系统的组成;心的静脉、心的体表投影;肺循环的血管,动脉韧带的位置、形成及其临床意义;胸主动脉、髂总动脉、髂内动脉的起止和分支;肾上腺中动脉、肾动脉和睾丸(卵巢)动脉的分布;掌浅弓和掌深弓的组成;静脉在结构和配布上的特点;上、下肢的深静脉、奇静脉位置、注入和收集范围;髂总静脉、髂内静脉和髂外静脉的位置及流注;右淋巴干、淋巴导管的合成、注入和收集范围;胸腺的位置、形态、功能。

● **能力目标**

　　1. 能在标本与模型上指出体、肺循环的途径;

　　2. 能在活体上指出心的位置;

　　3. 能在标本与模型上指出主动脉的起止、行程、分部和主动脉弓的分支;

　　4. 能在标本与模型上指出颈总动脉、腹主动脉的起始、行程和分支;

　　5. 能在活体上指出全身体表可以摸到搏动的动脉位置及其压迫止血部位;

　　6. 能在标本与模型上指出上腔静脉、下腔静脉的合成、位置、注入和收集范围;

　　7. 能在标本与模型上指出肝门静脉的合成、位置、注入、主要属支和收集范围;

　　8. 在活体上触摸(指出)常用的动脉临时压迫止血点和切脉、测量血压的部位及经常进行穿刺的血管;

　　9. 能在标本与模型上指出胸导管的起始、行程、注入和收集范围;

　　10. 能在活体上指出主要的浅淋巴结。

【案例】

　　患者,男,56 岁。反复呕血 2 年余,再发 2 小时。2 年前无诱因下出现呕暗红色血,约 700～800ml,伴有上腹部不适及柏油样糊状黑便,曾住院治疗转好。2 小时前,在劳累后,又出现呕血,约 200ml,伴有头晕、乏力、出汗。腹部彩超:肝硬化、脾大、门静脉增宽、门静脉主干及脾静脉栓子形成。

　　初步诊断:食管胃管静脉曲张破裂出血、门静脉高压。

　　试分析:门静脉收集哪些静脉血回流? 门静脉高压时,为什么食管胃底静脉曲张?

　　脉管系统(angiological system)是一系列密闭而连续的管道系统,其包括心血管系统和淋巴系统两部分。脉管系统的主要功能是把氧气、营养物质及激素等物质运送到全身各器官、组织及细胞;同时将各细胞、组织和器官的代谢产物运送到肺、肾、皮肤等排泄器官排出体外。所以,脉管系统在生命活动中起到十分重要的作用。

任务一　认识心血管系统

驱动任务:

　　请在电动模型上指出体循环和肺循环具体途径。

　　心血管系统(cardiovascular system)包括心和血管(动脉、毛细血管和静脉)。

一、知识介绍

　　1. 心(heart)　中空肌性的动力器官,具有节律的收缩和舒张作用,推动血液在心血管内不停地循环流动。心分左、右心房和左、右心室四个腔,左、右心房之间有房间隔。左、右心室之间有室间隔,同侧房室之间有房室口相通。

　　2. 动脉(artery)　将血液从心运输到全身各部毛细血管中去的血管。动脉从心脏发出,可分为大动脉、中动脉、小动脉和微动脉,其管径也逐渐变细,最后移行为毛细血管。

　　3. 毛细血管(capillary)　极为微细的血管,管壁菲薄,其分布范围广,互连成网,是血液与组织之间进行物质交换的场所。

　　4. 静脉(vein)　将毛细血管内的血液运回心,其起于毛细血管,管径由小变粗,逐渐合成小静脉、中静脉和大静脉,最后汇入心房。

　　5. 血液循环(blood circulation)(图 1-6-1)　血液从心室泵出,经动脉、毛细血管、静脉,最后返回心房,这样周而复始的循环流动称血液循环。按循环途径不同,可分为体循环和肺循环,两者互相连续,循环同时进行。当心收缩时,血液从左心室射入主动脉,再经主动脉的各级分支到达全身毛细血管,血液在毛细血管与组织和细胞之间进行物质和气体交换,血液中的氧气和营养物质被组织和细胞吸收,并产生代谢废物和二氧化碳,使血液成为含二氧化碳和代谢废物较高的静脉血;经过各级静脉回流,最后汇入上、下腔静脉和冠状窦返回右心房。这一循环途径称体循环（systemic circulation）（大循环）。自体循环回右心房的静脉血进入右心室后，从右心室搏出，经肺动脉干及其各级分支到达肺泡毛细血管，血液在此进行气体交换，即排出二氧化碳，吸入氧气，成为含氧丰富的动脉血，然后经肺静脉返回左心房。这一循环途径称肺循环（pulmonary circulation）（小循环）。

（一）心

1. 心的位置和外形　心脏（heart）位于胸腔的中纵隔内，膈肌中心腱的上方。整个心脏 2/3 偏在身体正中线的左侧。

心脏的外形略呈倒置的圆锥形，大小约相当于本人的拳头（图 1-6-2）。心尖朝向左前下方，心底朝向右后上方。上、下腔静脉分别从上、下方注入右心房，左、右肺静脉分别从两侧注入左心房。心脏表面有三个浅沟，可作为心脏分界的表面标志。在心底附近有环形的冠状沟，分隔上方的心房和下方的心室。心室的前、后面各有一条纵沟，分别叫做前室间沟和后室间沟，是左、右心室表面分界的标志。

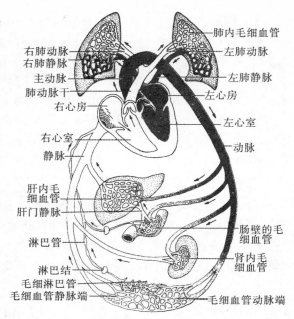

图 1-6-1　血液循环示意图

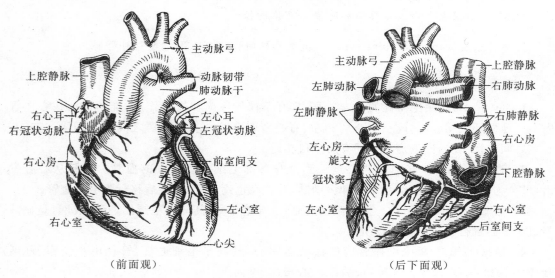

图 1-6-2　心的外形和血管

心内膜与血管内膜相续，心房、心室的心外膜、心内膜是互相延续的，但心房和心室的心肌层却不直接相连，它们分别起止于心房和心室交界处的纤维支架，形成各自独立的肌性壁，从而保证心房和心室各自进行独立的收缩舒张，以推动血液在心脏内的定向流动。心房肌薄弱，心室肌肥厚，其中左室壁肌最发达。

2. 心腔的形态结构　心脏内腔被完整的心中隔分为互不相通的左、右两半。每半心在与冠状沟一致的位置上,各有一个房室口,将心脏分为后上方的心房和前下方的心室。因此,心脏被分为右心房、右心室、左心房和左心室。分隔左、右心房的心中隔叫房间隔;分隔左、右心室的叫室间隔。右心房、右心室容纳静脉血,左心房、左心室容纳动脉血。心脏内的静脉血与动脉血不交汇。

右心房通过上、下腔静脉口,接纳全身静脉血液的回流,还有一小的冠状窦口,是心脏本身静脉血的回流口。右心房内的血液经右房室口流入右心室,在右房室口附有三尖瓣(右房室瓣),瓣尖伸向右心室,瓣膜藉腱索与右心室壁上的乳头肌相连。当心室收缩时,瓣膜合拢封闭房室口以防止血液向心房内逆流。右心室的出口叫肺动脉口,通过向肺动脉。在肺动脉口的周缘附有三片半月形的瓣膜,叫肺动脉瓣,其作用是当心室舒张时,防止肺动脉的血液返流至右心室(图 1-6-3,图 1-6-4)。

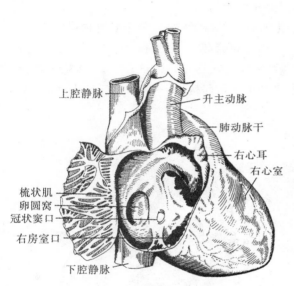

图 1-6-3　右心房的内面观

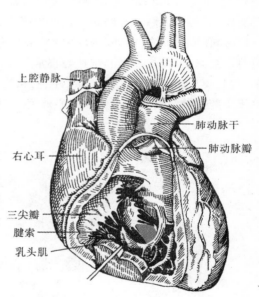

图 1-6-4　右心室内部结构

左心房通过四个肺静脉口收纳由肺回流的血液,然后经左房室口流入左心室,在左房室口处附有二尖瓣(左房室瓣)。左心室的出口叫主动脉口,左心室的血液通过此口入主动脉,向全身各组织器官分布,在主动脉口的周缘也附有三片半月形的瓣膜,叫主动脉瓣。二尖瓣和主动脉瓣的形状、结构及作用与三尖瓣和肺动脉瓣的基本一致(图 1-6-5)。

房室口和动脉口的瓣膜,是保证心腔血液定向流动的装置,当心室肌舒张时,房室瓣(三尖瓣、二尖瓣)开放,而动脉瓣(肺动脉瓣、主动脉瓣)关闭,血液由左、右

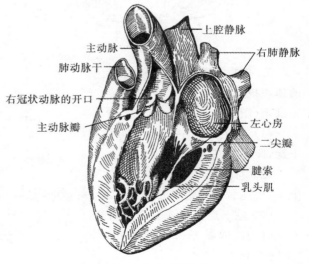

图 1-6-5　左心房和左心室

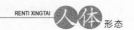

心房流向左、右心室;心室肌收缩时则相反,房室瓣关闭,动脉瓣开放,血液由左、右心室泵入主动脉和肺动脉。这样形成了心脏内血液的定向循环,即:上、下腔静脉和冠状窦→右心房→右房室口(三尖瓣开放)→右心室→肺动脉口(肺动脉瓣开放)→肺动脉→肺(经肺泡壁周围的毛细血管进行气体交换)→肺静脉→左心房→左房室口(二尖瓣开放)→左心室→主动脉口(主动脉瓣开放)→主动脉(通过各级动脉分布至全身)。

3. 心包 心包(pericardium)(图1-6-6)是包裹心和出入心的大血管根部的纤维浆膜囊,分内、外两层,外层为纤维心包,内层为浆膜心包。纤维心包是坚韧的结缔组织囊,上方与大血管的外膜相续,下方附于膈的中心腱。浆膜心包贴于纤维心包的内面,分互相移行的脏、壁两层,脏层位于心的表面,称心外膜;壁层位于纤维心包的内面。脏壁两层之间的腔隙称心包腔(pericardial cavity)。腔内含少量浆液,起润滑作用。心包的主要功能:一是可减少心脏跳动时的摩擦;二是防止心过度扩张,以保持血容量的相对恒定。

4. 心传导系统 心传导系统是由特殊分化的心肌纤维所构成,位于心壁内(图1-6-7),具有产生兴奋、传导冲动和维持心正常节律性搏动的功能,使心房肌和心室肌规律地进行舒缩,包括窦房结、房室结、房室束、左、右束支及其分支。窦房结(sinuatrial node)呈长梭形,位于上腔静脉与右心耳交界处的心外膜深面,是心的正常起搏点。

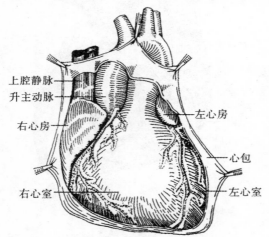

图1-6-6 心包

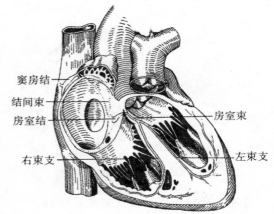

图1-6-7 心的传导系统模式图

5. 心的体表投影 心在胸前壁的体表投影通常采用下列四点连线来确定(图1-6-8)。

(1)左上点:左侧第2肋软骨下缘,距胸骨左缘约1.2cm处。

(2)右上点:右侧第3肋软骨上缘,距胸骨右缘约1cm处。

(3)左下点:左侧第5肋间隙,左锁骨中线内侧1~2cm处(距正中线7~9cm)。

(4)右下点:右侧第7胸肋关

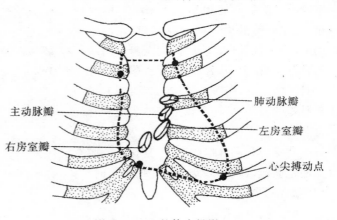

图1-6-8 心的体表投影

节处。

用左、右上点连线为心上界;左、右下点连线为心下界;右上、下点连线为心右界;左上、下点连线为心左界。

6. 心脏的血管 心脏的动脉为发自升主动脉的左、右冠状动脉,其静脉最终汇集成冠状窦开口于右心房。供给心脏本身的血液循环叫冠状循环。

(1)动脉:供应心的动脉是左、右冠状动脉(图 1-6-2),均发自升主动脉起始部。

1)右冠状动脉(right coronary artery):沿冠状沟向右下绕心的右缘至心的膈面,发出后室间支,沿后室间沟下行。右冠状动脉分布于右心房、右心室、室间隔后 1/3、部分左心室后壁、房室结(分布率占 93%)和窦房结(分布率占 60%)。

2)左冠状动脉(left coronary artery):主干短而粗,向左前方行至冠状沟,随即分为前室间支和旋支。前室间支沿前室间沟下行,其分支供应左心室前壁、右心室前壁和室间隔前 2/3。旋支沿冠状沟左行,绕过心左缘至左心室膈面,主要分布于左心房、左心室左侧面、膈面和窦房结(分布率占 40%)等。

(2)静脉:心的静脉与动脉相伴行,心的静脉血通过心大、中、小静脉汇入冠状窦,再经过冠状窦口注入右心房。

(二)血管

1. 肺循环的血管

(1)肺动脉(pulmonary artery):起于右心室,为一短干,在主动脉之前向左上后方斜行,在主动脉弓下方分为左、右肺动脉,经肺门入肺,随支气管的分支而分支,在肺泡壁的周围,形成稠密的毛细血管网。

(2)肺静脉(pulmonary veins):其属支起于肺内毛细血管,逐级汇成较大的静脉,最后,左、右肺各汇成两条肺静脉,注入左心房。

2. 体循环的血管

(1)动脉。

1)主动脉(aorta):是大循环中的动脉主干,全程可分为三段,即升主动脉、主动脉弓和降主动脉。降主动脉又可再分为胸主动脉和腹主动脉。升主动脉,起自左心室,在起始部发出左、右冠状动脉营养心脏壁。主动脉弓,是升主动脉的直接延续,在右侧第二胸肋关节后方,呈弓形向左后方弯曲,到第 4 胸椎椎体的左侧移行为胸主动脉。在主动脉弓的凸侧,自右向左发出头臂干、左侧颈总动脉和左侧锁骨下动脉。胸主动脉,是主动脉弓的直接延续,沿脊柱前方下降,穿过膈肌主动脉裂孔移行为腹主动脉。腹主动脉是胸主动脉的延续,沿脊柱前方下降,至第 4 腰椎平面分为左、右髂总动脉而终(图 1-6-9)。

2)头颈部的动脉:头颈部的动脉主要来源

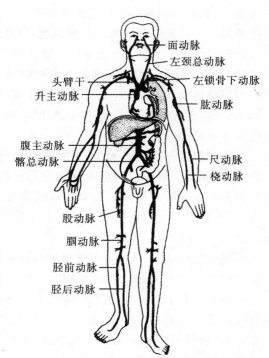

图 1-6-9 全身的动脉分布模式图

面动脉
左颈总动脉
头臂干
左锁骨下动脉
升主动脉
肱动脉
腹主动脉
髂总动脉
尺动脉
桡动脉
股动脉
腘动脉
胫前动脉
胫后动脉

于颈总动脉,颈总动脉分叉处有颈动脉窦和颈动脉小球。颈动脉窦(carotid sinus)是颈总动脉末端和颈内动脉起始处膨大的结构,窦壁内有压力感受器,当动脉血压升高时,刺激压力感受器,可反射性地引起心跳减慢、末梢血管扩张等,从而引起血压下降。颈动脉小球(carotid glomus)是位于颈内、外动脉分叉处后方呈椭圆形小体,是化学感受器。

左侧颈总动脉直接发自主动脉弓,右侧者起于头臂干。起始后沿气管和食管的外侧上升,至甲状软骨上缘平面分为颈内动脉和颈外动脉两支。颈内动脉经颅底的颈动脉管入颅,分布于脑和视器。颈外动脉,上行至下颌颈处,分为颞浅动脉和上颌动脉两个终支。沿途的主要分支有甲状腺上动脉、舌动脉和面动脉等,分布于甲状腺、喉及头面部的浅、深层结构(图1-6-10)。

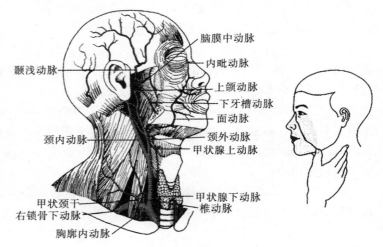

图 1-6-10 颈外动脉及其分支

3)上肢的动脉:上肢动脉的主干是锁骨下动脉。左锁骨下动脉,直接起于主动脉弓,右锁骨下动脉起于头臂干,起始后经胸廓上口进入颈根部,越过第一肋,续于腋动脉。其主要分支有:① 椎动脉,穿经颈椎的横突孔由枕骨大孔入颅,分布于脑;② 甲状颈干,分布于甲状腺等;③ 胸廓内动脉,分布于胸腹腔前壁。

腋动脉(axillary arterg) 为锁骨下动脉的延续,穿行于腋窝,至背阔肌下缘,移行于肱动脉,腋动脉的分支分布于腋窝周围结构。

肱动脉(brachil artery) 沿臂内侧下行,在肘窝的内上方,肱二头肌腱内侧可触到肱动脉的搏动,此处是测量血压时的听诊部位。当上肢远侧部发生大量出血时,可在臂中部的内侧向外侧压迫肱动脉于肱骨,进行止血(图 1-6-11)。

桡动脉(radial artery)和尺动脉(ulnar artery) 肱动脉至肘关节前面,分为桡动脉和尺动脉,分别沿前臂的桡侧和尺侧下降。桡动脉在腕关节掌侧面的桡侧上方仅被皮肤和筋膜遮盖,是临床触摸脉搏的部位。至手掌,两动脉的末端和分支在手掌吻合,形成双层的动脉弓即掌浅弓和掌深弓(图1-6-12)。

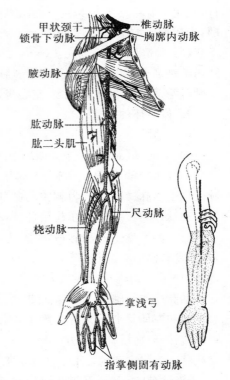

图 1-6-11 上肢的动脉(掌侧面)

4)胸部的动脉:① 胸部的动脉主要起源于主动脉,其分支有壁支和脏支两类。② 壁支主要是肋间后动脉,共 9 对,行于第 3 至 11 肋间隙内;肋下动脉,沿第 12 肋下缘行走。壁支供养胸壁和腹前外侧壁。③ 脏支供给胸腔脏器,如支气管和肺、食管和心包等。

5)腹部的动脉:① 腹部的动脉主要发自腹主动脉,也有壁支和脏支两类。② 壁支分布于腹后壁和膈肌。③ 脏支供养腹腔脏器和生殖腺,由于腹腔消化器官和脾是不成对器官而泌尿生殖器官是成对器官,所以血管的分支与此相适应可分为成对脏支和不成对脏支。成对的有肾上腺中动脉、肾动脉和生殖腺动脉(男性的睾丸动脉或女性的卵巢动脉)。不成对的分支有腹腔干(图 1-6-13),分布于胃、肝、脾、胰等;肠系膜上动脉(图 1-6-14),分布于小肠、盲肠、升结肠和横结肠;肠系膜下动脉,分布于降结肠、乙状结肠和直肠上部(图 1-6-15)。

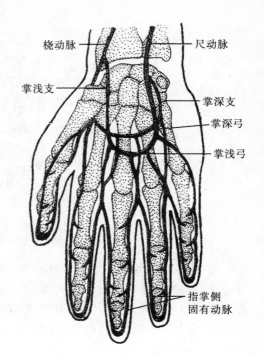

图 1-6-12 手的动脉(掌侧面)

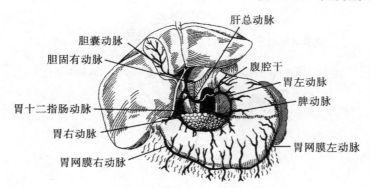

图 1-6-13 腹腔干及其分支

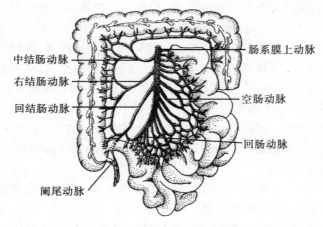

图 1-6-14 肠系膜上动脉及其分支

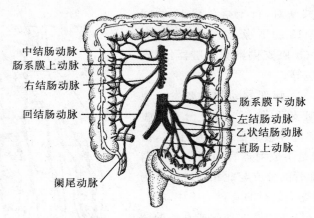

图 1-6-15 肠系膜下动脉及其分支

6）盆部的动脉：① 腹主动脉在第 4 腰椎体的左前方，分为左、右髂总动脉（图 1-6-16）。髂总动脉行至骶髂关节处又分为髂内动脉和髂外动脉。② 髂内动脉，是盆部动脉的主干，沿小骨盆后外侧壁走行。分支有壁支和脏支之分。③ 壁支分布于盆壁、臀部及股内侧部。④ 脏支分布于盆腔脏器（膀胱、直肠下段、子宫等）。

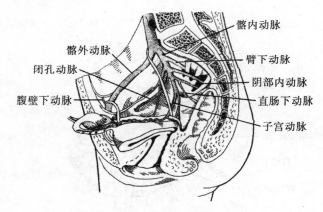

图 1-6-16 女性盆腔的动脉

7）髂外动脉和下肢的动脉：① 髂外动脉，是指自起始部至腹股沟韧带深部以上的一段动脉，其分支供养腹前壁下部。② 股动脉（femoral artery）（图 1-6-17），在腹股沟韧带中点深面由髂外动脉延续而来，经股前部下行，在股下部穿向后行至腘窝，移行为腘动脉。在腹股沟韧带中点稍内侧的下方，可摸到股动脉的搏动。当下肢大出血时，可在此处将股动脉压向耻骨，进行止血。③ 腘动脉（popliteal artery）（图 1-6-18），在腘窝深部下行，在膝关节下方分为胫后动脉和胫前动脉。胫后动脉沿小腿后部深层下行，经内踝后方至足底分为足底内侧动脉和足底外侧动脉。胫前动脉起始后经胫腓骨之间穿行向前，至小腿前部下行，越过踝关节前面至足背，移行为足背动脉（图 1-6-17），足背动脉在第 1、2 跖骨间穿行至足底与足底外侧动脉吻合形成足底动脉弓。

（2）静脉：静脉（vein）是引导血液流回心房的血管。静脉管壁薄，平滑肌和弹性纤维均较少，缺乏收缩性和弹性，管腔断面较扁。静脉的功能：容量血管，平时容纳全身 70％ 的血液。小静脉起于毛细血管，在回心过程中不断接受属支逐渐汇合成中静脉、大静脉，最后注

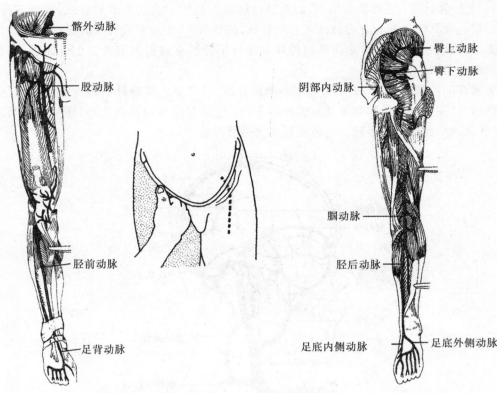

图 1-6-17　股动脉及其分支(前面)　　　　图 1-6-18　腘动脉及其分支(后面)

入右心房。静脉的结构或配布上与伴行动脉之比有以下特点：① 静脉的结构特点：数量较多，管径较粗，管腔较大，管壁较薄，压力较低，弹性较小，血流缓慢。② 体循环的静脉分浅、深两类：浅静脉位于皮下浅筋膜内，又称皮下静脉，其不与动脉伴行，最后注入深静脉，临床上常作浅静脉注射、抽血、输血、输液等。深静脉位于深筋膜深面和体腔内，多与动脉伴行，名称与伴行动脉相同，有些部位一条动脉可有两条静脉，如桡、尺静脉、胫前、后静脉等。③ 静脉的吻合：比动脉丰富。浅静脉间，深静脉间，浅、深静脉之间均有广泛的吻合。浅静脉一般吻合成静脉网，如手背静脉网、足背静脉网；深静脉在某些容积发生改变的器官周围或壁内吻合成静脉丛，如食管静脉丛、直肠静脉丛等。④ 静脉瓣(venous valve)管径 2mm以上的静脉管壁常有瓣膜，其内膜凸入管腔褶叠形成彼此相对的两个半月形瓣膜，称静脉瓣。静脉瓣成对，呈半月形，游离缘朝向心，是防止血液逆流的重要装置。受重力影响，四肢静脉瓣膜多，当瓣膜功能不全时，可出现静脉曲张，如大、小隐静脉曲张。而躯干较大的静脉少或无静脉瓣，如上、下腔静脉、肝门静脉、面部静脉等无静脉瓣。

　　体循环静脉可分为三大系统：上腔静脉系、下腔静脉系(包括门静脉系)和心静脉系。① 上腔静脉系是收集头颈、上肢和胸背部等处的静脉血回到心脏的管道。② 下腔静脉系是收集腹部、盆部、下肢静脉血回心的一系列管道。心静脉系是收集心脏的静脉血液管道。③ 门静脉系主要是收集腹腔内消化管道，胰和脾的静脉血入肝的静脉管道、门静脉进入肝脏，在肝内又分成毛细血管网(与肝动脉血一起注入肝内血窦)，然后再由肝静脉经下腔静脉回流入心脏。

1) 上腔静脉系：上腔静脉由左、右头臂静脉在右侧第一胸肋关节后合成,垂直下行,汇入右心房。在其汇入前有奇静脉注入上腔静脉,接纳头颈、上肢和胸背部的静脉血。

头臂静脉,左右各一,分别由颈内静脉和锁骨下静脉在胸锁关节后方汇合而成,汇合处所形成的夹角,称为静脉角。

头颈部的静脉(图 1-6-19)：头颈部的静脉有深、浅之分。深静脉叫颈内静脉,起自颅底的颈静脉孔,在颈内动脉和颈总动脉的外侧下行。它除接受颅内的血流外,还受纳从咽、舌、喉、甲状腺和头面部来的静脉。它最主要属支是面静脉。

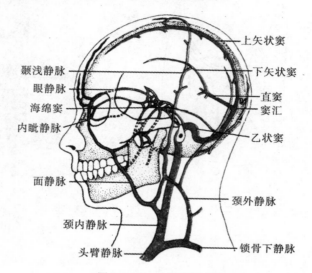

图 1-6-19　头颈部的静脉

面静脉(facial vein)：起自内眦静脉,与面动脉伴行后并斜向外下方,至下颌角下方接受下颌后静脉的前支,下行至舌骨高度注入颈内静脉。面静脉通过眼上、下静脉与颅内海绵窦交通(图 1-6-19),亦可经面部深静脉与海绵窦交通。由于面静脉缺乏静脉瓣,因此,当面部发生脓性感染时,特别是鼻根至两侧口角间的三角区发生感染而处理不当时,如挤压,病菌可经上述途径致颅内感染。临床称此区为"危险三角区"。

浅静脉叫颈外静脉,起始于下颌角处,越过胸锁乳突肌表面下降,注入锁骨下静脉,是颈部最大的浅静脉。

上肢的静脉：上肢的深静脉均与同名动脉伴行。上肢的浅静脉(图 1-6-20)有：位于皮下,起于丰富的手背浅静脉,并在手背部形成手背静脉网,该处是临床上输液的常选部位。上肢浅静脉比较恒定的有三条：头静脉起自手背静脉网桡侧,沿前臂和臂外侧上行,汇入腋静脉。贵要静脉起自手背静脉网尺侧,沿前臂尺侧上行。在臂内侧中点与肱静脉汇合,或伴随肱静脉向上注入腋静脉。肘正中静脉在肘部前面连于头静脉和贵要静脉之间。

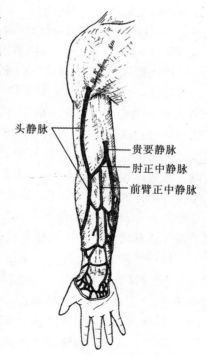

图 1-6-20　上肢的浅静脉

胸部的静脉：右侧肋间静脉、支气管静脉和食管静脉汇入奇静脉；而左侧肋间静脉则先汇入半奇静脉或副半奇静脉，然后汇入奇静脉。奇静脉沿胸椎体右前方上行，弓形越过右肺根汇入上腔静脉。

2）下腔静脉系：下腔静脉是人体最大的静脉，接受膈以下各体部（下肢、盆部和腹部）的静脉血，由左、右髂总静脉在第四腰椎下缘处汇合而成，沿腹主动脉右侧上行，穿过膈的腔静脉孔，注入右心房。

下肢的静脉：下肢的深静脉与同名动脉伴行，由股静脉续于髂外静脉。下肢的浅静脉有：大隐静脉，起自足背静脉弓的内侧端，经内踝前沿下肢内侧上行，在股前部靠上端处汇入股静脉；小隐静脉，起自足背静脉弓外侧端，经外踝后方，沿小腿后面上行，在腘窝注入腘静脉（图 1-6-21）。

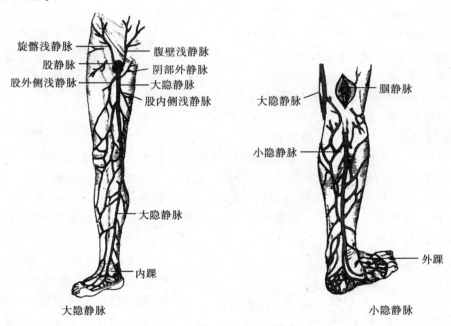

旋髂浅静脉　腹壁浅静脉
股静脉　阴部外静脉
股外侧浅静脉　大隐静脉
股内侧浅静脉

大隐静脉

内踝

大隐静脉

大隐静脉　腘静脉

小隐静脉

外踝

小隐静脉

图 1-6-21　大隐静脉、小隐静脉及其属支

盆部的静脉：有壁支和脏支之分。壁支与同名动脉伴行。脏支起自盆腔脏器周围的静脉丛（如膀胱静脉丛、子宫静脉丛和直肠静脉丛等）。壁支和脏支均汇入髂内静脉。髂外静脉和髂内静脉在骶髂关节前方，汇成髂总静脉。

腹部的静脉：腹部的静脉有壁支与脏支之分。壁支与同名动脉伴行，注入下腔静脉。脏支与动脉相同，也可分为成对脏支和不成对脏支。成对脏支与动脉同名，大部分直接注入下腔静脉；不成对脏支有起自肠、脾、胰、胃的肠系膜上静脉、肠系膜下静脉和脾静脉等，它们汇合形成一条静脉主干叫肝门静脉。肝门静脉经肝门入肝，在肝内反复分支，最终与肝固有动脉的分支共同汇入肝血窦，肝血窦汇成肝内小静脉，最后形成 3 支肝静脉注入下腔静脉。肝门静脉是附属于下腔静脉系的一个特殊部分，它将大量由胃、肠道吸收来的物质，运送至肝脏，由肝细胞进行合成、解毒和贮存。

3）肝门静脉系：由肝门静脉及其属支所组成，收集除肝和直肠下段以外的腹腔不成对脏器的静脉血。肝门静脉（portal vein of hepatis）长约 6～8cm，由肠系膜上静脉和脾静脉在胰头

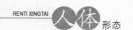
的后方汇合而成,在肝门处分为左、右两支入肝。肝门静脉的特点是起、止两端均为毛细血管,并缺少静脉瓣。所以,当肝门静脉血流受阻时,血液可发生逆流。

肝门静脉的主要属支(图1-6-22):① 肠系膜上静脉(superior mesenteric vein)在同名动脉的右侧上行,至胰头后方与脾静脉合成肝门静脉,收集同名动脉及胃十二指肠动脉供血区的静脉血。② 脾静脉(splenic vein)在胰的后方,脾动脉的下方向右行,与肠系膜上静脉合成肝门静脉,收集同名动脉供血区的静脉血。③ 肠系膜下静脉(inferior mesenteric vein)注入脾静脉或肠系膜上静脉或上述两静脉的汇合处,收集同名动脉供血区的静脉血。

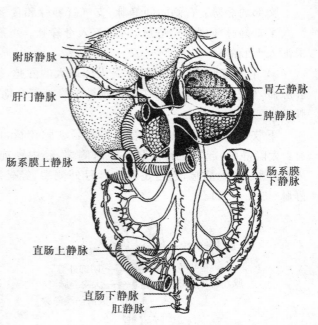

图1-6-22 肝门静脉及其属支

④ 胃左静脉(left gastric vein)(胃冠状静脉)与同名动脉伴行,注入肝门静脉。胃左静脉的食管支经食管静脉丛,再借食管静脉与奇静脉吻合。⑤ 胃右静脉(right gastric vein)与同名动脉伴行,注入肝门静脉,并与胃左静脉相吻合。⑥ 胆囊静脉(cystic vein)收集胆囊的静脉血,注入肝门静脉或其右支。⑦ 附脐静脉(paraumbilical vein)起于脐周静脉网,沿肝圆韧带行走,注入肝门静脉。

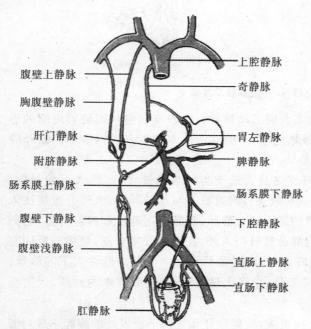

图1-6-23 肝门静脉与上、下腔静脉系的吻合模式图

肝门静脉系与上、下腔静脉系的吻合及侧支循环主要有以下三处:食管静脉丛、直肠静脉丛和脐周静脉网(图1-6-23)。在一般情况下,这些静脉丛的分支细小,血液按正常方向回流。当肝门静脉高压时(如肝硬化引起的门脉高压),肝门静脉回流受阻,肝门静脉内的血液可经吻合的静脉丛流入上、下腔静脉系,形成门脉侧支循环。

当肝门静脉高压时,大量血液经侧支循环流向腔静脉,食管静脉丛曲张和破裂导致呕血;直肠静脉丛曲张和破裂,引起便血;腹壁的静脉形成以脐为中心,呈放射状排列的静脉曲张,临床称为"海蛇头"体征。

二、能力训练

请同学们结合标本及模型指出以下结构。

（一）心和血管

（1）在胸腔解剖标本上，指出心的位置，心包和心包腔，肺动脉干及左、右肺动脉的行程，肺静脉的注入部位。

（2）在离体心的解剖标本上，说出下列内容：心的外形；心腔的结构（右心房、右心室、左心房、左心室、左右房室瓣、腱索、乳头肌、肺动脉瓣、主动脉瓣）；左、右冠状动脉的行程、分支和分布；冠状窦的位置和注入部位。

（3）在活体上画出心在胸前壁的体表投影。

（二）动脉

（1）在躯干后壁的动脉、静脉标本上，说出主动脉的行程、分段，主动脉弓的三大分支，肋间后动脉和肋下动脉的行程。

（2）在头颈部和上肢的动脉标本上，辨认下列内容：① 左、右颈总动脉、颈动脉窦、颈动脉小球、颈内动脉、颈外动脉。② 颈外动脉的分支：甲状腺下动脉、面动脉、颞浅动脉和上颌动脉。③ 锁骨下动脉及分支：椎动脉。④ 腋动脉、肱动脉、桡动脉、尺动脉、掌浅弓、掌深弓、指掌侧固有动脉。

（3）在腹腔脏器的动脉标本上，辨认下列内容：① 腹腔干及分支：胃左动脉、肝总动脉、脾动脉。② 肠系膜上动脉。③ 肠系膜下动脉。④ 腰动脉、肾动脉、卵巢动脉（睾丸动脉）。

（4）在盆部和下肢的动脉标本上，辨认下列内容：① 髂总动脉、髂内动脉、髂外动脉。② 股动脉、腘动脉、胫前动脉、胫后动脉、足背动脉。

（5）在活体上，进行下列触摸或操作：① 找出面动脉和颞浅动脉的压迫止血点。② 触摸肱动脉的搏动，找出肱动脉的压迫止血点和测听血压的部位。③ 触摸桡动脉、股动脉和足背动脉的搏动。

（三）静脉

（1）在胸腔解剖标本上，辨认上腔静脉的合成、行程和注入部位；头臂静脉的合成（静脉角）。

（2）在头颈部和上肢的静脉标本上，辨认下列内容：① 颈内静脉的行程，面静脉的行程和汇入部位。② 颈外静脉的行程和汇入部位。③ 锁骨下静脉的行程。④ 头静脉和贵要静脉的起始、行程、汇入部位，肘正中静脉的位置。

（3）在躯干后壁的动、静脉标本上，指出奇静脉的行程和汇入部位；下腔静脉的合成、行程和注入部位。

（4）在盆部和下肢的静脉标本上，辨认下列内容：① 髂总静脉的合成，髂内静脉和髂外静脉的位置。② 股静脉的位置。③ 大隐静脉和小隐静脉的起始、行程和汇入部位。

（5）在腹部的静脉标本上，辨认下列内容：① 肾静脉和睾丸静脉（卵巢静脉）的位置和汇入部位。② 肝门静脉的合成、行程和分支，肠系膜上静脉、脾静脉、肠系膜下静脉、胃左静脉的位置和汇入部位。

（6）在肝门静脉系与上腔静脉系的吻合模型上，指出肝门静脉、附脐静脉、食管静脉丛、直肠静脉丛和脐周静脉网。

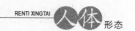
（7）在活体上，说出肘部浅静脉（头静脉、贵要静脉和肘正中静脉）的位置，行经内踝前方的大隐静脉的位置。

任务二　认识淋巴系统

淋巴系统（lymphatic system）包括淋巴管道、淋巴器官和淋巴组织。在淋巴管道内流动的无色透明液体，称为淋巴。当血液运行到毛细血管时，部分液体经毛细血管滤出，进入组织间隙，形成组织液，组织液与细胞进行物质交换后，大部分在毛细血管的静脉端被吸收，进入静脉内，小部分进入毛细淋巴管内成为淋巴，沿淋巴管道向心流动，最后通过胸导管、右淋巴导管注入静脉角而归入血液中。因此，淋巴系可以看做是静脉系的辅助部分。

淋巴器官包括淋巴结、脾、胸腺、腭扁桃体、舌扁桃体和咽扁桃体等。

淋巴组织是含有大量淋巴细胞的网状结缔组织，广泛分布于消化道和呼吸道等器官的黏膜内，也具有防御功能。

> **驱动任务：**
> 请结合标本和模型指出胸导管起始、行程、注入和收集范围。

一、知识介绍

（一）淋巴管道

淋巴管道（lymphatic vessels）可区分为毛细淋巴管、淋巴管、淋巴干和淋巴导管等（图 1-6-24）。

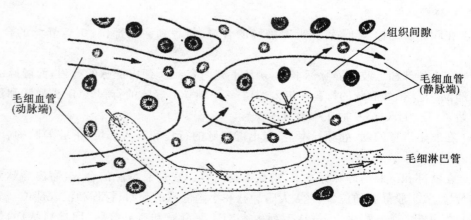

图 1-6-24　毛细淋巴管

1. 毛细淋巴管　以盲端起于组织间隙，由一层内皮细胞构成，管腔粗细不一，没有瓣膜，互相吻合成网，中枢神经、上皮组织、骨髓、软骨和脾实质等器官组织内不存在毛细淋巴管。

2. **淋巴管**　由毛细淋巴管汇合而成,管壁与静脉相似,但较薄、瓣膜较多且发达,外形粗细不匀,呈串珠状。淋巴管根据其位置分为浅、深两组,浅淋巴管位于皮下与浅静脉伴行;深淋巴管与深部血管伴行,两者间有较多交通支。淋巴管在行程中通过一个或多个淋巴结,从而把淋巴细胞带入淋巴液。

3. **淋巴干**　由淋巴管多次汇合而形成,全身淋巴干共有 9 条(图 1-6-25):即收集头颈部淋巴的左、右颈干;收集上肢、胸壁淋巴的左、右锁骨下干;收集胸部淋巴的左、右支气管纵隔干;收集下肢、盆部及腹腔成对器官淋巴的左、右腰干以及收集腹腔不成对器官淋巴的肠干。

4. **淋巴导管**　包括胸导管(左淋巴导管)和右淋巴导管(图 1-6-25)。胸导管的起始部膨大叫乳糜池,位于第 11 胸椎与第 2 腰椎之间,乳糜池接受左、右腰干和肠干淋巴的汇入。胸导管穿经膈肌的主动脉裂孔进入胸腔,再上行至颈根部,最终汇入左静脉角,沿途接受左支气管纵隔干、左颈干和左锁骨下干的汇入,总之是收集下半身及左上半身的淋巴。右淋巴导管为一短干,收集右支气管纵隔干、右颈干和右锁骨下干的淋巴,注入右静脉角。

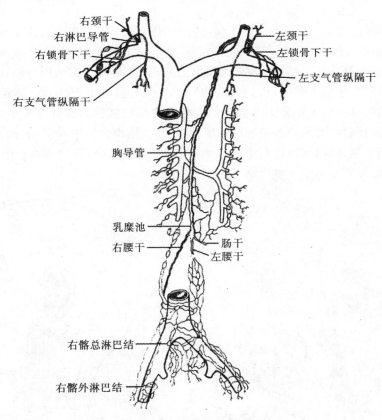

右颈干
右淋巴导管
右锁骨下干
左颈干
左锁骨下干
左支气管纵隔干
右支气管纵隔干
胸导管
乳糜池
右腰干
肠干
左腰干
右髂总淋巴结
右髂外淋巴结

图 1-6-25　胸导管和右淋巴结

(二)淋巴器官

1. **淋巴结**

(1) 淋巴结的形态:淋巴结(lymph nodes)是灰红色的扁圆形或椭圆形小体,常成群聚集,也有浅、深群之分,多沿血管分布,位于身体屈侧活动较多的部位。胸、腹、盆腔的淋巴结

多位于脏器的门和大血管的周围。淋巴结的主要功能是滤过淋巴液,产生淋巴细胞和浆细胞,参与机体的免疫反应。

（2）人体各部主要淋巴结位置和引流：局部淋巴结（regional lymph nodes）指引流某个器官或部位淋巴的第一级淋巴结,临床上统称为哨卫淋巴结。通过其输入淋巴管收纳机体一定区域的淋巴,过滤后经其输出淋巴管输送至下一级淋巴结群或其他淋巴管道。当某器官感染或癌变时,细菌、病毒、寄生虫或癌细胞可沿淋巴管到达相应的局部淋巴结,淋巴结则迅速增殖、肿大,产生大量的淋巴细胞来过滤、阻截和杀灭这些病原体,防止病变进一步扩散,从而使病灶远处免受病原体的侵袭。但当病原体的致病力过强或淋巴结功能低下时,该局部淋巴结不能成功地过滤、拦截和杀灭病原体,病变则沿该淋巴结的引流方向继续向远处蔓延,波及下一级淋巴结群。因此,局部淋巴结的肿大往往提示其引流范围内有感染灶存在。了解局部淋巴结的位置及其变化情况、淋巴液的引流范围和引流去向,对某些部位疾病的诊断和治疗有重要的临床意义。有些器官如甲状腺、食管及肝的部分淋巴管可不经淋巴结的过滤,直接注入胸导管,使得这些器官的病变或肿瘤细胞得不到淋巴结的监测,病变易于向远处转移,波及其他器官。

1）头颈部淋巴结的位置和引流：头颈部淋巴结较多,主要分布于头颈交界处和颈内、外静脉的周围,其中主要有：① 下颌下淋巴结：位于下颌下腺周围,收纳面部和口腔的淋巴,其输出管注入颈外侧深淋巴结；② 颈外侧浅淋巴结：位于胸锁乳突肌的浅面,沿颈外静脉排列,收纳耳后和腮腺下部等处的淋巴,其输出管注入颈外侧深淋巴结；③ 颈外侧深淋巴结：沿颈内静脉排列,其中位于锁骨上方部分的颈外侧深淋巴结称为锁骨上淋巴结。颈外侧深淋巴结直接或间接收纳头颈部各群淋巴结的输出管,其输出管汇成颈干；右侧颈干注入右淋巴导管,左侧颈干注入胸导管,在颈干注入胸导管处,常无瓣膜,故胃癌或食管癌患者,癌细胞可经胸导管转移到左锁骨上淋巴结（图1-6-26,图1-6-27）。

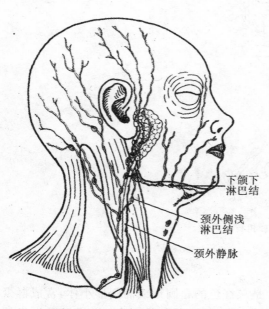

图 1-6-26　头颈部淋巴结和淋巴管

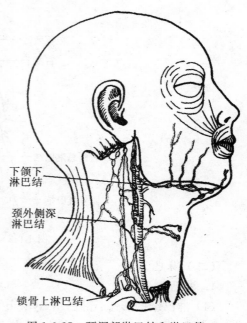

图 1-6-27　颈深部淋巴结和淋巴管

2) 上肢淋巴结的位置和引流：主要有腋淋巴结群。腋淋巴结群（axillary lymph nodes）分为外侧淋巴结、胸肌淋巴结、肩胛下淋巴结、中央淋巴结和尖淋巴结等 5 群，位于腋窝内，分布于腋血管及其分支的周围，收纳上肢、胸前外侧壁、乳房和肩部等处的淋巴，其输出管形成锁骨下干（图 1-6-28）。左侧的锁骨下干注入胸导管；右侧的锁骨下干注入右淋巴导管。乳腺癌常转移到腋淋巴结。

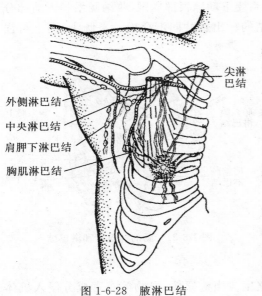

图 1-6-28 腋淋巴结

（图中标注：尖淋巴结、外侧淋巴结、中央淋巴结、肩胛下淋巴结、胸肌淋巴结）

3) 胸部淋巴结的位置和引流：胸部的淋巴结有胸壁淋巴结和胸腔器官淋巴结。胸壁淋巴结中有胸骨旁淋巴结，沿胸廓内血管排列，收纳胸前壁、腹前壁上部和乳房内侧部等处的淋巴，其输出管注入支气管纵隔干。胸腔器官淋巴结中有支气管肺门淋巴结，位于肺门处，又称肺门淋巴结，引流肺、支气管和胸膜脏层等淋巴，其输出管注入气管支气管淋巴结，气管支气管淋巴结位于支气管杈上、下方，其输出管注入气管旁淋巴结，后者的输出管汇合成支气管纵隔干。左、右支气管纵隔干分别注入胸导管和右淋巴导管。

4) 下肢淋巴结的位置和引流：主要有腹股沟淋巴结，根据其位置深浅又分为：① 腹股沟浅淋巴结：位于腹股沟韧带下方的浅筋膜内，分为上、下两群（图 1-6-29），上群与腹股沟韧带平行排列，收纳腹前外侧壁下部、臀部、会阴部和子宫底的淋巴。下群沿大隐静脉末端分布，收纳除足外侧缘和小腿后外侧部之外的下肢浅淋巴。腹股沟浅淋巴结的输出管注入腹股沟深淋巴结或髂外淋巴结。② 腹股沟深淋巴结：位于股静脉根部周围，收纳下肢深淋巴、会阴的淋巴，以及足外侧缘和小腿后外侧浅部的淋巴，并接受腹股沟浅淋巴结的输出管。其输出管注入髂外淋巴结。

5) 盆部淋巴结的位置和引流：盆部的淋巴结沿髂内、外血管和髂总血管排列，分为髂外淋巴结、髂内淋巴结、髂总淋巴结。收纳同名动脉分布区域的淋巴，最后经髂总淋巴结的输出管注入腰淋巴结。

6) 腹部淋巴结的位置和引流：腹部淋巴结主要有（图 1-6-30，图 1-6-31）：① 腰淋巴结：沿腹主动脉和下腔静脉排列，收纳腹后壁及腹腔内成对脏器的淋巴，以及髂总淋巴结的输出管，腰淋巴结的输出管汇合成左、右腰干，注入乳糜池；② 腹腔淋巴结：位于腹腔干周围，收纳腹腔干各级分支分布区域的淋巴；③ 肠系膜上淋巴结：位于肠系膜上动脉根部周围，收纳肠系膜上动

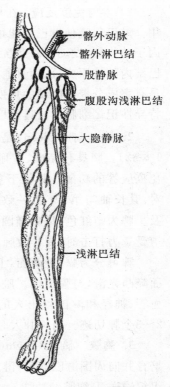

图 1-6-29 下肢的淋巴管和淋巴结

（图中标注：髂外动脉、髂外淋巴结、股静脉、腹股沟浅淋巴结、大隐静脉、浅淋巴结）

脉分布区域的淋巴;④ 肠系膜下淋巴结:位于肠系膜下动脉根部周围,收纳肠系膜下动脉分布区域的淋巴。腹腔淋巴结、肠系膜上、下淋巴结的输出管共同汇合成一条肠干,向上行注入乳糜池。

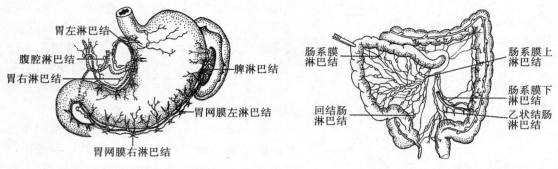

图 1-6-30　胃的淋巴管和淋巴结　　　　图 1-6-31　肠的淋巴管和淋巴结

（3）淋巴结的功能。

1）滤过淋巴液:淋巴结位于淋巴回流的通路上。当病原体、异物等有害成分侵入机体内部浅层结缔组织时,这些有害成分很容易随组织液进入遍布全身的毛细淋巴管,随淋巴回流到达淋巴结。在淋巴窦中由于容积极大增加,淋巴的流速变得极为缓慢,使得淋巴中的有害成分在迂回曲折流动时,有充分与窦内的巨噬细胞接触的机会,绝大多数被清除或局限在淋巴结中,有效地防止了有害成分进入血液循环侵害机体的其他部位。

2）参与免疫反应:在机体体液免疫和细胞免疫等特异免疫反应中,淋巴结起着重要作用。淋巴回流使淋巴结能很快地接受侵入机体的抗原刺激,经过一系列复杂的细胞和体液因子的作用,发动了对此抗原特异性的免疫反应。淋巴结不仅能通过免疫反应消除进入淋巴结内的抗原成分,而且通过输出效应淋巴细胞或免疫活性成分,发动身体其他部位,特别是有害成分侵入区域的免疫反应,及时解除对机体的伤害。免疫反应后,淋巴结产生的抗原特异性记忆细胞又通过淋巴细胞的再循环随时对这些有害成分再次入侵进行监视。

2. 脾　脾(spleen)是人体最大的淋巴器官(图1-6-32)。脾具有储血、造血、清除衰老红细胞和进行免疫应答的功能。脾位于左季肋区,与第 9～11 肋相对,其长轴与第 10 肋一致,正常时在肋下缘不能触及。脾为暗红色,呈扁椭圆形,质软且脆,在左季肋区遭受暴力打击时,易导致脾破裂而出血。

脾可分为膈、脏两面,上、下两缘,前、后两端。膈面隆凸光滑,与膈相贴。脏面凹陷,中央处有脾门,是血管、神经和淋巴管出入的部位。脾的上缘较薄,有2～3个脾切迹。当脾肿大时,是触诊脾的标志。

3. 胸腺　胸腺(thymus)是中枢淋巴器官,具有培育并向周围淋巴器官(淋巴结、脾和扁桃体)和淋巴组织输送 T 细胞的功能。

（1）胸腺的位置和形态:胸腺位于胸骨柄后方,

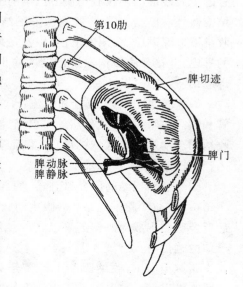

图 1-6-32　脾的形态和位置

上纵隔的前部,分为不对称的左、右两叶。新生儿和幼儿较大,性成熟后最大,重达 25～40g,以后逐渐萎缩退化,到成人时腺组织常被结缔组织所代替(图 1-6-33)。

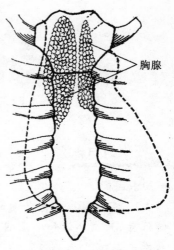

胸腺

(2)胸腺的功能:胸腺是 T 细胞分化的场所,胸腺分泌的胸腺素和胸腺生成素促进胸腺细胞分化成为 T 细胞,它具有识别外来抗原的能力,进入周围淋巴器官。胸腺具有重要的免疫调节功能。

二、能力训练

请同学们结合标本及模型指出以下结构。

(1)在躯干后壁的动、静脉标本上指出胸导管的起始、行程和汇入部位。

(2)在全身浅淋巴结的标本上以及头颈部、胸腔、腹腔和

图 1-6-33 胸腺

胃盆腔的淋巴结标本上,辨认下颌下淋巴结、颈外侧浅淋巴结、颈外侧深淋巴结、腋淋巴结、腹股沟浅淋巴结、腹股深淋巴结以及胸骨旁淋巴结、支气管肺门淋巴结、腰淋巴结、肠系膜上淋巴结、肠系膜下淋巴结、髂总淋巴结、髂内淋巴结和髂外淋巴结的位置。

(3)在腹腔解剖标本和离体脾标本上,说出脾的位置和形态。

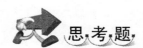思考题

1. 肝硬化患者在晚期常常出现呕血以及便血等肝门静脉高压症状,试用解剖学知识对上述临床表现加以解释。

2. 护理人员给患者静脉输液,常用哪些浅静脉,分别注入何处?

3. 试述体循环的具体途径及功能。

(曾斌、王静文)

模块七　感觉器官

● **知识目标**

1. 掌握眼球屈光物质的组成、结构特点和功能；鼓膜的位置、形态和分部；咽鼓管的位置、开口部位和小儿咽鼓管的特点及其临床意义；壶腹嵴、囊斑、螺旋器的位置和功能；

2. 熟悉眼球的组成，眼球壁的分层、各层的分部、结构特点和功能；视神经盘、黄斑中央凹概念及其临床意义，房水的产生和循环途径，结膜的分部，眼球外肌的名称和作用；中耳的组成，鼓室的位置、交通；骨迷路和分部；

3. 了解视器、眼副器的组成；泪器的组成和鼻泪管的开口部位；外耳的组成，耳廓的形态结构，外耳道的位置、长度、弯曲方向及其临床意义；鼓室各壁的名称及其主要结构；听小骨的名称、排列和作用；乳突小房的位置和乳突窦的开口部位；内耳的位置和组成；前庭蜗器的组成；膜迷路的分部和各部的主要形态结构；声波的传导途径。

● **能力目标**

1. 能在标本与模型上指出视器的组成；
2. 能在标本与模型上指出眼球屈光物质的组成、结构特点和功能；
3. 能在标本与模型上指出鼓膜的位置、形态和分部；
4. 能在标本与模型上指出咽鼓管的位置、开口部位。

【案例】

　　患儿，女，25个月，因发热，吃东西时烦躁不安，哭闹而入院，查体：体温38.9℃，外耳门有黄白色液体流出。

　　初步诊断：化脓性中耳炎。

　　试分析：正常情况下，中耳与外耳道相通吗？为什么小儿易患有中耳炎，会影响听力吗？如果没有及时治疗还有可能引起哪些部位出现病变？

　　感觉器官（sensory organs）由特殊感受器及其附属结构组成，感受器大多由感觉神经末梢及其周围的组织构成，附属结构是为感受刺激功能服务的辅助装置。

　　感觉器官的种类很多，本模块主要叙述视器、前庭蜗器以及具有多种功能的皮肤。

任务一 认识视器

视器(visual organ)又称眼(eye)，是感受可见光刺激的视觉器官，包括眼球和眼副器两部分。

眼球(eyeball)(图 1-7-1)位于眶内，略呈球形，其后面借视神经与脑相连，具有屈光成像和感受光刺激产生神经冲动的功能，是眼的主要部分。眼球由眼球壁和眼球内容物构成。

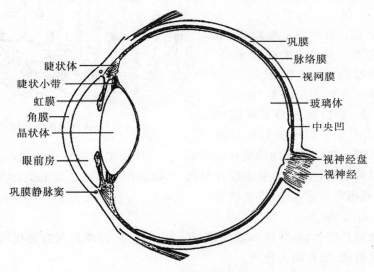

图 1-7-1 眼球的结构模式图

（左侧标注：睫状体、睫状小带、虹膜、角膜、晶状体、眼前房、巩膜静脉窦）

（右侧标注：巩膜、脉络膜、视网膜、玻璃体、中央凹、视神经盘、视神经）

一、知识介绍

（一）眼球壁

眼球壁由外向内依次分为纤维膜、血管膜和视网膜 3 层。

1. 纤维膜 为眼球壁的外层，厚而坚韧，具有维持眼球形态和保护眼球内容物的作用。眼球纤维膜的前 1/6 称角膜(cornea)，无色透明，无血管，但有丰富的神经末梢，具有折光作用；后 5/6 称巩膜(sclera)，呈乳白色。巩膜与角膜交界处的深部有一环行小管，称巩膜静脉窦。

2. 血管膜 为眼球壁的中层，含有丰富的血管和色素细胞，它由前向后分为虹膜、睫状体和脉络膜 3 部分。

（1）虹膜(iris)：位于角膜的后方，呈圆盘状，中央的圆孔称瞳孔。虹膜内含有两种排列方向不同的平滑肌。围绕瞳孔呈环状排列的称瞳孔括约肌，受副交感神经支配，此肌收缩时可使瞳孔缩小；自瞳孔周缘向外周呈放射状排列的称瞳孔开大肌，受交感神经支配，该肌收缩时，可使瞳孔开大。瞳孔是判断中枢神经系统功能的窗口。

（2）睫状体（ciliary body）：位于虹膜后方的增厚部分，内含的平滑肌，称睫状肌。

（3）脉络膜（choroid）：占血管膜的后 2/3，薄而柔软，外面与巩膜结合，疏松，具有营养眼球壁和吸收眼内散射光线的作用。

3. 视网膜（retina） 位于眼球血管膜的内面，其后部的中央稍偏鼻侧有一白色圆盘状隆起称视神经盘（视神经乳头），无感光作用称生理性盲点。在视神经盘的颞侧稍下方约 3.5mm 处有一黄色小区，称黄斑，其中央的凹陷处称中央凹，是感光和辨色最敏锐的部位。视网膜的结构可分两层：外层为色素上皮；内层为神经部（图 1-7-2）。

（1）色素上皮：由单层上皮构成，上皮细胞内含黑色素。黑色素能吸收光线，保护视细胞免受过强光线的刺激。

（2）神经部：含有 3 层细胞，由外向内，依次是视细胞、双极细胞和节细胞，3 层细胞之间形成突触。视细胞分视锥细

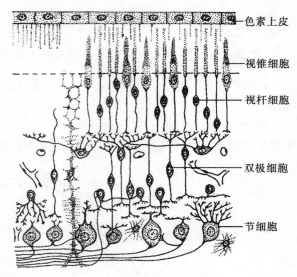

图 1-7-2 视网膜的结构模式图

色素上皮
视锥细胞
视杆细胞
双极细胞
节细胞

胞和视杆细胞两种。视锥细胞能感受强光和辨色；视杆细胞仅能感受弱光，而无辨色能力。双极细胞是联络神经元。节细胞是多极神经元，其轴突在视神经盘处汇集，向后穿出眼球壁形成视神经，把光刺激传送入脑，产生视觉。

（二）眼球内容物

眼球内容物包括房水、晶状体和玻璃体（图 1-7-3）。它们都具有折光作用，与角膜共同组成眼球的折光系统，也称屈光物质。

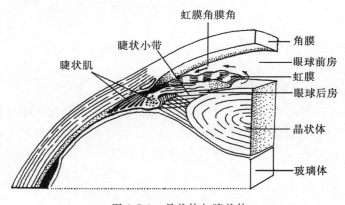

虹膜角膜角
睫状小带
睫状肌
角膜
眼球前房
虹膜
眼球后房
晶状体
玻璃体

图 1-7-3 晶状体与睫状体

1. 房水（aqueous humor） 为无色透明的液体，充满眼球的前房和后房内。前房是角膜与虹膜之间的间隙，后房是虹膜与晶状体之间的间隙，两者经瞳孔相通。前房的边缘部，虹膜与角膜所构成的夹角，称虹膜角膜角。

房水由睫状体产生,从后房经瞳孔流入前房,再经虹膜角膜角渗入巩膜静脉窦,最后汇入眼静脉。房水有折光、营养角膜和晶状体以及维持眼内压的功能。

2. 晶状体 (lens) 位于虹膜与玻璃体之间,形如双凸透镜,无色透明,具有弹性。晶状体的周缘部借睫状小带与睫状体相连。晶状体的曲度可随睫状肌的收缩和舒张而改变。当看近物时,睫状肌收缩,睫状体向前内移,睫状小带松弛,晶状体由于本身的弹性而变凸,折光能力增强,使物像聚集在视网膜上;看远物时,睫状肌舒张,睫状小带紧张,晶状体曲度变小,折光力减弱。通过晶状体曲度的调节,使从不同距离的物体反射出来的光线进入眼球后,能聚焦于视网膜,在视网膜上形成清晰的物像。

3. 玻璃体 (vitreous bod) 一种无色透明的胶状物质,位于晶状体与视网膜之间。玻璃体具有折光和支持视网膜的作用。

（三）眼副器

眼副器包括眼睑、结膜、泪器和眼球外肌(图 1-7-4)等。

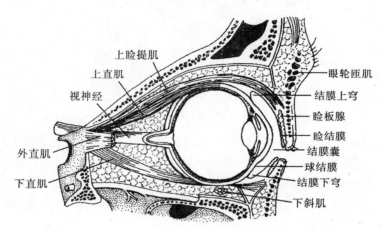

图 1-7-4 眼副器

1. 眼睑 眼睑(eyelids)俗称眼皮,位于眼球的前方,分上睑和下睑。眼睑的游离缘称睑缘。睑缘上长有睫毛。上、下睑缘之间的裂隙称睑裂。睑裂的内、外侧角分别称内眦和外眦。上、下睑缘在近内眦处各有一针尖样的小孔称泪点,它是上、下泪小管的入口。

眼睑的结构分 5 层,由外向内依次是(图 1-7-5):

（1）皮肤:薄而柔软。

（2）皮下组织:较疏松,易发生水肿。

（3）肌层:主要由眼轮匝肌构成,收缩时闭合睑裂。在上睑内有上睑提肌。

（4）睑板:由致密结缔组织构成,内有许多睑板腺,开口于睑缘后缘,其分泌物有润

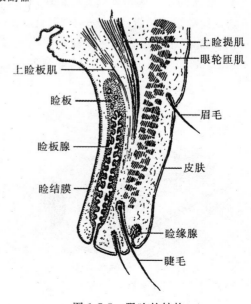

图 1-7-5 眼睑的结构

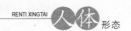

滑睑缘和防止泪液外溢的作用。

（5）睑结膜：贴附于睑板的内面。

2. 结膜　结膜（conjunctiva）是一层很薄的透明黏膜，衬贴在眼睑内面的部分称睑结膜，覆盖于巩膜前部表面的称球结膜。上、下睑结膜与球结膜互相移行，其反折处分别形成结膜上穹和结膜下穹。闭眼时全部结膜共同围成一个囊状腔隙称结膜囊。

3. 泪器　泪器包括泪腺和泪道（图 1-7-6）。

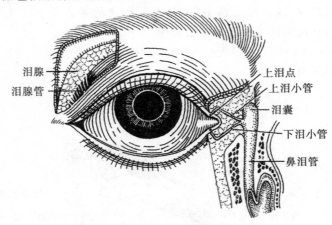

图 1-7-6　泪器（右眼）

（1）泪腺（lacrimal gland）：位于眼眶外上方的泪腺窝内，其排泄管开口于结膜上穹的外上部。泪腺分泌的泪液具有湿润角膜和冲洗异物等作用。

（2）泪道：包括泪小管、泪囊和鼻泪管。泪小管有上、下两条，各自起于上、下睑缘的泪点，后转向内侧，末端汇合，开口于泪囊。泪囊位于泪囊窝内，为一膜性囊，向下通鼻泪管。鼻泪管的下端开口于下鼻道。

4. 眼球外肌　眼球外肌共有 7 块，分布于眼球的周围。其中 1 块是提上睑的上睑提肌，其他 6 块是运动眼球的肌，它们分别称上直肌、下直肌、内直肌、外直肌、上斜肌和下斜肌（图 1-7-7）。

内直肌和外直肌分别使眼球转向内侧和外侧；上直肌使眼球转向上内；下直肌使眼球转向下内；上斜肌使眼球转向下外；下斜肌使眼球转向上外。两眼球的正常转动，是两侧眼肌共同协同运动的结果（图 1-7-8）。

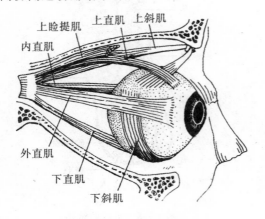

图 1-7-7　眼球外肌（右眼）

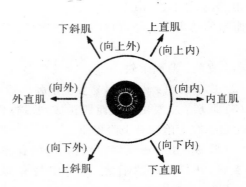

图 1-7-8　眼球外肌的作用（右眼）

5.眼的血管

（1）动脉：眼的动脉血供应来自眼动脉。眼动脉起于颈内动脉，经视神经管入眶，分支营养眼球和眼副器等处。其中最重要的分支是视网膜中央动脉（central artery of retina）（图1-7-9）。

（2）静脉：眼静脉收集眼球及眶内其他结构的静脉血，向后注入海绵窦，向前与面静脉的终支吻合。

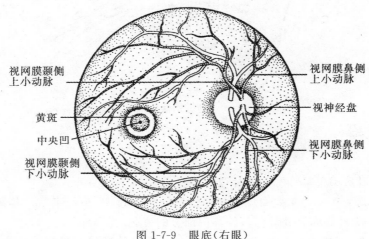

图1-7-9 眼底（右眼）

二、能力训练

请同学们结合标本及模型指出以下结构。

1.眼球壁 纤维膜、血管膜和视网膜。

2.眼球内容物 辨认眼球的前房、后房、晶状体与玻璃体。

3.在活体上指出角膜、巩膜、虹膜和瞳孔。

4.在活体上说出以下结构 上、下睑缘和睑毛；内眦和外眦；上、下睑缘在近内眦处的泪点；睑结膜和球结膜以及结膜上、下穹的位置。

5.在泪器的解剖标本上说出泪腺的形态和位置；泪囊、泪点、泪小管和鼻泪管的位置。

6.在眼球外肌的解剖标本上，辨认上睑提肌、上直肌、下直肌、内直肌、外直肌和上、下斜肌的位置。

任务二 认识前庭蜗器

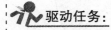**驱动任务：**

请在模型中指出声波由外界传导到螺旋器经过的结构。

前庭蜗器（vestibulocochlear organ）又称耳（ear），包括感受声波的听器和感受头部位置变化的位觉器。耳按部位分为外耳、中耳和内耳三部分（图1-7-10）。

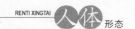
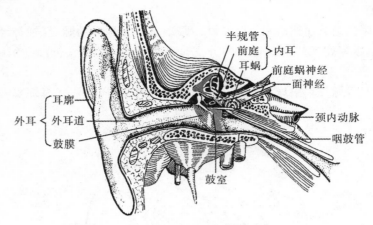

图 1-7-10　前庭蜗器（右耳）

一、知识介绍

（一）外耳

外耳（external ear）包括耳廓和外耳道。

1. 耳廓　耳廓（auricle）主要由皮肤和弹性软骨构成，血管神经丰富。耳廓下方无软骨的部分称耳垂，耳廓外侧面有外耳门。外耳门前方的突起，称耳屏。

2. 外耳道　外耳道（external acoustic meatus）为自外耳门至鼓膜间的弯曲管道，长约2～2.5cm，其外侧 1/3 为软骨性外耳道，内侧 2/3 位于颞骨内。外耳道略呈"S"形，因此，检查鼓膜时，应将耳廓拉向后上方，使外耳道变直，方能看到鼓膜。儿童的外耳道较短且平直，观察鼓膜时，须将耳廓拉向后下方。

（二）中耳

中耳（middle ear）包括鼓室、咽鼓管、乳突窦和乳突小房。

1. 鼓室　鼓室（tympanic cavity）位于鼓膜与内耳之间，是颞骨岩部内的不规则小腔，室腔内面衬有黏膜。鼓室的黏膜与乳突小房和咽鼓管的黏膜相延续。鼓室内有听小骨肌、血管和神经等。

（1）鼓室的壁：鼓室有 6 个壁。

1）上壁：即鼓室盖，与颅中窝相邻。

2）下壁：为薄骨板，与颈内静脉相邻。

3）前壁：与颈内动脉相邻，其上部有咽鼓管的开口。

4）后壁：其上部有乳突窦的开口，乳突窦向后通乳突小房。

5）外侧壁：主要由鼓膜组成。鼓膜（tympanic membrane）是位于外耳道底与中耳的鼓室之间，为浅漏斗状半透明薄膜，鼓膜的中心凹陷称鼓膜脐。鼓膜的前上方 1/4 部薄而松弛，称松弛部；后下方 3/4 部较坚实紧张，称紧张部。观察活体鼓膜时，可见其前下部有一个三角形的反光区，称光锥（图 1-7-11）。

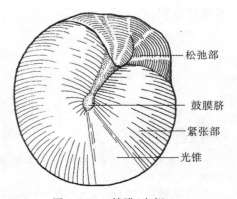

图 1-7-11　鼓膜（右侧）

松弛部

鼓膜脐

紧张部

光锥

6）内侧壁：即内耳的外侧壁。壁上有两个孔：位于后上部的卵圆形孔称前庭窗；位于后下部的圆形孔称蜗窗，活体时被第二鼓膜封闭。前庭窗的后上方有一弓形隆起，其深部有面神经管，内有面神经通过。

（2）听小骨：每侧有 3 块，即锤骨、砧骨和镫骨（图 1-7-12）。三骨依次借关节相连，构成一条听骨链。锤骨居外侧，紧附于鼓膜内面；镫骨位于内侧，借韧带附着于前庭窗周缘；砧骨连于锤骨与镫骨之间。听骨链起传导声波的作用。

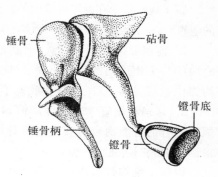

图 1-7-12 听小骨

2. 咽鼓管 咽鼓管（auditory tube）是连通咽腔与鼓室的管道，管壁衬有黏膜。咽鼓管咽口平时处于闭合状态，当吞咽或呵欠时开放，空气经咽鼓管进入鼓室，以保持鼓膜内、外压力的平衡，有利于鼓膜的振动。小儿的咽鼓管短而平直，管腔大，故小儿的咽部感染易经此管蔓延至鼓室，引起中耳炎。

3. 乳突窦和乳突小房 乳突窦是在鼓室后方的含气腔隙，向后下与乳突小房相连通。乳突小房为颞骨乳突内的许多含气小腔，它们互相连通。乳突小房的壁衬有黏膜，与乳突窦的黏膜相延续。

（三）内耳

内耳（internal ear）由颞骨岩部内的骨性隧道及其内的膜性小管和小囊构成（图 1-7-13，图 1-7-14）。内耳因管道弯曲盘旋，结构复杂，所以又称迷路。迷路分骨迷路和膜迷路：骨性隧道称骨迷路；骨迷路内的膜性小管和小囊称膜迷路。骨迷路与膜迷路之间的腔隙内充满着外淋巴，膜迷路内充满着内淋巴，内、外淋巴互不相通。

由后向前，骨迷路可分为骨半规管、前庭和耳蜗；膜迷路可分为膜半规管、椭圆囊与球囊和蜗管。

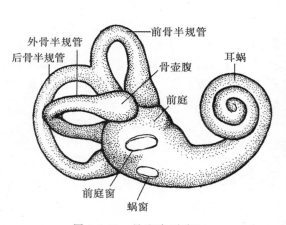

图 1-7-13 骨迷路（右侧）

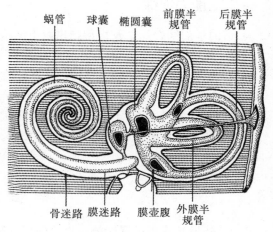

图 1-7-14 膜迷路与骨迷路

1. 骨半规管和膜半规管 骨半规管是 3 个互相垂直的半环形骨性小管，称前骨半规管、后骨半规管和外骨半规管。每管有两个骨脚与前庭相连，其中一个骨脚在靠近前庭的部分膨大，称骨壶腹。前半规管和后半规管的一个脚合并成总骨脚，所以，3 个骨半规管共有 5 个脚。

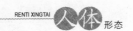

膜半规管是套在骨半规管内的膜性小管,与骨半规管的形态相似,每个膜半规管也各有膨大的壶腹脚。每个膜壶腹的壁内面均有隆起的壶腹嵴,壶腹嵴能感受头部旋转变速运动的刺激。

2. 前庭和椭圆囊、球囊　前庭是内耳中部略膨大的骨性小腔。椭圆囊和球囊是位于前庭内的两个相连通的膜性小囊。两囊壁内面分别有突入囊腔的椭圆囊斑和球囊斑,两囊斑均为位觉感受器,能感受静止状态下头部位置觉和直线变速运动的刺激。

3. 耳蜗和蜗管　耳蜗外形似蜗牛壳,由骨性的蜗螺旋管环绕蜗轴旋转约两周半构成。蜗螺旋管的管腔内套有膜性的蜗管,蜗管上方为前庭阶,下方为鼓阶。前庭阶和鼓阶在耳蜗顶部相通,它们的另一端分别与前庭窗、蜗窗相接。

蜗管是蜗螺旋管内的一条膜性小管,位于前庭阶与鼓阶之间,横切面呈三角形,下壁为基底膜,膜上有螺旋器(图 1-7-15),螺旋器能感受声波的刺激。

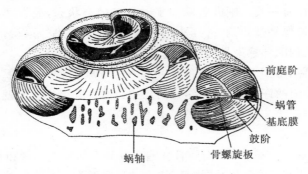

图 1-7-15　耳蜗的构造

声波的空气传导:声波进入外耳道振动鼓膜,经听小骨链传至前庭窗,冲击耳蜗内的外淋巴,继而引起蜗管内淋巴的振动,使基底膜上的螺旋器受到刺激并将刺激转化为神经冲动,冲动经蜗神经传至大脑皮质听区,产生听觉。

二、能力训练

请同学们结合标本及模型指出以下结构。

1. 外耳　在标本上说出外耳道分部和弯曲。

2. 中耳　鼓室的位置和形态;鼓室外侧壁即鼓膜的形态和分部;内侧壁上的前庭窗、蜗窗的形态;前壁与咽鼓管的连通关系;后壁与乳突窦的连通关系;乳突小房的形态;上壁(鼓室盖)与颅中窝的关系;下壁与颈内静脉的关系。

3. 内耳　骨迷路和膜迷路的位置关系。

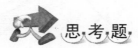

1. 外界光线经过哪些结构投射到视网膜上?
2. 简述房水的产生及其循环途径。
3. 声波由外界传导到螺旋器都经过哪些结构?

（张玉琳、于纪棉）

模块八　内分泌系统

学习目标

● **知识目标**

　1. 掌握内分泌系统的组成；甲状腺、肾上腺和垂体的形态、位置；

　2. 熟悉内分泌腺的结构特点；

　3. 了解甲状旁腺的形态、位置。

● **能力目标**

　1. 能在标本与模型上指出内分泌系统的组成；

　2. 能在活体上指出甲状腺、肾上腺和垂体的位置。

【案例】

> 患者，女，32 岁，闭经 2 个月，食欲下降、乏力、消瘦，近半个月乳房出现溢乳，右眼出现视物不清等症状而就诊，实验室检查：血 HCG（－），B 超显示子宫内未见胎囊，眼球、眼底检查均未见异常，颅 MR 检查提示为脑垂体瘤。
>
> 初步诊断：脑垂体瘤。
>
> 试分析：患者为什么会出现视物不清？出现食欲下降、乏力、消瘦及闭经、溢乳等症状与该病有关吗？请用解剖学知识解释。

内分泌系统(endocrine system)由全身各部的内分泌器官（又称内分泌腺）、内分泌组织和内分泌细胞构成（图 1-8-1）。内分泌器官主要包括垂体、甲状腺、甲状旁腺、肾上腺等；内分泌组织是指分散在其他组织器官内的内分泌细胞团，如胰腺内的胰岛、睾丸内的间质细胞、卵巢内的卵泡和黄体等。此外，还有分散在胃肠道、前列腺、胎盘、心、肝、肺、肾、脑等器官内的内分泌细胞。这些内分泌器官、组织和细胞都具有分泌功能，在神经调节下，组成了人体完整的内分泌调节网络。

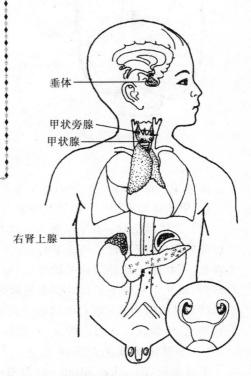

图 1-8-1　人体内分泌腺概况

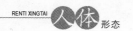

任务一　认识甲状腺及甲状旁腺

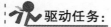驱动任务：

　　请在模型上指出与呆小症形成有关系的器官。

一、知识介绍

(一)甲状腺的形态结构

1. 形态结构　甲状腺(thyroid gland)位于喉下部、气管上部的颈两侧和前面,呈"H"形,分为左、右两个侧叶,连接两侧叶的中间部称甲状腺峡。有的在峡上缘向上延伸形成一个锥状叶。侧叶呈锥体形,贴于喉和气管上部的两侧,甲状腺峡部一般位于第2～4气管软骨环的前方。颈筋膜包绕甲状腺并将其固定于喉软骨上,因此甲状腺可随吞咽而上、下移动(图1-8-2)。

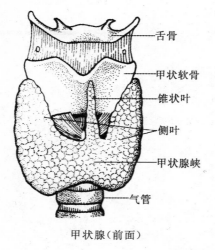

甲状腺(前面)　　　　　　　　甲状腺(后面)

图1-8-2　甲状腺的位置与形态

成人甲状腺重约20～40g,血供丰富,呈红棕色。

2. 甲状腺的血供　甲状腺的血供很丰富。

　　(1)甲状腺动脉:有甲状腺上动脉和甲状腺下动脉,成对分布,甲状腺上动脉起自颈外动脉起始部,伴喉上神经外支下行,分布于甲状腺上部,结扎甲状腺上动脉时应避免损伤喉上神经,甲状腺下动脉起自甲状颈干,分布于甲状腺下部,进入甲状腺侧叶时与喉返神经关系密切,结扎甲状腺下动脉时应避免损伤喉返神经。

　　(2)甲状腺静脉:起自甲状腺表面和气管前面的静脉丛,汇合成甲状腺上、中、下静脉,甲状腺上、中静脉汇入颈内静脉,甲状腺下静脉汇入头臂静脉。

(二)甲状旁腺的形态和位置

　　甲状旁腺(parathyroid gland)为卵圆形小体,棕黄色,如黄豆大,位于甲状腺两侧叶后方,上、下两对,每个重约30～50mg(图1-8-2)。

二、能力训练

请同学们结合标本及模型指出以下结构。

1. 甲状腺 在颈部解剖标本上,辨认甲状腺左、右叶和连接左、右叶的甲状腺峡。注意甲状腺峡与气管软骨的位置关系,以及甲状腺峡的上缘有无锥状叶。

2. 甲状旁腺 在颈部解剖标本上,甲状腺左、右叶的后缘,指出甲状旁腺,注意其形态和数量。

任务二 认识肾上腺和垂体

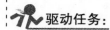驱动任务:

请在模型上指出肾上腺和垂体,并说出它们的功能。

一、知识介绍

(一)肾上腺的形态和位置

肾上腺(adrenal gland)左、右各一,左侧近似半月形,右侧呈三角形,分别位于左、右肾上端的内上方,呈黄色,成人平均每个重约 7g。肾上腺与肾共同被包在肾筋膜和脂肪囊内。

(二)垂体的形态和位置

垂体(hypophysis)呈椭圆形,位于颅底的垂体窝内,重约 0.5g,女性略大于男性,在妊娠时可达 1g。它是机体最重要的内分泌腺(图 1-8-3)。

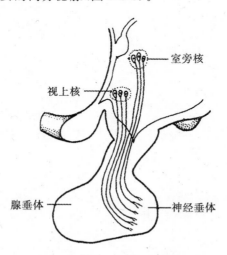

图 1-8-3 垂体(矢状切面)

垂体由腺垂体和神经垂体两部分组成。腺垂体分为远侧部、结节部和中间部;神经垂体分为神经部和漏斗。远侧部和结节部称垂体前叶,中间部和神经部称垂体后叶,如下所示:

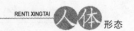
$$\text{垂体}\begin{cases}\text{腺 垂 体}\begin{cases}\text{远侧部}\\\text{结节部}\end{cases}\text{垂体前叶}\\\qquad\quad\begin{cases}\text{中间部}\end{cases}\text{垂体后叶}\\\text{神经垂体}\begin{cases}\text{神经部}\\\text{漏斗}\end{cases}\end{cases}$$

二、能力训练

请同学们结合标本及模型指出以下结构。

肾上腺：指出肾上腺位置毗邻，比较左、右肾上腺的形态差别，垂体的形态和位置。

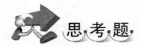

1. 试述甲状腺的位置、形态和主要功能。
2. 试述垂体的组成与分部。

（张玉琳、伊吉普）

模块九　神经系统

● **知识目标**

1. 掌握脊髓的位置；脑的位置和分部，脑干的组成，主要外形和相连的脑神经名称；小脑的位置，小脑扁桃体的位置及其临床意义；大脑皮质功能区的名称和位置；内囊的位置、结构、分部、通过各部的纤维束及其损伤后的主要症状；膈神经的起源和分布；臂丛神经的起源和分布；坐骨神经的起源、行程、分支和分布；脑神经的数目、名称、排列顺序、按纤维性质分类和连脑部位；眼神经、舌下神经、三叉神经、面神经、迷走神经的纤维成分、行程、分布和损伤后的主要症状；喉上神经、喉返神经的行程、分布和损伤后的症状；硬膜外隙和蛛网膜下隙的位置、内容及其临床意义；脑脊液的产生及其循环途径；脑的动脉来源和分布范围；

2. 熟悉脊髓前、后、侧角主要核团的名称和功能，脊髓前、后、侧索主要上、下行纤维束的名称和功能；侧脑室、第四脑室、第三脑室的位置和通连；间脑的位置和分部；大脑半球的分叶和主要沟、回；基底核的位置的组成；臂丛的组成和位置；胸神经前支的节段性分布；骶丛的组成和位置；脑和脊髓三层被膜的名称和排列；大脑动脉环的组成、位置和功能意义；

3. 了解脊髓的功能；脑神经核和中继核的名称；小脑的外形、分叶、内部结构和功能；下丘脑外形的主要结构；下丘脑视上核、室旁核的功能；脊神经的组成、数目、名称、性质、分支和分布的概况；颈丛的组成和位置；阴部神经的行程和分布；嗅神经、视神经、前庭蜗神经、滑车神经、展神经、副神经的行程、分布和功能；躯干、四肢本体觉和精细触觉传导通路；躯干、四肢浅感觉传导通路；头面部浅感觉传导通路；锥体系的功能和传导通路；硬脑膜形成的结构；蛛网膜粒和脉络丛的构成；颈内动脉的主要分支和分布；脑的静脉和脊髓的血管。

● **能力目标**

1. 能在标本与模型上指出脊髓的位置、脑的位置和分部、大脑皮质功能区的名称和位置；

2. 能在标本与模型上指出内囊的位置、结构、分部、通过各部的纤维束及其损伤后的主要症状；

3. 能在标本与模型上指出正中神经、尺神经、桡神经、腋神经的起源、分布、行程和损伤后的主要症状；

4. 能在标本与模型上指出坐骨神经的起源、行程、分支和分布；

5. 能在标本与模型上指出动眼神经、三叉神经、面神经、迷走神经纤维成分、行程、分布和损伤后的主要症状；

6. 能分辨内脏运动神经和躯体运动神经的主要区别；

7. 能在标本与模型上指出交感神经和副交感神经的低级中枢；

8. 能在模型上演示躯干、四肢本体觉和精细触觉传导通路、躯干、四肢浅感觉传导通路；

9. 能在标本与模型上指出硬膜外隙和蛛网下隙的位置、内容及其临床意义；

10. 能在标本与模型上指出脑脊液的产生及循环途径；

11. 能在标本与模型上指出脑的动脉来源和分布范围。

【案例】

> 患者，男，40岁，不慎从高处跌落地面，一路昏迷不醒。体检发现从鼻孔和右侧外耳道流出黄色血清样液体。
>
> 初步诊断：颅底骨折。
>
> 试分析：哪些解剖结构受损？流出什么液体？应采取何种体位护理？是否要堵塞耳鼻，为什么？

神经系统(nervous system)由脑和脊髓及其与之相连的脑神经、脊神经及其神经节组成。神经系统一方面通过直接或间接的调节体内各器官、组织和细胞的活动，并使之相互联系、相互制约、相互协调而成为统一的整体；另一方面使人体适应内、外环境的变化，因此，神经系统在人体中起主导作用。

（一）神经系统的区分

神经系统（图 1-9-1）分为中枢神经系统（central nervous system）和周围神经系统（peripheral nervous system）。中枢神经系统包括脑和脊髓，分别位于颅腔和椎管内。周围神经系统包括与脑相连的脑神经（cranial nerves）和与脊髓（spinal nerves）相连的脊神经以及脑神经节和脊神经节；根据分布部位不同，又可分为躯体神经（somatic nerves）和内脏神经（visceral nerves）。

（二）神经系统的常用术语

根据神经元胞体和轴突在神经系统中所处的部位不同，常给予不同的名称。在中枢神经系统内，神经元的胞体和大部分树突聚集的部位，称灰质（gray mater），大脑和小脑表面的灰质称皮质（cortex）；神经纤维聚集的部位称白质（white mater），大脑和小脑内部的白质称髓质（medulla）；形态和功能相似的神经元胞体聚集成团块状结构，称神经核（nucleus）；凡是起止、功能和行程相同的神经纤维聚集成束，称纤维束（fasciculus）。神经纤维交织成网状，网眼内含有分散的神经元或较小核团，这些区域称为网状结构。

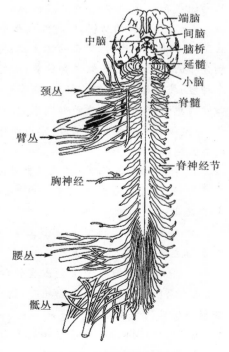

图 1-9-1 神经系统的区分

在周围神经系统内,神经元胞体聚集成团块,称神经节(ganglion);神经纤维聚集成神经束,由结缔组织包裹聚集成神经(nerve)。

任务一 认识中枢神经系统

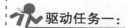

驱动任务一:

请结合模型绘出脊髓的横断面。

一、知识介绍

(一)脊髓的位置和形态

脊髓(spinal cord)位于椎管内,上端在枕骨大孔处与延髓相连;下端在成人约平对第1腰椎体下缘(新生儿平对第3腰椎)。脊髓呈前后略扁圆柱状,并可见两处膨大(图1-9-2,图1-9-3),分别为颈膨大和腰骶膨大,这两处膨大与四肢的发生、发展相关。在腰骶膨大以下脊髓变细呈圆锥状,称脊髓圆锥。自脊髓圆锥向下延伸出一条细丝,称终丝。脊髓与每一对脊神经前、后根丝附着相对应的范围为1个节段。脊髓有31个节段,即8个颈节、12个胸节、5个腰节、5个骶节和1个尾节。

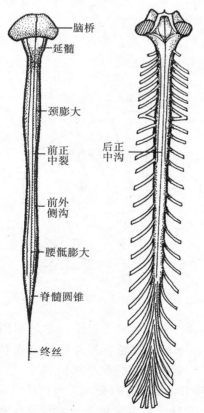

图 1-9-2 脊髓

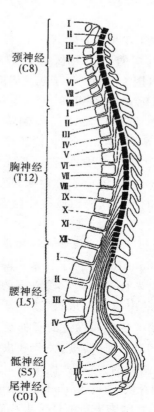

图 1-9-3 脊髓节段与脊神经

脊髓表面有 6 条纵沟,前面正中纵行的深沟称前正中裂,后面正中纵行的浅沟称后正中沟。前正中裂两侧有 2 条纵行浅沟称前外侧沟,附有脊神经前根。后正中沟的两侧也有 2 条纵行浅沟称后外侧沟,附有脊神经的后根。前、后根在椎间孔处合成脊神经(图 1-9-4)。

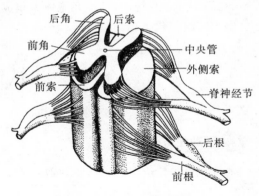

图 1-9-4　脊髓剖面观

（二）脊髓的内部结构

脊髓由灰质、白质和中央管构成。在脊髓横切面上(图 1-9-5),可见灰质围绕中央部,呈"H"形;白质位于灰质的周围。中央管位于灰质的中央,纵贯脊髓的全长,向上连通第四脑室。

1. 灰质(图 1-9-5)　灰质主要由神经元胞体组成。每一侧灰质向前伸出前角(前柱)和向后伸出后角(后柱),在胸髓和上 3 腰髓的前角和后角之间还有向外侧突出的侧角(侧柱)。

（1）前角:主要由运动神经元胞体组成。运动神经元可分为 α-运动神经元和 γ-运动神经元。两种神经元的轴突组成前根,支配骨骼肌的运动。

（2）后角:主要由中间(联络)神经元组成,接受后根的传入纤维。后角的神经元分为边缘层、胶状质、后角固有核和胸核 4 群核团。后角固有核位于胶状质的前方。其接受大量的后根传入纤维,并发出纤维组成对侧的脊髓丘脑束,参与痛觉、温度觉和触觉的传导。

（3）侧角:仅见于脊髓 $T_1 \sim L_3$ 节段,是交感神经的低级中枢。而在脊髓 $S_2 \sim S_4$ 节段,相当于侧角位置的部位,称骶副交感核,是副交感神经在脊髓的低级中枢。

2. 白质(图 1-9-5)　位于灰质周围,主要由上行(感觉)纤维束和下行(运动)纤维束组成。每侧白质以前外侧沟和后外侧沟为界,分为 3 个索。前正中裂和前外侧沟之间的白质称前索;后正中沟和后外侧沟之间的白质称后索;前外侧沟和后外侧沟之间的白质称外侧索。

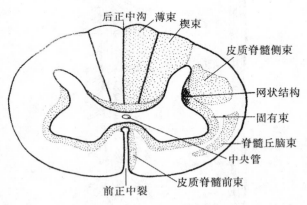

图 1-9-5　脊髓的灰质和白质

（1）上行(感觉)纤维束。

1）薄束(fasciculus gracilis)和楔束(fasciculus cuneatus):位于后索。薄束位于内侧,由来自第 5 胸节段以下的脊神经节细胞的中枢突组成;楔束位于外侧,由来自第 5 胸节段以上的脊神经节细胞的中枢突组成,这些脊神经节细胞的周围突分布于躯干、四肢的肌、肌腱、关节和皮肤的感受器中。中枢突则经脊神经后根进入脊髓后索上行至延髓内的薄束核、楔束核,传导意识性本体感觉(深感觉)和精细触觉。

2）脊髓丘脑束(spinothalamic tract):位于外侧索和前索。在外侧索上行的纤维束称脊髓丘脑侧束,在前索上行的纤维束称脊髓丘脑前束。脊髓丘脑侧束传导痛觉和温度觉的冲动;脊髓丘脑前束传导粗触觉和压觉的冲动。

（2）下行（运动）纤维束：皮质脊髓束（corticospinal tract）（图1-9-5）是脊髓中最大的下行纤维束。来自大脑皮质的锥体细胞，下行经内囊、脑干，在延髓的锥体交叉处，大部分纤维交叉到对侧，在脊髓外侧索中下行，称皮质脊髓侧束。小部分不交叉的纤维于同侧脊髓前索中下行，称皮质脊髓前束。皮质脊髓束的功能是控制躯干和四肢骨骼肌的随意运动，特别是肢体远端的灵巧运动。

（三）脊髓的功能

1. 反射功能　脊髓是低级反射中枢，如骨骼肌牵张反射等。此外，脊髓也能完成简单的内脏反射，如排便、排尿反射等。

2. 传导功能　脊髓内的上行、下行纤维束是联系脑与身体各部间的传导通路的中继站。

二、能力训练

请同学们结合标本及模型指出以下结构。

1. 指出脊髓表面的6条纵沟和中央管的位置，灰质和白质的配布及分部。

2. 在脊髓横切面模型上，分辨薄束、楔束、脊髓丘脑束、皮质脊髓前束和皮质脊髓束的位置。

3. 绘图：脊髓横切面上的灰质和白质，中央管。

驱动任务二：

请结合模型绘出脑的正中矢状面。

一、知识介绍

脑（brain）位于颅腔内，可分端脑、间脑、中脑、脑桥、延髓和小脑6部分（图1-9-6，图1-9-7）。

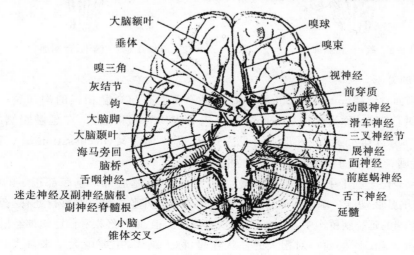

图1-9-6　脑的底面

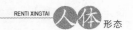
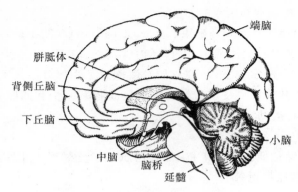

图 1-9-7　脑的正中矢状切面

（一）脑干

脑干（brain stem）自下而上由延髓、脑桥和中脑 3 部分组成。延髓在枕骨大孔处下接脊髓，中脑上连间脑，延髓和脑桥的背面与小脑相连（图 1-9-8，图 1-9-9）。

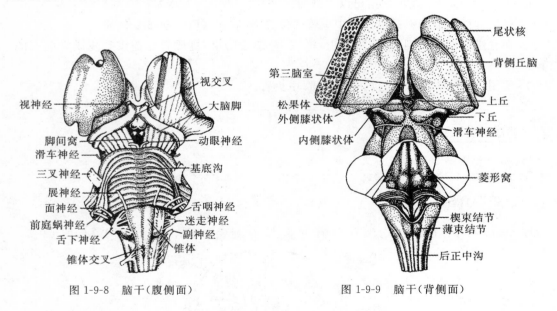

图 1-9-8　脑干（腹侧面）　　　　　图 1-9-9　脑干（背侧面）

1. 脑干的外形

（1）腹侧面：延髓（medulla oblongata）在腹侧面上有与脊髓相续的沟和裂。位于前正中裂两侧的纵行隆起，称为锥体（pyramid），其内有皮质脊髓束通过，在延髓腹侧的下部，该纤维束的大部分纤维交叉，在外形上可见发辫状，称锥体交叉（decussation of pyramid），有舌下神经、舌咽神经、迷走神经和副神经的根丝出入。

脑桥（pons）位于脑干中部，其腹侧面宽阔膨大，称脑桥基底部。基底部正中的纵行浅沟，称基底沟，容纳基底动脉。基底部向后外逐渐变窄，移行为小脑中脚。在移行处有三叉神经根出入。在脑桥下端的延髓脑桥沟中，自内向外依次有展神经根、面神经根和前庭蜗神经根出入。

中脑（midbrain）腹侧面一对粗大的柱状隆起，称大脑脚，主要由大量来自大脑皮质发出的下行纤维束构成，两脚之间的凹陷为脚间窝。大脑脚的内侧有动眼神经根出脑。

（2）背侧面：延髓背侧面下半部形似脊髓，与脊髓的薄束和楔束相续，且向上延伸，分别扩展为薄束结节和楔束结节，薄束、楔束分别终止于其深面的薄束核和楔束核。

脑桥背侧面形成菱形窝的上半部，其两侧是小脑上脚和小脑中脚。

中脑背侧面上、下各有两个圆形隆起，分别称为上丘和下丘，前者与视觉反射有关；后者与听觉反射有关。在下丘的下部有滑车神经根出脑。

（3）菱形窝：又称第四脑室底，呈菱形，由脑桥和延髓的上半部背侧面构成，其中部髓纹为脑桥和延髓的分界。

（4）第四脑室：位于延髓、脑桥和小脑之间的腔室。第四脑室向上经中脑水管与第三脑室相通，向下通延髓中央管，并借第四脑室正中孔和左、右外侧孔与蛛网膜下隙相通（图1-9-10）。

2. 脑干内部结构 主要包括脑神经核、非脑神经核、纤维束和脑干网状结构。

（1）脑神经核：指脑干内直接与第3～12对脑神经相连的神经核。脑神经核可分4种，并与脑神经的纤维成分相对应（图1-9-11）。

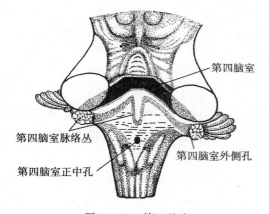

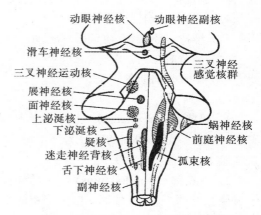

图1-9-10 第四脑室　　　　　　　图1-9-11 脑神经核在脑干背面的投影

（2）非脑神经核：为脑干的低级中枢或上、下行传导通路的中继核。如薄束核和楔束核、红核、黑质。

（3）纤维束：上行纤维束，如内侧丘系、脊髓丘脑束等；下行纤维束主要是锥体系。

（4）脑干网状结构：在脑干中央部的腹侧内，神经纤维纵横交错，其间散在着大小不等的细胞团，称为网状结构。管理心跳和呼吸的中枢即生命中枢就存在于延髓的网状结构中。

（二）小脑

小脑（cerebellum）（图1-9-12，图1-9-13）位于颅后窝，延髓和脑桥的后方，通过小脑下脚、中脚和上脚与脑干相连。

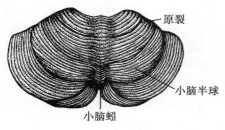

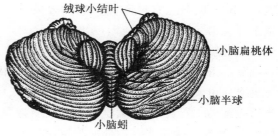

图1-9-12 小脑（上面）　　　　　　图1-9-13 小脑（下面）

1. 小脑的外形 小脑中间比较狭窄的部位称小脑蚓,两侧膨大部分称小脑半球。小脑半球上面前 1/3 和后 2/3 交界处的深沟,称原裂。在小脑蚓下部两旁,部分靠近延髓背面的小脑半球向下膨隆,称小脑扁桃体(tonsil of cerebellum)。当颅内高压时,小脑扁桃体向下嵌入枕骨大孔,形成小脑扁桃体疝,从而压迫前面延髓,导致呼吸、循环障碍,并危及生命。

2. 小脑的分叶

(1) 绒球小结叶:位于小脑下面的最前部,由绒球、绒球脚和蚓小结组成。因其种系发生上最古老,称原小脑。

(2) 前叶:位于小脑上部原裂以前的部分,因其在种系发生上较晚,称旧小脑。

(3) 后叶:为原裂以后的部分,因其在进化过程中是新发生的结构,称新小脑。

3. 小脑的内部结构 分布在小脑表面的灰质,称小脑皮质。而位于小脑皮质深面的白质,称小脑髓质。埋在小脑髓质内的灰质团块,称小脑核(cerebellar nuclei)。

4. 小脑的功能

(1) 维持身体平衡,协调眼球运动。

(2) 调节肌张力。

(3) 调节骨骼肌的运动。

(三) 间脑

1. 间脑(diencephalon) 位于中脑与端脑之间,大部分被大脑半球掩盖,仅有部分腹侧部露于脑底。间脑中间的窄腔为第三脑室。间脑可分背侧丘脑、后丘脑、下丘脑、上丘脑和底丘脑 5 部分。

2. 下丘脑(hypothalamus) 下丘脑位于背侧丘脑的下方,组成第三脑室侧壁的下部,其主要结构有:视交叉、灰结节、乳头体、漏斗和垂体(图 1-9-14)。下丘脑内有许多神经核,其中视上核和室旁核分别分泌抗利尿激素和催产素。下丘脑是神经内分泌中心,也是内脏活动的较高级中枢,能对机体的体温、摄食、生殖、水盐平衡等起调节作用。

3. 第三脑室 第三脑室是位于左、右背侧丘脑和下丘脑之间的狭窄腔隙,其前方借左、右室间孔与左、右侧脑室相通,后方借中脑水管与第四脑室相通。

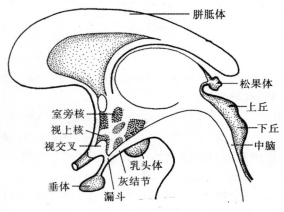

图 1-9-14 下丘脑的主要核团

(四) 端脑

端脑(telencephalon)由两侧大脑半球借胼胝体连接而成,是大脑最发达的部分。左右两大脑半球由大脑纵裂将其分开。大脑纵裂底部有连接两半球的横行纤维,称胼胝体。大脑半球表面的一层灰质,称大脑皮质。皮质深面是髓质(白质)。深埋在髓质内的一些灰质核团,称基底核。大脑半球内部的腔隙,称侧脑室。

1. 大脑半球的外形 大脑半球表面凹凸不平,凹处为脑沟,凸处为脑回。大脑半球借中央沟、外侧沟和顶枕沟,分为 5 叶:额叶(frontal lobe)、顶叶(parietal lobe)、颞叶(temporal lobe)、枕叶(occipital lobe)和岛叶(insula)。每侧大脑半球有 3 个面:上外侧面、内侧面和底面。

(1)大脑半球上外侧面(图 1-9-15,图 1-9-16):① 额叶:中央沟前方的部分。② 顶叶:中央沟后方、外侧沟上方的部分。③ 颞叶:外侧沟下方的部分。颞上沟和颞下沟与外侧沟平行走向。④ 枕叶:顶枕沟后方较小的部分。⑤ 岛叶:藏于外侧沟的深部,周围有环状的沟围绕,其表面有长短不等的脑回。

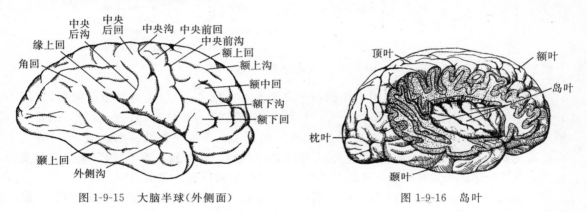

图 1-9-15 大脑半球(外侧面)　　　　　图 1-9-16 岛叶

(2)大脑半球内侧面:额、顶、枕、颞 4 叶都有部分扩展到大脑半球内侧面。在间脑上方有联络两半球的胼胝体。在胼胝体上方的沟称胼胝体沟,是中央前、后回延伸至大脑半球内侧面的部分,称中央旁小叶。距状沟位于枕叶,从顶枕沟起,呈弓形向后下至枕叶后端(图 1-9-17)。

(3)大脑半球下面:由额、枕、颞叶组成。额叶下面有纵行的嗅束(olfactory tract),其前端膨大为嗅球,后端扩大为嗅三角。颞叶下方有海马旁回,其前端弯成钩形的部分,称钩(图 1-9-17)。

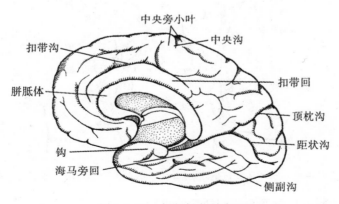

图 1-9-17 大脑半球(内侧面)

2. 大脑半球的内部结构

(1)大脑皮质:人类的大脑皮质高度发达,其总面积约 2200cm²,约有 26 亿个神经细胞,它们按一定的规律分层排列。大脑皮质是高级神经活动的物质基础,机体各种功能的最

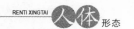

高级中枢在大脑皮质上都有特定的功能区(图 1-9-18)。

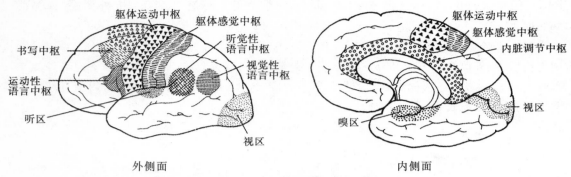

图 1-9-18　大脑皮质的主要中枢

1)第 1 躯体运动区:位于中央前回和中央旁小叶的前部,管理全身骨骼肌的运动(图 1-9-19)。全身各部在此区的投影特点为:① 全身各部在第一躯体运动区的投影呈倒置人形(头部的投影是正位);② 左、右交叉支配,即一侧运动区支配对侧肢体的运动,但一些与联合运动有关的肌,如面上部肌、眼球外肌、咽喉肌、咀嚼肌、呼吸肌和躯干肌等,则受双侧支配;③ 身体各部在大脑皮质功能区的大小与运动的灵巧、精细程度有关。

2)第 1 躯体感觉区:主要位于中央后回和中央旁小叶后部,管理全身的浅感觉、深感觉。其特点为:① 全身各部在第一躯体感觉区的投影呈倒置人形(头部的投影是正位);② 左、右交叉管理,即一侧身体的浅感觉、深感觉投射到对侧的感觉区;③ 身体感觉敏感的部位其投射区面积较大(图 1-9-20)。

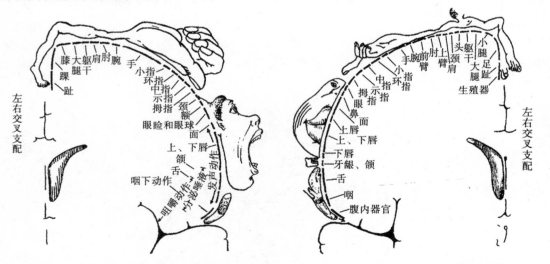

图 1-9-19　人体各部在第 1 躯体运动区的定位　　图 1-9-20　人体各部在第 1 躯体感觉区的定位

3)视区:位于枕叶内侧面距状沟两侧的皮质。

4)听区:位于外侧沟下方内侧的颞横回。

5)语言区:人类大脑皮质是进行思维和意识的高级中枢,同时大脑皮质上还具有相应的语言中枢。

(2)基底核:基底核(basal nuclei)是位于大脑半球白质内的灰质团块,位置靠近脑底,包括纹状体、杏仁体和屏状核等结构（图 1-9-21）。

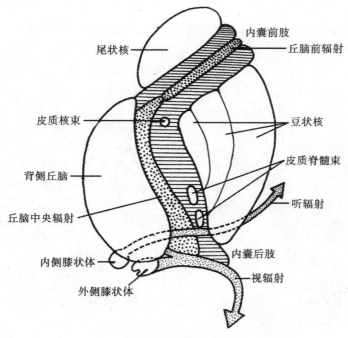

1）纹状体：由尾状核和豆状核组成。豆状核又是由外周的壳和内部的苍白球所组成。尾状核与豆状核的壳在种系上发生较晚，合称新纹状体。苍白球较为古老，称旧纹状体。纹状体是锥体外系的重要组成部分，具有维持肌张力、协调肌群运动的功能。

2）杏仁体：位于海马旁回的深面。其功能与内脏活动、行为和内分泌有关。

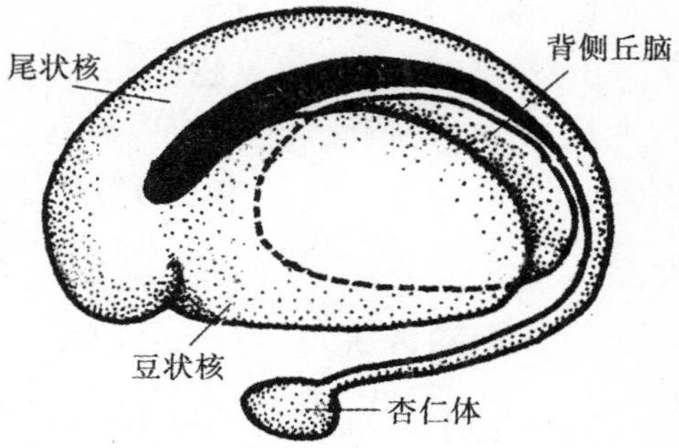

（3）大脑髓质：大脑半球的髓质主要由大量的神经纤维组成，可分为 3 种纤维：

图 1-9-21　基底核与背侧丘脑的位置关系

1）连合纤维：是连接左右大脑半球皮质的纤维，包括胼胝体等。

2）联络纤维：是联系同侧大脑半球各部之间的纤维。

3）投射纤维：由联系大脑皮质与皮质下结构的上、下行纤维组成。这些纤维绝大部分经过内囊。

内囊（internal capsule）：位于丘脑、尾状核和豆状核之间（图 1-9-22）。在内囊水平面上，左右略呈"＞＜"形。内囊分 3 部：内囊前肢位于尾状核与豆状核之间，主要有额桥束和丘脑前辐射通过；内囊后肢位于背侧丘脑与豆状核之间，主要有皮质脊髓束、丘脑中央辐射、顶枕颞桥束、听辐射和视辐射等通过；内囊膝为前肢和后肢的相交处，有皮质核束通过。内囊是上、下行纤维聚集的区域，因此当营养内囊的小动脉破裂（脑出血）或栓塞时，可导致内囊膝和后肢的受损、引起偏身感觉丧失（丘脑中央辐射受损）、对侧偏瘫（皮质脊髓束、皮质核束受损）和双眼对侧视野偏盲（视辐射受损），即"三偏"症状。

图 1-9-22　内囊模式图

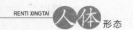

（4）侧脑室：侧脑室左右各一，位于大脑半球内，经左、右室间孔与第三脑室相通。

3. 边缘系统 边缘系统（limbic system）由边缘叶和与其相联系的皮质下结构所组成。在大脑半球的内侧面，由扣带回、海马旁回等结构围绕胼胝体等形成一环状结构，称边缘叶（limbic lobe）。皮质下结构包括杏仁体、下丘脑、背侧丘脑的前核和中脑被盖的一些结构。边缘系统参与内脏调节、情绪反应和性活动等功能。

二、能力训练

请同学们结合标本及模型观察并指出以下结构。

1. 脑 指出端脑、间脑、小脑、脑干（中脑、脑桥、延髓）；中央沟、顶枕沟、距状沟；胼胝体、扣带回、第三脑室、第四脑室。

2. 脑干 指出第四脑室的位置、形态和连通关系。

3. 小脑 说出小脑的外形、分部和内部结构。

任务二 认识周围神经系统

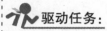**驱动任务：**

请结合模型指出脊神经与脑神经的位置与分布。

一、知识介绍

【脊神经】

脊神经（spinal nerve）共 31 对，每对脊神经通过前根和后根与相应的脊髓节段相连，两根在椎间孔处合成一条脊神经。前根由脊髓前角内的躯体运动神经元和侧角内的内脏运动神经元（交感神经元）发出的轴突所组成，因此前根为运动性。后根在近椎间孔处有一椭圆形膨大的脊神经节（spinal ganglion），为感觉性的假单极神经元胞体聚合而成，其周围突分布到躯体和内脏接受刺激，因此后根为感觉性（图 1-9-23）。

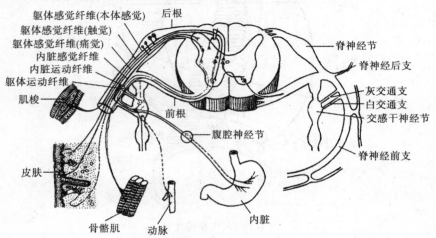

图 1-9-23 脊神经组成、分支及分布示意图

前根和后根在椎间孔处合成一条粗短的脊神经,可见脊神经为混合性神经,含有躯体感觉纤维、内脏感觉纤维、躯体运动纤维和内脏运动纤维 4 种成分。脊神经出椎间孔后立即分为 4 支:

1. 脊膜支 分布脊髓被膜。

2. 交通支 连于脊神经与交感干之间,有白交通支和灰交通支两种。

3. 脊神经后支 细而短,为混合性神经,节段性地分布于项、背、腰、骶部的深层肌和皮肤。

4. 脊神经前支 粗而长,为混合性神经,分布于躯干前外侧、四肢的肌、关节、骨和皮肤。胸神经前支保持节段性走行和分布,其余脊神经前支则交织形成神经丛,即颈丛、臂丛、腰丛和骶丛,再由各神经丛发出分支分布。

31 对脊神经分 8 对颈神经(cervical nerve)、12 对胸神经(thoracic nerve)、5 对腰神经(lumbar nerve)、5 对骶神经(sacral nerve)和 1 对尾神经(coccygeal nerve)。

(一)颈丛

1. 颈丛的组成和位置 颈丛(cervical plexus)由第 1~4 颈神经前支交织而成(图 1-9-24),位于胸锁乳突肌中上部的深面。

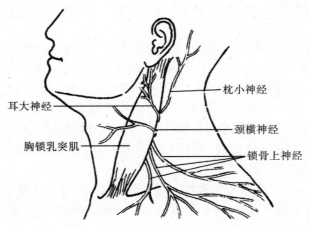

图 1-9-24 颈丛

2. 颈丛的分支 颈丛的分支包括皮支和肌支。皮支较集中于胸锁乳突肌后缘中点附近浅出,再散开行向各部皮肤,分支包括枕小神经、耳大神经、颈横神经和锁骨上神经。肌支分布于颈深部的肌群及舌骨下肌群。

膈神经(phrenic nervek)(图 1-9-25)为混合性神经,是颈丛中最重要的分支。经前斜角肌前面下降至其内侧,在锁骨下动、静脉之间进入胸腔,经肺根前方,在纵隔胸膜与心包之间下行达膈。膈神经中的运动纤维支配膈肌;感觉纤维分布于心包、胸膜及膈下部分腹膜。一般认为,右膈神经的感觉纤维还分布于肝、胆囊和肝外胆道表面的浆膜。膈神经损伤的主要表现为同侧膈肌瘫痪、呼

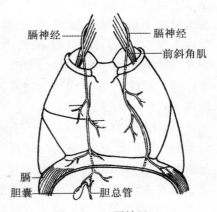

图 1-9-25 膈神经

吸困难。膈神经受刺激时可产生呃逆。

（二）臂丛

1. 臂丛的组成和位置　臂丛（brachial plexus）由第5～8颈神经前支和第1胸神经前支大部纤维组成（图1-9-26）。臂丛先经斜角肌间隙穿出，位于锁骨下动脉的后上方，再经锁骨后方进入腋窝。

2. 臂丛的主要分支（图1-9-27，图1-9-28，图1-9-29，图1-9-30）

（1）腋神经（axillary nerve）：绕肱骨外科颈至三角肌深面，发出分支分布三角肌、小圆肌和肩部、臂部上1/3外侧的皮肤。肱骨外科颈骨折、

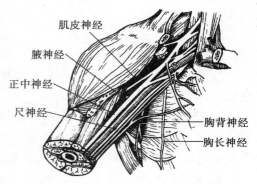

图 1-9-26　臂丛组成模式图

肩关节脱位或被腋杖压迫，可引起腋神经损伤而致三角肌瘫痪，臂不能外展，肩部感觉障碍，形成"方形肩"。

（2）肌皮神经：向外侧斜穿喙肱肌，经肱二头肌和肱肌之间下行，发支分布上述三肌。终支在肘关节的稍下方的外侧，穿出臂部深筋膜，称为前臂外侧皮神经，分布于前臂外侧的皮肤。

（3）正中神经（median nerve）：沿肱二头肌内侧沟伴肱动脉下行至肘窝，并在前臂指浅、深屈肌之间达腕部，再经腕管至手掌。正中神经在臂部无分支。在肘部、前臂和手掌发出肌支，分布于除肱桡肌、桡侧腕屈肌和指深屈肌尺侧半以外的所有前臂屈肌及旋前肌。在手掌分布除拇收肌以外的鱼际肌和第1、2蚓状肌。正中神经的皮支分布手掌桡侧2/3的皮肤，桡侧3个半手指掌面以及其背面中节和远节的皮肤。正中神经损伤表现为屈指、屈腕、屈肘能力减弱，以桡侧明显；前臂不能旋前；拇指不能对掌；感觉丧失以大鱼际明显。鱼际肌萎缩，手掌平坦，也称"猿掌"。

（4）尺神经（nlnar nerve）：沿肱二头肌内侧沟伴肱动脉下行，在臂中部转向后下，经肱骨内上髁后方的尺神经沟进入前臂，在尺侧腕屈肌深面伴尺动脉下行，至桡腕关节上方发出尺神经手背支，本干下行改称尺神经手掌支，经豌豆骨外侧分浅、深两支。尺神经在前臂发出肌支，支配尺侧腕屈肌和指深屈肌尺侧半。浅支分布于小鱼际、尺侧两个半指掌面皮肤。深支分布于小鱼际肌、拇收肌、全部骨间肌和第3、4蚓状肌。尺神经常易损伤部位在肘部肱骨内上髁后方、豌豆骨外侧，表现为屈腕力减弱，拇指不能内收，其他各指不能收和展，环指和小指远节不能屈曲，小鱼际萎缩，各掌指关节过伸，指关节屈曲，出现"爪形手"。尺神经分布区感觉迟钝，小鱼际及小指感觉丧失。若豌豆骨处尺神经受压，主要表现是骨间肌的运动障碍。

（5）桡神经（radial nerve）：先在腋动脉后方，随后伴肱深动脉，沿桡神经沟绕肱骨中段后面旋向下外行，至肱骨外上髁前方分为浅、深两支。浅支于肱桡肌深面，伴随桡动脉下行至前臂中、下1/3交界处转向手背，分布于手背桡侧半皮肤及桡侧2个半手指近节背面皮肤。深支主要为肌支，在前臂背侧于深、浅层肌之间下行，其长支下达腕部，自上而下支配肱三头肌、肱桡肌及前臂后群所有伸肌和旋后肌。桡神经损伤表现为前臂伸肌瘫痪，抬前臂时出现"垂腕"状。感觉丧失以前臂背侧明显。

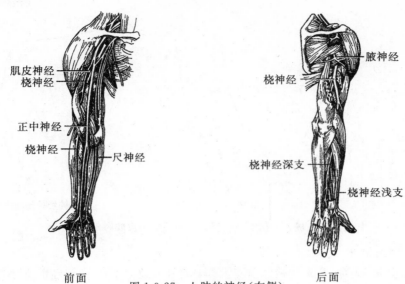

肌皮神经
桡神经

正中神经

桡神经
尺神经

腋神经

桡神经

桡神经深支

桡神经浅支

前面　　　　图 1-9-27　上肢的神经(右侧)　　　　后面

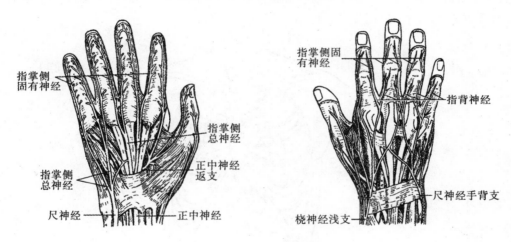

指掌侧
固有神经

指掌侧
总神经

指掌侧
总神经

正中神经
返支

尺神经

正中神经

指掌侧固
有神经

指背神经

尺神经手背支

桡神经浅支

图 1-9-28　手的神经(右侧)

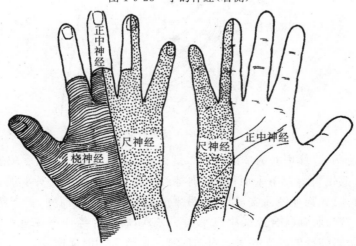

正中神经

桡神经

尺神经

尺神经

正中神经

图 1-9-29　手皮肤的神经分布

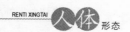

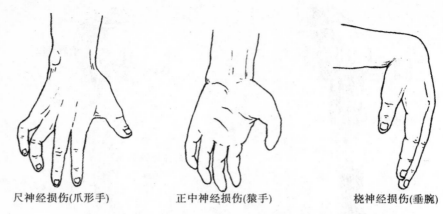

尺神经损伤(爪形手)　　　正中神经损伤(猿手)　　　桡神经损伤(垂腕)

图 1-9-30　桡、尺、正中神经损伤时的手形及皮肤感觉丧失区

(三) 胸神经前支

胸神经前支共 12 对,第 1 胸神经前支大部分加入臂丛,第 12 胸神经前支小部分加入腰丛。其余呈节段性分布,第 1～11 对位于相应肋间隙,称肋间神经,第 12 对胸神经前支位于第 12 肋下方,称肋下神经(图 1-9-31)。

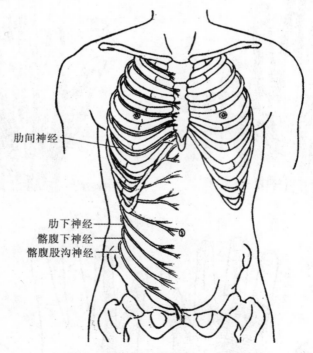

肋间神经

肋下神经
髂腹下神经
髂腹股沟神经

图 1-9-31　肋间神经走行及分布

胸神经前支在胸、腹壁皮肤的节段性分布最为明显,自上而下按顺序依次排列。如第 2 胸神经前支,分布区相当胸骨角平面;第 4 胸神经前支,相当男性乳头平面;第 6 胸神经前支,相当剑突平面;第 8 胸神经前支,相当肋弓平面;第 10 胸神经前支,相当脐平面;第 12 胸神经前支,则分布脐与耻骨联合连线中点平面。另外,肋间神经还存在重叠性分布,即同一肋间隙有上一对肋间神经的降支和下一对肋间神经的升支同时支配。

（四）腰丛

1. 腰丛的组成和位置　腰丛（lumbar plexus）由第 12 胸神经前支一部分及第 1～3 腰神经前支和第 4 腰神经前支一部分组成（图 1-9-32）。腰丛位于腰大肌深面。

2. 腰丛的主要分支　有髂腹下神经、髂腹股沟神经、生殖股神经、股神经和闭孔神经等。

（1）股神经（femoral nerve）：腰丛中最大的分支，起自腰大肌外侧缘和髂肌之间下行，经腹股沟韧带中点外侧深面入股三角内，于股动脉外侧分为数支。肌支分布于耻骨肌、髂肌、股四头肌和缝匠肌；皮支分布于股前皮肤，其中一支为隐神经，在膝关节内侧浅出皮下后，与大隐静脉同行，分布于小腿内侧面及足内侧缘皮肤。股神经损伤表现为：屈髋无力，坐位时不能伸膝，行走困难，膝跳反射消失，大腿前面及小腿内侧面皮肤感觉障碍。

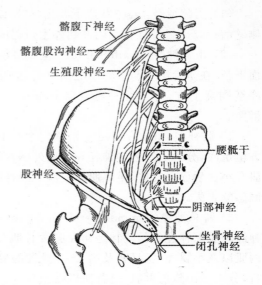

图 1-9-32　腰、骶丛组成模式图

（2）闭孔神经（obturator nerve）：经骨盆侧壁穿闭膜管至股内侧，支配大腿内侧肌群和皮肤。

（五）骶丛

1. 骶丛的组成和位置　骶丛（sacral plexus）由第 4 腰神经前支一部分和第 5 腰神经前支合成的腰骶干及全部骶神经和尾神经前支组成（图 1-9-32）。骶丛位于骶骨及梨状肌的前面。

2. 骶丛的主要分支　骶丛除发出短小肌支，分布于梨状肌等，其他主要分支如下（图 1-9-33，图 1-9-34）：臀上神经、臀下神经、股后皮神经、阴部神经和坐骨神经。

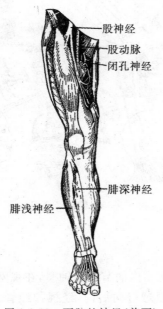

图 1-9-33　下肢的神经（前面）

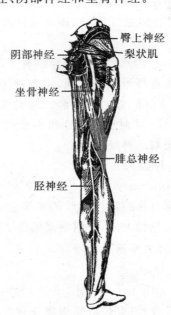

图 1-9-34　下肢的神经（后面）

(1)阴部神经:经梨状肌下孔出盆腔,绕坐骨棘经坐骨小孔入坐骨肛门窝,贴于此窝外侧壁前行,分布于肛门、会阴部和外生殖器的肌和皮肤。

(2)坐骨神经(sciatic nerve):全身最粗大的神经,经梨状肌下孔出盆腔后,在臀大肌深面下行,在坐骨结节与大转子之间下行达股后区,在股二头肌与半腱肌、半膜肌之间深面下降至腘窝上方,分为胫神经和腓总神经。坐骨神经干在股后区发出股支,分布于大腿后群肌。

1)胫神经(tibial nerve):沿腘窝中线下降,在比目鱼肌深面伴胫后动脉下行,经内踝后方至足底,分为足底内侧神经和足底外侧神经。胫神经在腘窝以下分布于膝关节,小腿后群肌及小腿后面的皮肤、足底肌和皮肤。胫神经损伤的主要表现为足背屈伴外翻(钩形足),足底感觉丧失。

2)腓总神经(common peroneal nerve):沿腘窝外侧缘下降,绕过腓骨颈向前,分为腓浅神经和腓深神经。腓浅神经初在腓骨长肌深面下降,继而在腓骨长、短肌之下行,并分布于两肌以及小腿外侧、足背及第2~5趾背的皮肤;腓深神经在小腿前群肌深面,伴胫前动脉下行,分布于小腿前群肌、足背肌以及第1~2趾背面相对缘的皮肤。腓深神经损伤的典型表现为足跖屈伴内翻(马蹄内翻足),足背感觉丧失。

【脑神经】

脑神经(cranial nerves)是与脑相连的周围神经,共12对(图1-9-35),其排列顺序一般用罗马数字表示:Ⅰ嗅神经、Ⅱ视神经、Ⅲ动眼神经、Ⅳ滑车神经、Ⅴ三叉神经、Ⅵ展神经、Ⅶ面神经、Ⅷ前庭蜗神经、Ⅸ舌咽神经、Ⅹ迷走神经、Ⅺ副神经、Ⅻ舌下神经。每一对脑神经中所含的纤维不尽相同,脑神经中的纤维有躯体感觉纤维、内脏感觉纤维、躯体运动纤维和内脏运动纤维。

每对脑神经内所含神经纤维的种类不同。根据脑神经所含纤维成分不同,将脑神经分为感觉性神经(Ⅰ、Ⅱ、Ⅷ对脑神经)、运动性神经(Ⅲ、Ⅳ、Ⅵ、Ⅺ、Ⅻ对脑神经)和混合性神经(Ⅴ、Ⅶ、Ⅸ、Ⅹ对脑神经)。

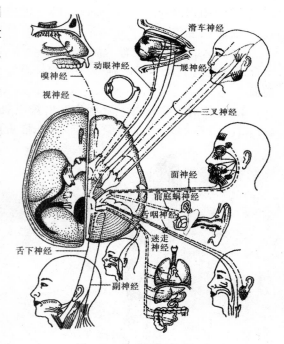

图1-9-35 脑神经概况

（一）嗅神经

嗅神经(olfactory nerve)(图1-9-35)为感觉性神经。起自鼻腔嗅区黏膜的嗅细胞,其周围突分布于嗅黏膜上皮,中枢突聚集成15~20条嗅丝(嗅神经),穿筛孔至嗅球。

（二）视神经

视神经(optic nerve)(图1-9-35)为感觉性神经。视网膜内的节细胞轴突,在视网膜后部聚集成视神经盘,再穿过巩膜构成视神经。视神经离开眼球行向后内,经视神经管入颅,形成视交叉,再经视束与间脑相连,传导视觉冲动。

（三）动眼神经

动眼神经（oculomotor nerve）（图 1-9-36）为运动性神经,内含躯体运动和内脏运动两种纤维。动眼神经自中脑的脚间窝出脑,经海绵窦外侧壁前行,穿眶上裂入眶。躯体运动纤维支配提上睑肌、上直肌、下直肌、内直肌和下斜肌;内脏运动纤维进入睫状神经节换神经元,其节后纤维入眼球壁,支配睫状肌和瞳孔括约肌。

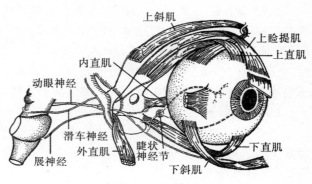

图 1-9-36　动眼、滑车和展神经

（四）滑车神经

滑车神经（trochlear nerve）为运动性神经,起自中脑背侧下丘下方出脑,绕过大脑脚外侧前行,也穿过海绵窦外侧壁,经眶上裂入眶内,支配上斜肌。

（五）三叉神经

三叉神经（trigeminal nerve）（图 1-9-37）为混合性神经,含躯体运动和躯体感觉两种纤维,组成粗大的感觉根和细小的运动根。感觉根上有三叉神经节,其位于颞骨岩部的三叉神经压迹处,主要由感觉神经元胞体聚集而成。三叉神经运动根于三叉神经节下面通过。由节前面发出 3 条神经,即眼神经、上颌神经和下颌神经。

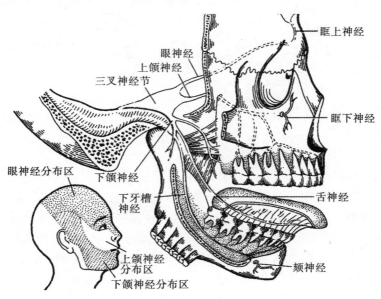

图 1-9-37　三叉神经

1. 眼神经　为感觉支,沿海绵窦外侧壁前行,经眶上裂入眶后,分为泪腺神经、额神经等,分布于眼眶内的结构和眼裂以上的皮肤。

2. 上颌神经　为感觉支,经圆孔出颅后,分出眶下神经、上牙槽后神经等分支,分布于鼻腔、腭、上颌牙,其中眶下神经经眶下裂入眶,再经眶下沟、眶下管、眶下孔,分布于眼裂与口裂之间的皮肤。

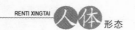

3. 下颌神经 为混合性神经,含躯体感觉纤维和躯体运动纤维。下颌神经出卵圆孔,即发出肌支支配咀嚼肌,其感觉支的分支有耳颞神经、下牙槽神经和舌神经等,分布于下颌牙、舌前 2/3 及口腔底黏膜、耳颞区及口裂以下的皮肤等。

三叉神经在头、面部皮肤的分布范围,以眼裂和口裂为界。眼神经分布于眼裂以上,额部的皮肤;上颌神经分布于睑裂与口裂之间的皮肤;下颌神经分布于口裂以下颏部的皮肤。

（六）展神经

展神经(abducent nerve)为运动性神经,自延髓脑桥沟的锥体上方出脑,向前经海绵窦及眶上裂入眶,支配外直肌。

（七）面神经

面神经(facial nerve)(图 1-9-38)为混合性神经,含有内脏运动、内脏感觉和躯体运动 3 种纤维。面神经在展神经外侧出延髓脑桥沟后,进入内耳门,经内耳道入面神经管,再经茎乳孔出颅,向前穿过腮腺至面部。面神经在面神经管弯曲处的膨大,称膝神经节,由内脏感觉神经元胞体聚集而成。

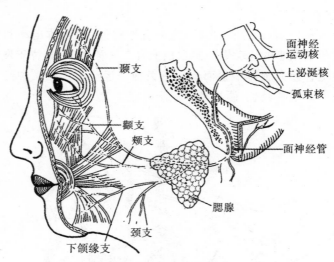

图 1-9-38　面神经

面神经的分支分两部分:① 面神经在面神经管内分内脏运动纤维和内脏感觉纤维,内脏运动纤维分布于下颌下腺和舌下腺,支配其分泌活动;内脏感觉纤维分布于舌前 2/3 的味蕾,司味觉;② 面神经的躯体运动纤维出茎乳孔后,前行入腮腺,于腮腺内分为数支并交织成<u>丛</u>,自腮腺前缘呈放射状发出颞支、颧支、颊支、下颌缘支和颈支,支配面部表情肌及颈阔肌。

面神经的行程复杂,其在不同部位的损伤,可出现不同的临床表现:① 面神经管外损伤,患侧表情肌瘫痪,口角歪向健侧,不能鼓腮;额纹消失,鼻唇沟变平坦;不能闭眼,角膜反射消失;② 面神经管内损伤,除上述面肌瘫痪症状外,还出现患侧舌前 2/3 味觉障碍,泪腺、下颌下腺和舌下腺分泌障碍等。

（八）前庭蜗神经

前庭蜗神经(vestibulocochlear nerve)为感觉性神经,由前庭神经和蜗神经两部分组成。

1. 前庭神经(vestibular nerve) 传导平衡觉。位于内耳道底附近的前庭神经节的周围突分布于壶腹嵴、球囊斑和椭圆囊斑;中枢突组成前庭神经与蜗神经伴行,出内耳门入颅,终于脑干的前庭神经核。

2. 蜗神经(cochlear nerve)　传导听觉。位于内耳蜗轴内的蜗神经节的周围突分布于螺旋器;中枢突在内耳道聚成蜗神经,与前庭神经伴行入颅,终于脑干。

（九）舌咽神经

舌咽神经(glossopharyngeal nerve)为混合性神经,含有躯体运动、躯体感觉、内脏运动和内脏感觉 4 种纤维。舌咽神经经颈静脉孔出颅,下行于颈内动脉和颈内静脉之间继而向前入舌。舌咽神经的躯体运动纤维支配咽部肌;内脏运动纤维支配腮腺的分泌;内脏感觉纤维分布于舌后 1/3 的黏膜和味蕾,司黏膜一般感觉和味觉,也分布于咽、中耳等处的黏膜。此外,内脏感觉纤维聚集成 1～2 支颈动脉窦支,沿颈内动脉下行,分布于颈动脉窦和颈动脉小球,并将两感受器的冲动信息传入脑,以调节血压和呼吸。

（十）迷走神经

迷走神经(vagus nerve)为混合性神经,其在脑神经中行程最长、分布最广。迷走神经含有躯体运动、躯体感觉、内脏运动和内脏感觉 4 种纤维,其中内脏运动纤维是迷走神经的主要纤维成分。

迷走神经经颈静脉孔出颅,进入颈部后,在颈内静脉和颈内动脉、颈总动脉之间的后方下行,经胸廓上口进入胸腔。在胸腔内,左侧迷走神经从左颈总动脉与左锁骨下动脉之间下行,越过主动脉弓前方,再经左肺根后方,紧贴食管左侧向下,转至食管下端前面延续为迷走神经前干;右侧迷走神经则经右锁骨下动、静脉之间,沿气管右侧下降,于右侧肺根后方转至食管后面,延续为迷走神经后干。迷走神经前、后干向下随食管一起穿膈的食管裂孔进入腹腔(图 1-9-39,图 1-9-40)。迷走神经在颈部、胸部和腹部的分支如下图所示。

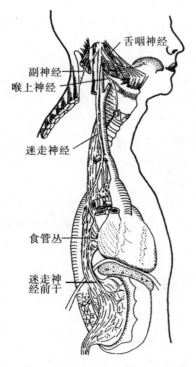

图 1-9-39　舌咽神经、迷走神经及副神经

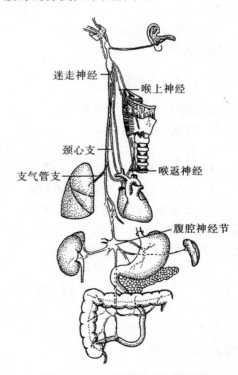

图 1-9-40　迷走神经分布示意图

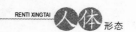

1. 喉上神经 起自下神经节,沿颈内动脉的内侧下行,于舌骨大角处分为内、外 2 支,喉上神经的内支穿过甲状舌骨膜入喉,分布于声门裂以上的喉黏膜;外支与甲状腺上动脉伴行,支配环甲肌。此外,还发出至心的颈心支。

2. 喉返神经 为混合性神经。左喉返神经在左侧迷走神经通过主动脉弓下缘前方时发出,并向后勾绕主动脉弓下方返回至颈部;右喉返神经在右侧迷走神经通过右锁骨下动脉前方处发出,并向后勾绕右锁骨下动脉返回至颈部。左、右喉返神经沿气管与食管的沟上升至甲状腺侧叶深面入喉,其感觉支分布于声门裂以下的喉黏膜;肌支支配除环甲肌以外的喉肌。喉返神经单侧损害可致声音嘶哑或发音困难,双侧损害则引起呼吸困难,甚至窒息。

在胸部迷走神经还有一些细小的分支,如支气管支、食管支、胸心支,分别加入肺丛、食管丛和心丛。

3. 胃前支和肝支 是迷走神经前干的两条终支。迷走神经前干于贲门附近分支,胃前支沿胃小弯分布于胃前壁,其终末支分布于幽门部前壁、十二指肠上部和胰头;肝支随肝固有动脉分支走行,分布于肝、胆囊及胆道。

4. 胃后支和腹腔支 是迷走神经后干的两条终支。胃后支于贲门附近分出后,沿胃小弯深部走行,沿途分支布于胃后壁,其终末支分布于幽门部后壁;腹腔支向后加入腹腔丛,亦与交感神经纤维伴行,随腹腔干、肾动脉和肠系膜上动脉分支分布于肝、脾、胰、肾以及结肠左曲以上的消化管。

(十一)副神经

副神经(accessory nerve)为运动性神经。离脑后,与舌咽神经、迷走神经一起,经颈静脉孔出颅,支配胸锁乳突肌和斜方肌。

(十二)舌下神经

舌下神经(hypoglossal nerve)为运动性神经。离脑后,经舌下神经管出颅。分布于舌内肌、颏舌肌等。

二、能力训练

请同学们结合标本及模型指出以下结构。

1. 颈丛 说出膈神经的起源和走行。

2. 臂丛 辨认正中神经、尺神经、桡神经、肌皮神经、腋神经。

3. 腰丛 辨认闭孔神经、臀上神经、臀下神经、肋间神经、肋下神经。

4. 骶丛 辨认坐骨神经、股神经、腓总神经、胫神经。

5. 脑神经 指出动眼神经、视神经、嗅神经、滑车神经、展神经、前庭蜗神经、舌咽神经、副神经的分布;面神经、迷走神经、喉返神经、喉上神经行程、分布,三叉神经(眼神经、上颌神经、下颌神经)和舌下神经的分布。

任务三　认识内脏神经

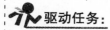驱动任务:

请结合电动模型指出内脏运动神经走行。

一、知识介绍

内脏神经(visceral nervous)主要分布于内脏、心血管和腺体。内脏神经与躯体神经一样,按照纤维的性质可分为内脏运动神经和内脏感觉神经两部分。内脏运动神经对内脏、心血管和腺体功能起调节和控制作用,通常是不随意、不受人的意志控制,故又称自主神经或植物神经。内脏感觉神经则分布到内脏、心血管等处的内感受器,把所感受到的刺激传递到各级中枢,直至大脑,通过反射调节内脏、心血管等器官的活动,以维持机体内外环境的动态平衡,并保持机体正常的生命活动。

(一)内脏运动神经

内脏运动神经(图1-9-41)与躯体运动神经在结构和功能上存在着较大的差别,两者在结构和分布上的差异如下:

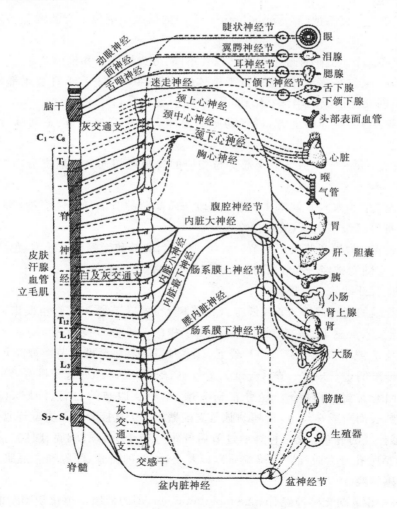

图 1-9-41 内脏运动神经的分布

(1)纤维成分不同:躯体运动神经只有1种纤维成分;内脏运动神经则有交感神经和副交感神经两种纤维成分,多数器官同时接受交感神经和副交感神经的双重支配。

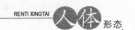

（2）支配器官不同：躯体运动神经支配骨骼肌，一般受意志的控制；内脏运动神经则支配平滑肌、心肌和腺体，一定程度上不受意志的控制。

（3）神经元数目不同：躯体运动神经自低级中枢至效应器，只有1个神经元；内脏运动神经自低级中枢发出后，先在内脏神经节换神经元，再由节内神经元发出的纤维到达效应器，因此，内脏运动神经从低级中枢至效应器需要2个神经元。第1个神经元的胞体位于脑干和脊髓内，称节前神经元，其轴突构成节前纤维；第2个神经元的胞体位于内脏神经节内，称节后神经元，其轴突构成节后纤维。

（4）纤维的粗细不同：躯体运动神经纤维一般较粗，为有髓神经纤维；内脏运动神经则纤细，为薄髓和无髓神经纤维。

内脏运动神经分为交感神经和副交感神经两部分。

1. 交感神经

（1）低级中枢：交感神经（sympathetic nerve）的低级中枢位于脊髓胸1～腰3节段灰质侧角。

（2）交感神经节：交感神经节根据其位置不同，分为椎旁节和椎前节。

1）椎旁节：又称交感干神经节，位于椎体的两侧，共有19～24对及尾部的一个单节。由椎旁节借节间支连接成的串珠状结构，称交感干（图1-9-41）。

2）椎前节：位于椎体的前方，同名动脉的根部。如腹腔神经节、主动脉肾节和肠系膜上、下神经节。

（3）交通支：每一个椎旁节借交通支与相应的脊神经相连。交通支分白交通支和灰交通支两种。

1）白交通支：为来自脊髓胸1～腰3节段灰质侧角的节前纤维随脊神经前根进入椎旁节，因其有髓神经纤维呈白色，故称白交通支。

2）灰交通支：为椎旁节发出的节后纤维，因多为薄髓和无髓神经纤维，色灰暗而称灰交通支。灰交通支随脊神经分布于汗腺、立毛肌及小血管平滑肌等。

（4）节前、后纤维的走行规律。

1）节前纤维的走行规律：节前纤维自脊髓胸1～腰3节段灰质侧角发出，经前根、脊神经干和白交通支入交感干后，有3种去向：① 于相应的椎旁节换神经元；② 于交感干内上升或下降，在上方或下方的椎旁节换神经元；③ 穿过椎旁节，至椎前节换神经元。

2）节后纤维的走行规律：节后纤维的走行也有3种去向：① 起于椎旁节的节后纤维经灰交通支返回脊神经，并随脊神经分布到头颈、躯干及四肢的血管、汗腺和立毛肌等处；② 攀附在动脉表面形成神经丛，再随动脉至支配器官；③ 直接分布至支配器官。

（5）交感神经的分布：交感神经通过节后纤维分布于头、颈、胸腔、腹腔、盆腔脏器等实质性器官（包括瞳孔开大肌和肾上腺髓质），以及上、下肢的血管、汗腺和立毛肌。

2. 副交感神经

（1）低级中枢：副交感神经（parasympathetic nerve）的低级中枢位于脑干的4对副交感核（动眼神经副核、上泌涎核、下泌涎核和迷走神经背核）和脊髓骶2～4节段的骶副交感核。

（2）副交感神经节：副交感神经节位于器官附近或器官的壁内，分别称为器官旁节和器官内节，如睫状神经节、下颌下神经节、心神经节和膀胱神经节等。

（3）副交感神经的分布：副交感神经通过节后纤维分布于头、颈、胸腔、腹腔、盆腔脏器（包括瞳孔括约肌）等实质性器官。

3. 交感神经与副交感神经的主要区别　交感神经与副交感神经都是内脏运动神经，常对一个器官形成双重神经支配，但在形态结构、功能和分布范围等方面却不相同，两者的区别见表1-9-1。

表 1-9-1　交感神经与副交感神经的主要区别

内　容	交感神经	副交感神经
低级中枢的位置	脊髓胸1～3节段灰质侧角	脑干副交感核与骶副交感核
神经节	椎旁节和椎前节	器官旁节和器官内节
节前、后纤维	节前纤维短、节后纤维长	节前纤维长、节后纤维短
节前、后神经元的比例	一个节前神经元的轴突可与许多的节后神经元组成突触	一个节前神经元的轴突可与较少的节后神经元组成突触
分布范围	分布范围广泛，分布于全身血管及胸、腹、盆腔脏器的平滑肌、心肌、腺体及竖毛肌和瞳孔开大肌、肾上腺髓质	分布于胸、腹、盆腔脏器的平滑肌、心肌、腺体及瞳孔括约肌

4. 内脏神经丛　交感神经、副交感神经和内脏感觉神经在分布到器官前互相交织形成内脏神经丛，再由丛发出分支至所支配的器官，如心丛、肺丛、腹腔丛等。

（二）内脏感觉神经

内感受器接受来自内脏的刺激，并转化为神经冲动，通过内脏感觉神经把这一冲动传到中枢，中枢则直接通过内脏运动神经或间接通过体液调节各效应器官的活动。

1. 内脏感觉神经的特点

（1）痛阈较高：机体对正常的内脏活动一般不会有感觉，但内脏活动强烈时可引起一定的感觉。

（2）弥散的痛：内脏感觉的传入路径较分散，一个脏器的感觉纤维常与数个脏器的感觉纤维一起经过多个节段的脊神经进入中枢。因此，内脏痛往往是弥散的，而且定位不准确。

（3）对牵拉、膨胀和痉挛等刺激敏感，而对切割等刺激不敏感。

2. 牵涉性痛　当某些脏器发生病变时，常在机体表面的一定区域产生感觉过敏或疼痛感觉，这一现象称牵涉性痛。如心绞痛时，常在胸前区及左臂内侧感到疼痛。肝、胆疾病时，常在右肩部感到疼痛等。

二、能力训练

请同学们结合标本及模型指出以下结构。

1. 交感神经和副交感神经　指出交感神经和副交感神经的低级中枢，说出节前、节后纤维长度不同。

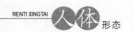

任务四　认识神经系统传导通路

驱动任务:

请结合电动模型指出躯干、四肢浅感觉传导通路。

一、知识介绍

【感觉传导通路】

人体在生命活动中,通过感受器接受内、外环境的各种刺激,并将其转化为神经冲动经传入神经传至中枢,最后到达大脑皮质。另一方面,大脑皮质对传入的感觉信息整合后,发出神经冲动,沿传出纤维,经脑干和脊髓的运动神经元到达效应器,作出相应的反应。因此,在神经系统内存在着两类传导通路:感觉传导通路和运动传导通路。

（一）躯干、四肢的本体感觉和精细触觉传导通路

本体感觉(又称深感觉)是指肌、腱、关节的位置觉、运动觉和振动觉。在深感觉传导通路中还传导浅感觉中的精细触觉(如辨别两点距离和物体的纹理粗细等)。躯干、四肢的本体感觉传导通路由三级神经元组成(图1-9-42)。头面部的本体感觉传导通路目前尚不十分清楚。

（1）第1级神经元:胞体位于脊神经节内。其周围突伴随脊神经分布于躯干、四肢等处的本体感觉感受器和皮肤的精细触觉感受器。中枢突经脊神经的后根进入脊髓后索,分为长的升支和短的降支。来自第5胸节以下的升支形成薄束;第4胸节以上的升支形成楔束。两者上升至延髓,分别终止于薄束核和楔束核。

（2）第2级神经元:胞体位于薄束核与楔束核内。二核发出的纤维向前绕经延髓中央灰质的腹侧,并左、右交叉,称内侧丘系交叉,交叉后的纤维于延髓中线的两侧上升,形成内侧丘系,终止于丘脑的腹后外侧核。

（3）第3级神经元:胞体位于丘脑的腹后外侧核。其发出纤维组成丘脑中央辐射(丘脑皮质束),经内囊后肢,大部分纤维投射到大脑皮质中央后回的中、上部和中央旁小叶的后部,小部分纤维投射到中央前回。

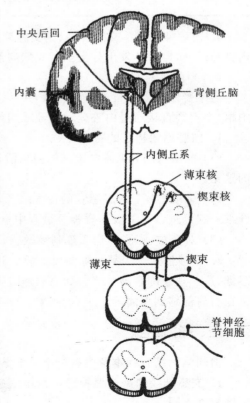

图1-9-42　躯干、四肢本体感觉和精细触觉传导通路

（二）痛觉、温度觉和粗触觉传导通路

传导全身皮肤、黏膜的痛觉、温度觉和粗触觉的传导通路，称浅感觉传导通路，由 3 级神经元组成（图 1-9-43）。

1. 躯干、四肢的浅感觉传导通路

（1）第 1 级神经元：胞体位于脊神经节内。其周围突伴随脊神经分布于躯干、四肢等皮肤内的感受器。中枢突组成后根进入脊髓上升 1～2 个脊髓节段后，终止于脊髓后角固有核。

（2）第 2 级神经元：胞体主要位于脊髓后角的固有核。自固有核发出的纤维斜穿白质前连合至对侧的前索和外侧索，组成脊髓丘脑前束（传导粗触觉）和脊髓丘脑侧束（传导痛觉和温度觉），终止于丘脑的腹后外侧核。

（3）第 3 级神经元：胞体位于丘脑的腹后外侧核。其发出纤维组成丘脑中央辐射（丘脑皮质束），经内囊后肢，纤维投射到大脑皮质中央后回的中、上部和中央旁小叶的后部。

2. 头面部的浅感觉传导通路

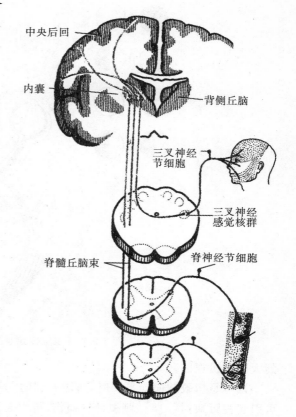

图 1-9-43　痛觉、温度觉和粗触觉传导通路

（1）第 1 级神经元：胞体位于三叉神经节内。其周围突组成三叉神经的感觉支，分布于头面部皮肤和黏膜的浅部感受器，中枢突组成三叉神经感觉根进入脑桥，其中传导痛、温度觉的纤维下降，终止于三叉神经脊束核；传导粗触觉的纤维上升终止于三叉神经脑桥核。

（2）第 2 级神经元：胞体位于脑桥的三叉神经脊束核和三叉神经脑桥核。此二核发出的纤维交叉到对侧组成三叉丘系，上升至背侧丘脑终止于腹后内侧核。

（3）第 3 级神经元：胞体位于丘脑的腹后内侧核内。其发出纤维组成丘脑中央辐射（丘脑皮质束），经内囊后肢，纤维投射到大脑皮质中央后回的下部。

（三）视觉传导通路和瞳孔对光反射

1. 视觉传导通路　由三级神经元组成（图 1-9-44）。

（1）第 1 级神经元：为视网膜的双极细胞。其周围突连于视网膜的视锥细胞和视杆细胞。中枢突与节细胞形成突触。

（2）第 2 级神经元：为视网膜的节细胞。其轴突在视神经盘处聚集成视神经，穿视神经管入颅，经视交叉、视束，终止于外侧膝状体。视交叉是由来自两眼视网膜鼻侧半的纤维交叉而成。视束是由同侧眼的视网膜颞侧半的纤维和对侧眼的视网膜鼻侧半的纤维组合而成。

（3）第 3 级神经元：胞体位于外侧膝状体内。其发出纤维组成视辐射，经内囊后肢投射

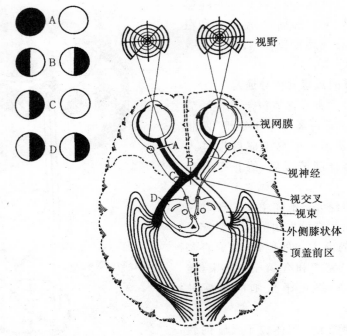

图 1-9-44　视觉传导通路和瞳孔对光反射通路

到大脑皮质视区。

　　视野是指眼球向前平视时，所能看到的空间范围。当视觉传导通路在不同部位损伤时，可引起视野缺损：① 一侧视神经损伤，可引起该侧视野全盲；② 视交叉中央部损伤，可引起双眼视野颞侧偏盲；③ 一侧视交叉外侧部的未交叉纤维损伤，可出现患侧视野鼻侧偏盲；④ 一侧视束、视辐射或视皮质损伤，可引起双眼对侧视野同向性偏盲（患侧鼻侧视野偏盲和健侧颞侧视野偏盲）。

　　2. 瞳孔对光反射　　当强光照一侧眼时，引起双眼瞳孔缩小的反应称瞳孔对光反射。

　　【运动传导通路】

　　运动传导通路管理骨骼肌的运动，可分锥体系和锥体外系两部分。

　　（一）锥体系

　　锥体系（pyramidal system）管理骨骼肌的随意运动，由上运动神经元和下运动神经元组成。上运动神经元胞体位于中央前回和中央旁小叶前部等处，其轴突组成下行的锥体束。其中终止于脊髓灰质前角运动元的下行纤维，称皮质脊髓束；终止于脑干运动神经核的下行纤维，称皮质核束。下运动神经元为脑干内脑神经运动核和脊髓灰质前角运动神经元，其轴突分别构成脑神经和脊神经的运动纤维。临床上将上运动神经元损伤的硬瘫（表现为随意运动障碍，肌张力增高，腱反射亢进，肌不萎缩）称核上瘫；下运动神经元损伤的软瘫（表现为随意运动障碍，肌张力下降，腱反射减弱或消失，肌萎缩）称核下瘫。

　　1. 皮质核束（corticonuclear tract）　　由中央前回下部大脑皮质的锥体细胞的轴突聚合组成，下行经内囊膝部至脑干，大部分纤维终止于双侧脑神经核（如动眼神经核、滑车神经核、三叉神经运动核、展神经核、面神经核上部、疑核和副神经核），再由这些脑神经核发出纤维支配眼球外肌、眼裂以上面肌、咀嚼肌、咽喉肌、胸锁乳突肌和斜方肌等。小部分纤维终止于对侧脑神经核（面神经核下部和舌下神经核），支配对侧眼裂以下的面肌和舌肌。

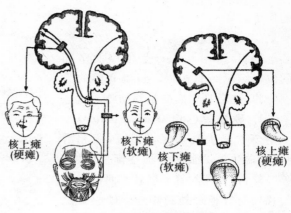

图 1-9-45 面肌和舌肌瘫痪

一侧皮质核束损伤出现对侧眼裂以下面肌和舌肌瘫痪，表现为对侧鼻唇沟变浅或消失，口角歪向患侧，伸舌时舌尖偏向健侧。一侧面神经损伤则出现该侧面肌全部瘫痪，除表现上述症状外，还有额纹消失、不能皱眉、不能闭眼；一侧舌下神经损伤则出现患侧舌肌全部瘫痪，伸舌时舌尖偏向患侧（图 1-9-45）。

2. 皮质脊髓束（corticospinal tract）

由中央前回上、中部和中央旁小叶的前部大脑皮质的锥体细胞的轴突聚合组成，下行经内囊后肢、中脑的大脑脚、脑桥的基底部至延髓锥体，在锥体下端绝大部分纤维交叉（锥体交叉）到对侧，形成皮质脊髓侧束，终止于该侧的前角运动神经元，支配四肢肌；小部分未交叉纤维形成皮质脊髓前束，并在脊髓胸节经白质前连合逐节交叉到对侧，终止于该侧的前角运动神经元，支配躯干肌。在皮质脊髓束中有部分纤维始终不交叉，终止于同侧前角运动神经元，支配躯干肌。

（二）锥体外系

锥体外系（extrapyramidal system）是指锥体系以外影响和控制躯体运动的传导通路。锥体外系的结构十分复杂，在种系的发生上较古老。随着大脑皮质和锥体系的发生、发展，锥体外系逐渐处于从属和协调锥体系完成运动功能的地位。锥体外系的主要功能是调节肌张力和肌群运动、维持和调整体态姿势和习惯性动作等。

二、能力训练

请同学们结合标本及模型进行观察。

1. 感觉传导通路 辨认躯干和四肢浅、深感觉传导通路。

2. 运动传导通路 辨认皮质核束、皮质脊髓束。

任务五 认识脑和脊髓的被膜、血管及脑脊液循环

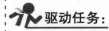驱动任务：

　请结合标本和模型绘出大脑动脉环。

一、知识介绍

【脑和脊髓的被膜】

脑和脊髓的表面，由外向内依次包被有硬膜、蛛网膜和软膜，对脑和脊髓起保护和支持

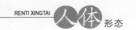
的作用。

（一）硬膜

硬膜（dura mater）是由厚而坚韧的致密结缔组织构成。包裹脊髓的为硬脊膜，包裹脑表面的是硬脑膜。

1. 硬脊膜（spinal dura mater）上附着枕骨大孔边缘，与硬脑膜相沿续；下端达第 2 骶椎平面逐渐变细，包裹终丝，其末端附着于尾骨。两侧在椎间孔处与脊神经外膜相连。硬膜外隙（epidural space）是指硬脊膜与椎管内面的骨膜之间的窄隙，其内呈负压，含有脊神经根、疏松结缔组织、脂肪组织、淋巴管和椎内静脉丛等（图 1-9-46）。临床上进行的硬膜外麻醉，就是将药物注入此隙。

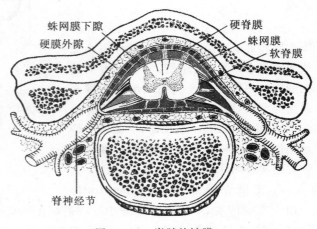

图 1-9-46　脊髓的被膜

2. 硬脑膜（cerebral dura mater）　为双层膜，由外层的颅内骨膜和内层的硬膜组成。其外层与颅顶骨结合较颅底疏松，故颅顶骨骨折易形成硬膜外血肿，而颅底则易撕裂硬脑膜和蛛网膜（两者紧密相贴），造成脑脊液外漏。硬脑膜还形成某些特殊的结构：

（1）大脑镰：形似镰刀，以矢状位插入大脑纵裂。

（2）小脑幕：位于大脑与小脑之间。

（3）硬脑膜窦（dural sinuses）：为颈内静脉的颅内属支。在某些部位硬脑膜的内、外层分开，并覆以内皮细胞而成。主要的硬脑膜窦有上矢状窦、下矢状窦、直窦、横窦、乙状窦和海绵窦等（图 1-9-47）。海绵窦位于蝶鞍，窦内有颈内动脉和展神经通过。在窦的外侧壁内还有动眼神经、滑车神经、三叉神经的眼神经和上颌神经通过（图 1-9-47）。硬脑膜窦内的血液流注关系如下：

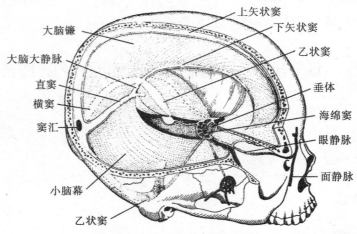

图 1-9-47　硬脑膜及硬脑膜窦

（二）蛛网膜

蛛网膜（arachnoid mater）为一层无血管、神经的透明结缔组织薄膜，与其外面的硬膜相贴。蛛网膜与软膜之间的窄隙，称蛛网膜下隙，隙内充满脑脊液。蛛网膜下隙在某些部位扩大为池，如终池、小脑延髓池等。蛛网膜在上矢状窦内突出形成颗粒状，称蛛网膜粒。脑脊液通过蛛网膜粒渗入硬脑膜窦内，回流入颈内静脉（图1-9-48）。

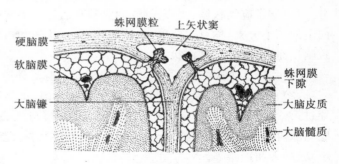

图1-9-48　蛛网膜粒及硬脑膜窦

（三）软膜

软膜（pia mater）为一层含有丰富血管的透明结缔组织膜。紧贴脊髓表面的称软脊膜；脑表面的称软脑膜。软脊膜在脊髓两侧，脊神经根前、后跟之间形成齿状韧带。齿状韧带、终丝和脊神经根均对脊髓起固定作用。软脑膜在脑室壁的一定部位与毛细血管和室管膜上皮共同突入脑室，构成脉络丛，是产生脑脊液的主要结构。

【脑和脊髓的血管】

（一）脑的血管

1. 脑的动脉　脑的动脉主要来源于颈内动脉和椎动脉（图1-9-49），两者以顶枕裂为界。脑的动脉分皮质支和中央支（图1-9-50）。皮质支供应大脑、小脑皮质及附近髓质，中央支供应基底核、内囊和间脑等。

（1）颈内动脉：供应大脑半球的前2/3和间脑前部。颈内动脉起自颈总动脉，经颈动脉管入颅后，前穿海绵窦至视交叉外侧，分出大脑前动脉、大脑中动脉、脉络丛前动脉、眼动脉和后交通动脉等分支。

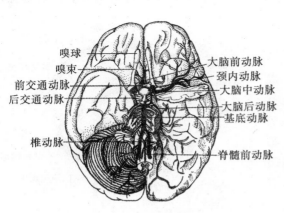

图1-9-49　大脑底的动脉

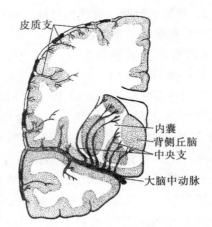

图1-9-50　大脑中动脉的皮质支和中央支

1）大脑前动脉：斜经视神经上方入大脑纵裂，与对侧的同名动脉借前交通动脉相连，再沿胼胝体上方向后行（图1-9-50）。皮质支分布于顶枕沟以前的半球内侧面和背外侧面上缘的部分；中央支供应尾状核、豆状核前部和内囊前肢。

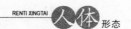

2）大脑中动脉：沿大脑外侧沟走行。皮质支分布于顶枕沟以前的半球背外侧面大部分；中央支供应纹状体、背侧丘脑、内囊膝和后肢。大脑中动脉途经前穿质时，发出一些垂直向上的细小分支，称豆纹动脉，营养尾状核、豆状核和内囊，在高血压动脉硬化时易破裂而导致脑出血，出现"三偏"症状。

3）后交通动脉：发自颈内动脉，向后与大脑后动脉吻合。

（2）椎动脉：供应大脑半球后 1/3、间脑后部、小脑和脑干。起自锁骨下动脉，向上依次穿过第 6 至第 1 颈椎横突孔和枕骨大孔，在脑桥与延髓交界处腹侧，左、右椎动脉汇合成基底动脉，再沿脑桥基底沟上行至脑桥上缘分出左、右大脑后动脉。基底动脉尚发出分支供应小脑、脑干和迷路等。

大脑后动脉：绕过大脑脚向后，行向颞叶下面和枕叶内侧面。皮质支分布于颞叶底面、内侧面及枕叶；中央支供应背侧丘脑、下丘脑和内、外侧膝状体等。

（3）大脑动脉环（cerebral arterial circle）：又称 Willis 环，环绕于视交叉、灰结节和乳头体等周围，由前交通动脉、大脑前动脉、颈内动脉、后交通动脉和大脑后动脉吻合而成。通过大脑动脉环将颈内动脉系与椎动脉系、左右大脑半球的动脉沟通起来。当此环某一部位发生意外（血管瘤或阻塞）时，可在一定程度上通过大脑动脉环使血液重新分配和代偿。

2. 脑的静脉　脑的静脉不与动脉伴行，可分浅、深静脉两组，最后均通过硬脑膜窦（直窦），注入颈内静脉。

（1）浅静脉：主要有大脑上静脉、大脑中静脉和大脑下静脉。

（2）深静脉：收集大脑深部的髓质、基底核、间脑和脉络丛的静脉血，经大脑大静脉再注入硬脑膜窦（直窦）。

（二）脊髓的血管

1. 脊髓的动脉　脊髓的动脉来源于椎动脉和节段性动脉。椎动脉发出脊髓前动脉和脊髓后动脉，在下行过程中不断有节段性动脉（颈升动脉、肋间后动脉和腰动脉）分支的加入，以保证脊髓的血液供应。

2. 脊髓的静脉　脊髓的静脉大致与动脉相同，最后汇集成脊髓前静脉和脊髓后静脉，注入硬脑膜窦内的椎内静脉丛。

【脑脊液及其循环】

脑脊液（cerebral spinal fluid）（图 1-9-51）是充满脑室和蛛网膜下隙的无色透明液体。成人脑脊液总量约 150ml，其对中枢神经系统有运输、缓冲、保护等作用。脑脊液主要由脑室的脉络丛产生。其途径是：左、右侧脑室脉络丛产生的脑脊液通过室间孔进入第三脑室，与第三脑室脉络丛产生的脑脊液一起，向下流入脊髓中央管，向后经中脑水管流入第四脑室，再汇合第四脑室脉络丛产生的脑脊液一起，经第四脑室正中孔和两个外侧孔流入蛛网膜下隙，经蛛网膜粒渗入上矢状窦，最后汇入颈内静脉。

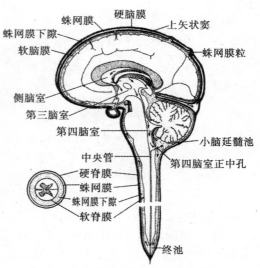

图 1-9-51　脑脊液循环模式图

二、能力训练

请同学们结合标本及模型指出以下结构。

1. 脊髓 找出硬脊膜、硬膜外隙的位置。

2. 脑 找出硬脑膜、大脑镰、小脑幕。

3. 脑血管 指出大脑前动脉和大脑中动脉的分布,基底动脉分出的大脑后动脉的分布,大脑动脉环的位置和组成,以及大脑中动脉中央支的分布。

4. 硬脑膜 辨认第三脑室、第四脑室、中脑水管、上矢状窦、横窦、乙状窦、海绵窦、蛛网膜粒的位置。

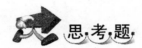
思考题

1. 腓骨颈骨折时易损伤什么神经? 可出现哪些症状?

2. 试述内囊的位置与分部及通过内囊各部的重要纤维束,一侧内囊损伤会出现哪些临床表现?

3. 试述坐骨神经的行程和分支。

4. 在夏天,当人的左手背桡侧皮肤被蚊子叮咬了,所产生的痛觉如何传至大脑皮层?大脑又如何作出反应?

（万勇、曾斌）

第二篇

组织胚胎

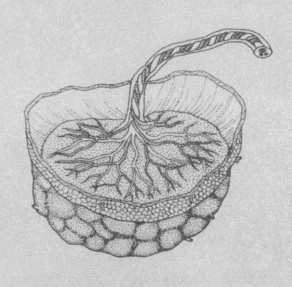

模块一　基本组织

● **知识目标**

1. 掌握上皮组织的结构特点、分布和功能;被覆上皮的结构特点、分类;疏松结缔组织中主要细胞和三种纤维的光镜结构及功能;血液的组成、血清的概念;骨骼肌、平滑肌的镜下结构特点;神经元的形态结构和分类、突触的概念、化学性突触的结构;

2. 熟悉各类被覆上皮的结构特点和分布;血细胞的分类、正常值以及各种血细胞的形态结构与功能;血浆的组成;结缔组织的结构特点和分类;肌的结构;神经纤维的构成和分类;神经末梢的概念和分类;

3. 了解上皮组织的特殊结构;腺上皮和腺的概念、腺的分类和外分泌腺的一般结构;基质的成分和功能;致密结缔组织、脂肪组织、网状组织的特点;骨骼肌纤维的超微结构;神经组织的组成和各自的功能;神经胶质细胞的分类和功能;有髓、无髓神经纤维的结构特征。

● **能力目标**

1. 能分辨各类被覆上皮的结构特点和分布;
2. 能识别疏松结缔组织中主要细胞和三种纤维的组织结构与功能;
3. 能分辨血清与血浆;
4. 能解释血细胞的分类及其正常值;
5. 能在光镜下辨认骨骼肌的形态结构特点;
6. 能在光镜下辨认(指出)消化管壁的微细结构;
7. 能在切片中找到神经元,并说出它的结构特点。

【案例】

患者,男,56岁。心慌、乏力两个月。食欲正常,大、小便没有异常。查体:T 36.5℃,BP 130/70mmHg,贫血貌。化验:Hb 75g/L,RBC $3.08×10^{12}$/L,网织红细胞1.2%,WBC $8.0×10^9$/L,中性粒细胞69%,嗜酸性粒细胞3%,淋巴细胞25%,单核细胞3%,PLt $136×10^9$/L。

初步诊断:贫血(原因待查)。

试分析:血液属于什么组织? 主要由哪些成分组成? 贫血牵涉哪种细胞的异常? 案例中有哪些指标可以证明患者患有贫血?

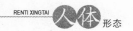 RENTI XINGTAI
人体形态

任务一 认识上皮组织

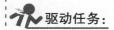驱动任务:

请用彩色铅笔绘出单层柱状上皮微细结构。

上皮组织(epithelial tissue)由排列紧密的上皮细胞组成,上皮细胞形状较规则,细胞间质很少,大部分上皮覆盖于身体表面和衬贴在有腔器官的腔面,称被覆上皮。被覆上皮是按照上皮细胞层数和细胞形状进行分类的。单层上皮由一层细胞组成,所有细胞的基底面都附着于基膜,游离端可伸到上皮表面。复层上皮由多层细胞组成,最深层的细胞附着于基膜上。上皮组织的细胞呈现明显的极性,即细胞的两端在结构和功能上具有明显的差别。上皮细胞的一面朝向身体表面或有腔器官的腔面,称游离面;与游离面相对的另一面朝向深部的结缔组织,称基底面。上皮细胞基底面附着于基膜,基膜是一薄膜,上皮细胞借此膜与结缔组织相连。上皮组织中一般没有血管,细胞所需的营养依靠结缔组织内的血管透过基膜供给。上皮组织具有保护、吸收、分泌和排泄等功能。

一、知识介绍

(一)被覆上皮

被覆上皮是按照上皮细胞层数和细胞形状进行分类的。单层上皮由一层细胞组成,所有细胞的基底面都附着于基膜,游离端可伸到上皮表面。复层上皮由多层细胞组成,最深层的细胞附着于基膜上。

1. 复层扁平上皮 又称复层鳞状上皮。由多层细胞组成,是最厚的一种上皮(图2-1-1)。从上皮的垂直切面看,细胞的形状和厚薄不一。复层扁平上皮由多层细胞构成,各层细胞形状不一。上皮与深面结缔组织的交界起伏不平,两者之间隔以基膜。紧靠基膜的一层细胞为立方形或矮柱状,此层以上是数层多边形细胞和梭形细胞,浅层为几层扁平细胞。这种上皮与深部结缔组织的连接面弯曲不平,扩大了两者的连接面积。复层扁平上皮具有很强的机械性保护作用,分布于口腔、食管和阴道等的腔面和皮肤表面,具有耐摩擦和阻止异物侵入等作用。

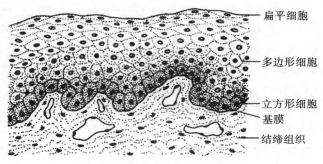

图 2-1-1 复层扁平上皮模式图

2. **单层柱状上皮** 主要由柱状细胞组成,柱状细胞间有许多散在的杯状细胞。从表面看,细胞呈六角形或多角形。从上皮垂直切面看,细胞呈柱状,细胞核长圆形,多位于细胞近基底部(图 2-1-2)。此种上皮大多有吸收或分泌功能,多分布于消化管道。

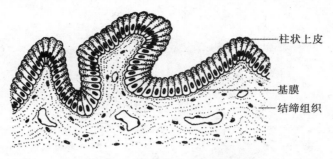

图 2-1-2 单层柱状上皮模式图

3. **单层扁平上皮(simple squamous epithelium)** 又称单层鳞状上皮,很薄,只由一层扁平细胞组成。从表面看,细胞呈不规则形或多边形,核椭圆形,位于细胞中央,细胞边缘呈锯齿状或波浪状,互相嵌合。从上皮的垂直切面看,细胞核呈扁形,胞质很薄,只有含核的部分略厚(图 2-1-3)。

衬贴在心、血管和淋巴管腔面的单层扁平上皮称内皮。内皮细胞很薄,大多呈梭形,游离面光滑,有利于血液和淋巴液流动及物质透过。分布在胸膜、腹膜和心包膜表面的单层扁平上皮称间皮,细胞游离面湿润光滑,便于内脏运动。

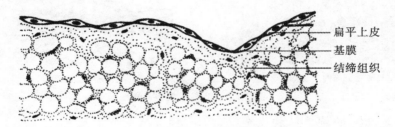

图 2-1-3 单层扁平上皮模式图(侧面观)

4. **单层立方上皮(simple cuboidal epithelium)** 由一层立方形细胞组成(图 2-1-4)。从上皮表面看,每个细胞呈六角形或多角形;从上皮的垂直切面看,细胞呈立方形。细胞核圆形,位于细胞中央。这种上皮见于肾小管等处。

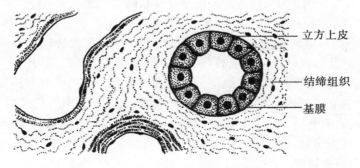

图 2-1-4 单层立方上皮模式图

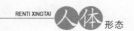

5. 假复层纤毛柱状上皮（pseudostratified ciliated columnar epithelium） 由柱状细胞、梭形细胞、锥体形细胞、杯状细胞组成（图 2-1-5）。柱状细胞游离面具有纤毛。细胞核的位置深浅不一，故从上皮垂直切面看很像复层上皮。但这些高矮不等的细胞基底面都附在基膜上，故实际仍为单层上皮。这种上皮主要分布在呼吸管道的腔面。

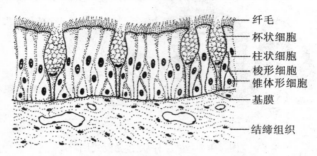

图 2-1-5 假复层纤毛柱状上皮模式图

6. 变移上皮（transitional epithelium） 又名移行上皮，衬贴在排尿管道（肾盏、肾盂、输尿管和膀胱）的腔面。变移上皮的细胞形状和层数可随所在器官的收缩与扩张而发生变化（图 2-1-6）。如膀胱缩小时，上皮变厚；当膀胱充尿扩张时，上皮变薄，细胞层数减少，细胞形状也变扁。

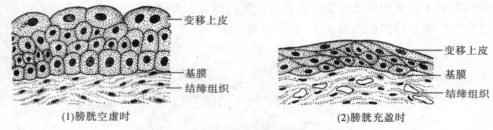

(1)膀胱空虚时　　　　　　　　　(2)膀胱充盈时

图 2-1-6 变移上皮模式图

（二）上皮组织的特殊结构

在上皮细胞的各个面常形成一些特殊结构，以适应上皮组织的功能。

1. 上皮细胞的游离面

（1）微绒毛：是上皮细胞游离面伸出的细小指状突起，在电镜下才能清楚辨认。有些上皮细胞微绒毛少，长短不等，排列也不整齐。具有活跃吸收功能的上皮细胞有许多较长的微绒毛，且排列整齐，在高倍镜下可见细胞游离面显纵纹状的纹状缘或刷状缘。微绒毛显著地扩大了细胞的表面积，参与细胞吸收物质的作用。

（2）纤毛：是细胞游离面伸出的能摆动的较长的突起，比微绒毛粗且长，在光镜下能看见。一个细胞可有几百根纤毛。纤毛具有一定方向节律性摆动的能力。许多纤毛的协调摆动像风吹麦浪起伏，把黏附在上皮表面的分泌物和颗粒状物质向一定方向推送。例如，呼吸道大部分的腔面为有纤毛的上皮，由于纤毛的定向摆动，可把被吸入的灰尘和细菌等排出。

2. 上皮细胞的侧面 为加强上皮细胞间的相互结合，在上皮细胞的侧面有紧密连接、中间连接、桥粒、缝隙连接 4 种细胞连接方式。

3. 上皮细胞的基底面

（1）基膜：是上皮基底面与深部结缔组织间的薄膜。基膜除有支持和连接作用外，还是半透膜,有利于上皮细胞与深部结缔组织进行物质交换。

(2)质膜内褶:是上皮细胞基底面的细胞膜折向胞质所形成的许多内褶。质膜内褶的主要作用是扩大细胞基底面的表面积,有利于水和电解质的迅速转运。

(三)腺上皮和腺

以分泌功能为主的上皮称腺上皮(glandular epithelium)。由腺上皮为主要成分组成的器官叫腺(gland)。

1. 腺的发生及分类　胚胎时期,一些原始上皮细胞增生形成细胞索,深入到结缔组织中,进一步发育、分化,形成具有分泌功能的腺上皮及腺。如果形成的腺有导管通连器官腔面和体表就叫做外分泌腺,如汗腺、唾液腺等。如果没有导管,腺细胞群周围有丰富的毛细血管,分泌物需经体液输送,这种腺叫内分泌腺,如甲状腺、肾上腺等。

2. 外分泌腺的一般结构　依组成外分泌腺的细胞数量分单细胞腺(如杯状细胞)和多细胞腺。大部分外分泌腺由分泌部与导管两部分组成。

(1)分泌部:也叫腺泡,由一层腺细胞围成,中间有腔,细胞基底面有基膜。

(2)导管:也叫排泄部,连接分泌部,由单层或复层上皮组成的粗细不等的各级管道。分泌部产生的分泌物,经导管排出。

二、能力训练

(一)复层扁平上皮(人的食管组织 HE 染色)

1. 肉眼观察　标本为食管横切面,管腔呈不规则形,靠近腔面呈紫蓝色的部位为复层扁平上皮。

2. 低倍镜观察　在食管横切面上所观察到的是复层扁平上皮的垂直切面,可见复层鳞状上皮和下方的部分组织向管腔形成突起(实为立体结构下的纵形皱襞)。

3. 高倍镜观察　从上皮的基底面向腔面观察各层细胞的形态:① 基底层:位于基膜上,是一层矮柱状或立方形细胞。细胞核染色较深,呈卵圆形,胞质少,细胞界限不清楚。② 中间层:位于基底层之上,由数层多边形细胞组成。细胞核较大,呈圆形。③ 表层:位于上皮的浅面,由数层扁平细胞组成。细胞核小,呈梭形,着色深。

(二)单层柱状上皮(人的小肠纵切组织 HE 染色)

1. 肉眼观察　标本为长条形,一面较平整,染成红色;另一面凹凸不平,染成紫红色,此面就是要观察的上皮组织所在处。

2. 低倍镜观察　找到许多高低不平的皱襞,表面被覆单层柱状上皮,从上皮垂直切面看,细胞呈柱状,细胞核长圆形,多位于细胞近基底部。此种上皮大多有吸收或分泌功能。选择结构清晰的垂直切面,移至视野中央,转高倍镜观察。

3. 高倍镜观察　上皮细胞呈高柱状,排列紧密而整齐。核呈椭圆形,染成紫蓝色,位于近细胞的基底部;胞质染成粉红色。上皮的基底面与结缔组织相连。在典型的垂直切面上,可见相邻柱状细胞的细胞核位置高低基本一致,整个上皮的细胞核呈单行排列。在上皮游离面可见一条折光强、均质红线状的纹状缘。在柱状细胞之间可见散在分布的杯状细胞(形态描述参照气管上皮中的描述)。

4. 绘图　单层柱状上皮细胞,HE,10×40。

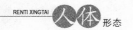

任务二　认识结缔组织

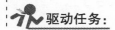**驱动任务：**

请用彩色铅笔绘出疏松结缔组织撕片微细结构。

　　结缔组织(connective tissue)由细胞和大量细胞间质构成,结缔组织的细胞间质包括基质、细丝状的纤维和不断循环更新的组织液。细胞散居于细胞间质内,分布无极性。广义的结缔组织,包括液状的血液、松软的固有结缔组织和较坚固的软骨与骨;一般所说的结缔组织仅指固有结缔组织而言。结缔组织在体内广泛分布,具有连接、支持、营养、保护等多种功能。

　　固有结缔组织,按其结构和功能的不同分为疏松结缔组织、致密结缔组织、脂肪组织和网状组织。

一、知识介绍

(一)疏松结缔组织

　　疏松结缔组织又称蜂窝组织,其特点是细胞种类较多,纤维较少,排列稀疏(图 2-1-7)。疏松结缔组织在体内广泛分布,位于器官之间、组织之间以至细胞之间,起连接、支持、营养、防御、保护和修复等功能。

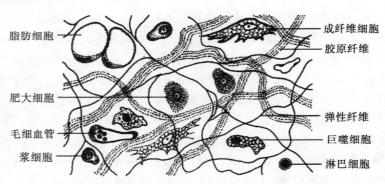

图 2-1-7　疏松结缔组织铺片模式图

　　1.　细胞　疏松结缔组织的细胞种类较多,其中包括成纤维细胞、巨噬细胞、浆细胞、肥大细胞、脂肪细胞等。此外,血液中的白细胞,如中性粒细胞、嗜酸性粒细胞、淋巴细胞等在炎症反应时也可游走到结缔组织内。各类细胞的数量和分布随疏松结缔组织存在的部位和功能状态而不同。

　　(1)成纤维细胞:疏松结缔组织的主要细胞成分。细胞扁平,多突起,呈星状,胞质较丰富呈弱嗜碱性。胞核较大,扁卵圆形,染色质疏松着色浅,核仁明显。成纤维细胞既合成和分泌胶原蛋白、弹性蛋白,生成胶原纤维、网状纤维和弹性纤维,也合成和分泌糖胺多糖和糖蛋白等基质成分。

　　(2)巨噬细胞:体内广泛存在的具有强大吞噬功能的细胞。在疏松结缔组织内的巨噬细胞又称为组织细胞,常沿纤维散在分布,在炎症和异物等刺激下活化成游走的巨噬细胞。巨噬细胞是由血液内单核细胞穿出血管后分化而成。巨噬细胞有重要的防御功能,它具有趋化性定向运动、吞噬和清除异物及衰老伤亡的细胞、分泌多种生物活性物质以及参与和调节人体免疫应答等功能。

(3)浆细胞:细胞卵圆形或圆形,核圆形,多偏居细胞一侧,染色质成粗块状,沿核膜内面呈辐射状排列,形似车轮状。胞质丰富,嗜碱性,核旁有一浅染区。具有分泌多种生物活性物质(如抗体)以及参与和调节人体免疫应答等功能。

(4)肥大细胞:较大,呈圆形或卵圆形,胞核小而圆,多位于中央。胞质内充满异染性颗粒,颗粒易溶于水。肥大细胞分布很广,常沿小血管和小淋巴管分布。肥大细胞与变态反应有密切关系。

(5)脂肪细胞:常沿血管分布,单个或成群存在。胞质被一个大脂滴推挤到细胞周缘,包绕脂滴。核被挤压成扁圆形,连同部分胞质呈新月形,位于细胞一侧。在 HE 染色切片中,脂滴被溶解,细胞呈空泡状。脂肪细胞有合成和贮存脂肪、参与脂质代谢的功能。

2. 纤维 有三种类型:胶原纤维、弹性纤维和网状纤维。

(1)胶原纤维:数量最多。HE 染色切片中呈嗜酸性,着粉红色。纤维粗细不等,呈波浪形,并互相交织。胶原纤维的韧性大,抗拉力强。

(2)弹性纤维:在 HE 染色切片中,着色较浅。弹性纤维较细,直行,分支交织,粗细不等,表面光滑,断端常卷曲。弹性纤维富于弹性而韧性差,与胶原纤维交织在一起,使疏松结缔组织既有弹性又有韧性,有利于器官和组织保持形态位置的相对恒定,又具有一定的可变性。

(3)网状纤维:较细,分支多,交织成网。在 HE 染色切片中不易显示,而用银染法,网状纤维呈黑色,故又称嗜银纤维。

3. 基质 基质是一种由生物大分子构成的胶状物质,具有一定黏性。构成基质的大分子物质包括蛋白多糖和糖蛋白。

4. 组织液(tissue fluid) 是从毛细血管动脉端渗入基质内的液体,经毛细血管静脉端和毛细淋巴管回流入血液或淋巴,组织液不断更新,有利于血液与细胞进行物质交换,成为组织和细胞赖以生存的内环境。当组织液的渗出、回流或机体水盐、蛋白质代谢发生障碍时,基质中的组织液含量可增多或减少,导致组织水肿或脱水。

(二)致密结缔组织

致密结缔组织(dense connective tissue)的特点是细胞和基质成分少而纤维成分多,排列紧密,细胞主要是成纤维细胞。纤维主要是胶原纤维和弹性纤维,具有支持和连接功能。

(三)脂肪组织

脂肪组织(adipose tissue)由大量脂肪细胞聚集而成(图 2-1-8)。疏松结缔组织将成群的脂肪细胞分隔成若干小叶,结缔组织小隔中含有丰富的毛细血管网,脂肪细胞呈圆形或多边形,胞质内充满脂肪滴,常将细胞核挤向细胞一侧,在 HE 染色切片上,脂肪被溶剂溶解,故细胞呈空泡状。脂肪组织主要储存脂肪,是机体内的最大

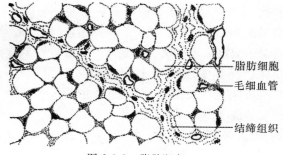

脂肪细胞

毛细血管

结缔组织

图 2-1-8 脂肪组织

"能量库",同时具有支持、缓冲、保护和保持体温等作用。

（四）网状组织

网状组织（reticular tissue）主要由网状细胞、网状纤维、基质及少量巨噬细胞构成（图 2-1-9）。网状细胞突起彼此相互连接,网状纤维沿网状细胞分布,共同构成网架,它是淋巴组织、淋巴器官及骨髓的结构基础,网状组织在造血器官内可提供血细胞发育所需要的微环境。

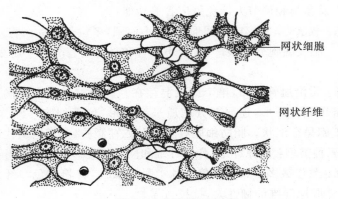

图 2-1-9　网状组织

（五）血液

血液（blood）又称外周血,是一种液状、特殊的结缔组织,由血细胞和血浆组成。健康成人约有 5L,占体重的 7%。血浆是流动的液体,约占血液容积的 55%,其中约 90% 是水,其余为血浆蛋白（包括白蛋白、球蛋白、纤维蛋白原等）及其他可溶性物质。血液从血管流出后,其内的纤维蛋白原转变为纤维蛋白,并参与血液的凝固。血液凝固后所析出的淡黄色澄清液体,称血清。因此,血清中不含纤维蛋白原。血细胞约占血液容积的 45%。正常人各种血细胞的数量和比例相对呈动态平衡。临床上将血细胞的形态、数量、比例和血红蛋白含量的测定称为血象。血象对于了解机体状况和诊断疾病十分重要。用 Wright 染色法染血涂片,是最常用的观察血细胞形态的方法（图 2-1-10）。血细胞包括红细胞、白细胞和血小板。

1～3 单核细胞　4～6 淋巴细胞　7～11 中性粒细胞　12～14 嗜酸性粒细胞　15 嗜碱性粒细胞　16 红细胞　17 血小板

图 2-1-10　各种血细胞

血细胞分类和正常值如下：

红细胞（RBC） 男：$4.2 \sim 5.5 \times 10^{12}$/L，血红蛋白（HB）：120～150g/L

女：$3.5 \sim 5.0 \times 10^{12}$/L，血红蛋白（HB）：105～125g/L

白细胞（WBC）$4 \times 10^{9} \sim 10 \times 10^{9}$/L：中性粒细胞50%～70%、嗜酸性粒细胞0.5%～3%、嗜碱性粒细胞0%～1%、淋巴细胞20%～30%、单核细胞3%～8%

血小板（Pt）$100 \times 10^{9} \sim 300 \times 10^{9}$/L

1. 红细胞（erythrocyte，red blood cell）

在扫描电镜下呈双凹圆盘状（图2-1-11）。在血涂片上，红细胞中央染色较浅，周缘较深。红细胞具有形态的可变性，当它们通过小于自身直径的毛细血管时，可改变形状。成熟的红细胞无核，也无细胞器，胞质内充满血红蛋白，使红细胞呈红色。血红蛋白具有结合与运输 O_2 和 CO_2 的功能，所以红细胞能供给全身细胞所需的 O_2，并带走细胞所产生的大部分 CO_2。红细胞的平均寿命约120天。与此同时，每

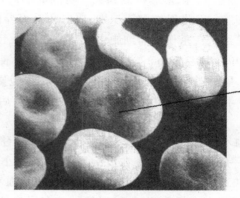

红细胞

图 2-1-11 红细胞扫描电镜图

天有大量新生红细胞从骨髓进入血液。这些细胞内尚残留部分核糖体，用煌焦油蓝染色呈细网状，故称网织红细胞。新生的红细胞在血流中大约经过一天后完全成熟，核糖体消失。在成人外周血中，网织红细胞占红细胞总数的0.5%～1.0%。在骨髓造血功能发生障碍的患者，网织红细胞计数降低。而如果贫血患者的网织红细胞计数增加，说明与治疗有关。

2. 白细胞（leukocyte，white blood cell） 有核的球形细胞，一般较红细胞大。白细胞能做变形运动，穿过血管壁，进入周围组织，发挥防御和免疫功能。根据白细胞胞质内有无特殊颗粒，可将其分为有粒白细胞和无粒白细胞。前者常简称粒细胞，根据其特殊颗粒的染色性，又可分为中性粒细胞、嗜酸性粒细胞和嗜碱性粒细胞三种；后者则有单核细胞和淋巴细胞两种。

（1）中性粒细胞（neutrophilic granulocyte，neutrophil）：中性粒细胞是白细胞中数量最多的一种。细胞核呈腊肠形的称为杆状核；呈分叶状的称为分叶核，一般分为2～5叶，以2～3叶者居多。核的分叶越多则细胞越衰老。细胞质内有很多细小的淡紫红色的中性颗粒，分布均匀，颗粒内含有吞噬素和溶菌酶等。吞噬素有杀菌作用，溶菌酶能溶解细菌表面的糖蛋白。中性粒细胞在吞噬、处理了大量细菌后，自身也死亡，成为脓细胞。中性粒细胞从骨髓进入血液，约停留6～8小时，然后离开，在结缔组织中存活2～3天。

（2）嗜酸性粒细胞（eosinophilic granulocyte，eosinophil）：细胞核多分为2叶，细胞质内充满粗大均匀的鲜红色嗜酸性颗粒。颗粒内含有酸性磷酸酶和组胺酶等。嗜酸性粒细胞能吞噬抗原抗体复合物，释放组胺酶灭活组织胺，从而减轻过敏反应。当患过敏性疾病或感染寄生虫时，血液中嗜酸性粒细胞增多。嗜酸性粒细胞在血液中一般停留6～8小时后，进入结缔组织，特别是肠道结缔组织，可存活8～12天。

（3）嗜碱性粒细胞（basophilic granulocyte，basophil）：细胞核分叶或呈"S"形或不规则

形,着色较浅。细胞质内含有大小不等、分布不匀的嗜碱性颗粒,颗粒内含有肝素、组胺、嗜酸性粒细胞趋化因子等。嗜碱性粒细胞与肥大细胞的胞质成分和功能大体相似,但两者关系仍待深入研究。

(4) 淋巴细胞(lymphocyte):可分大、中、小三种。小淋巴细胞数量最多,细胞核圆形,一侧常有浅凹,染色质浓密呈块状,着色深;细胞质很少,在核周形成很薄的一周,嗜碱性,染成天蓝色。

根据发生来源、形态特点和免疫功能的不同,可将淋巴细胞分为 T 淋巴细胞、B 淋巴细胞、NK 细胞。T 淋巴细胞能识别、攻击和杀灭异体细胞;B 淋巴细胞能转化为浆细胞,产生抗体;NK 细胞在杀伤肿瘤细胞中起重要作用。

(5) 单核细胞(monocyte):单核细胞是血液中体积最大的白细胞,呈圆形或椭圆形,细胞核常呈肾形、马蹄铁形或扭曲折叠的不规则形,细胞质较多,弱嗜碱性,常染成灰蓝色。单核细胞在血液中停留 12～48 小时,然后进入结缔组织或其他组织,分化为巨噬细胞。

3. 血小板(blood platelet)　血小板是由骨髓内巨核细胞胞质脱落而成的胞质碎块,体积很小,一般呈双凸盘状。在血涂片标本中,血小板多成群分布,外形不规则,周围部染成浅蓝色,中央部有紫蓝色颗粒分布。血小板在凝血和止血过程中起着重要作用。当血管受损伤或破坏时,血小板受到刺激,聚集黏着在损伤处与血细胞共同形成凝血块而止血,同时释放血小板内的颗粒物质,进一步促进止血和凝血。

二、能力训练

请同学们在显微镜下指出以下结构。

(一)疏松结缔组织撕片

1. 肉眼观察　此种标本用手工方法剪取皮下组织后,用探针撑开于玻片上形成,故组织标本形状不规则。由于标本的不同部位厚薄不匀,故颜色深浅不一。

2. 低倍镜观察　纤维交叉成网,细胞散在于纤维之间。选择铺片着色浅的部位,转高倍镜观察。

3. 高倍镜观察

(1) 胶原纤维:数量多,染成粉红色。纤维粗大,有分支,在自然松弛状态下呈波浪状,但由于制片时用探针撑开的缘故,波浪状已不明显。

(2) 弹性纤维:数量少,细而直,也有分支,染色较深呈紫色,折光性强,断端常卷曲。

(3) 成纤维细胞:细胞大,有多个较尖锐的突起,细胞边缘不清楚。胞质弱嗜碱性,核较大呈卵圆形,染色浅。

(4) 巨噬细胞:细胞形状不定,呈圆形、卵圆形或不规则形,边界较清楚,部分细胞可见伪足。胞质嗜酸性,内含大小不等的蓝色苔盼蓝颗粒和空泡。核多偏位、较小、染色较深。

4. 绘图　疏松结缔组织撕片:成纤维细胞、巨噬细胞、胶原纤维、弹性纤维等微细结构。

(二)疏松结缔组织切片(人的小肠组织 HE 染色)

1. 肉眼观察　染成紫蓝色的为腔面的黏膜层,另一面染成红色的是肌层,两层之间着色浅的区域即疏松结缔组织。

2. 低倍镜观察　纤维排列疏松,细胞核散在分布,它们之间有较多的空隙,为基质所在。

3. 高倍镜观察　胶原纤维染成红色,粗细长短不等,断面不同,量多,其间夹有弹性纤维,不易分辨。细胞分散于纤维之间,数量多,成纤维细胞核较大,椭圆形,色紫,其他细胞类型难以区分。

附　皮肤的微细结构

（一）皮肤的微细结构

皮肤(skin)覆盖身体表面,平均面积 $1.7m^2$,借皮下组织与深部组织相连,具有保护深部组织、感受刺激、调节体温、排泄和吸收等作用。

皮肤分为浅层的表皮和深层的真皮(图 2-1-12)。

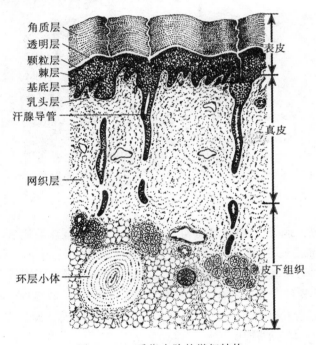

图 2-1-12　手指皮肤的微细结构

1. 表皮　表皮(epidermis)为角化的复层扁平上皮,表皮厚薄不等,根据细胞的形态特点和位置,一般可分 5 层,由深至浅依次为基底层、棘层、颗粒层、透明层和角质层。

（1）基底层:附着于基膜上,是一层低柱状细胞,较幼稚,具有较强的分裂增殖能力,新生的细胞逐渐向表层推移,分化为其余各层细胞。

（2）棘层:由数层多边形细胞组成,细胞较大,表面伸出许多短小的棘状突起。

（3）颗粒层:由 3～5 层梭形细胞组成,细胞已开始向角质细胞转化。

（4）透明层:由数层扁平的细胞组成,细胞核和细胞器退化消失,细胞质呈均质透明状。

（5）角质层:由多层扁平的角质细胞构成,细胞已完全角化,具有抗摩擦、阻挡有害物质侵入及防止体内物质丢失等作用。

2. 真皮　真皮(dermis)由致密结缔组织构成,富有韧性和弹性。真皮分为与表皮相连的乳头层和在乳头层深部的网织层。真皮内含有许多小血管、淋巴管和多种感受器(如感受触觉的触觉小体、感受痛觉的游离神经末梢、感受压觉的环层小体)以及皮脂腺、外泌汗腺等。

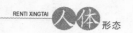

皮下组织：即浅筋膜，不属于皮肤的结构，但其结缔组织纤维与真皮相连结。皮下组织由疏松结缔组织构成，内含脂肪组织、较大的血管、淋巴管和神经。脂肪组织的含量随年龄、性别和部位而异。皮内注射时针头斜穿表皮的角质层、透明层、颗粒层、棘层至基底层，或经表皮与真皮乳头层之间。皮下注射时针头依次穿过表皮、真皮，再穿入皮下组织内。

（二）皮肤的附属器

皮肤的附属器包括体毛、皮脂腺、汗腺和指（趾）甲（图 2-1-13）。

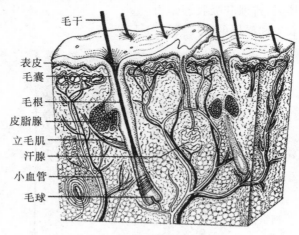

图 2-1-13　皮肤的附属结构模式图

1. 体毛　人体皮肤除手掌和足底等处外，都有体毛分布，体毛露在皮肤外面的部分称毛干；埋入皮肤内的部分称毛根，毛根周围包有毛囊。毛囊和毛根下端形成膨大的毛球，是毛和毛囊的生长点。毛球基部有一深凹，结缔组织伸入其内形成毛乳头。毛乳头对体毛的生长有重要作用。毛囊的一侧附有斜行的平滑肌束，称立毛肌，收缩时，可使体毛竖立。

2. 皮脂腺　皮脂腺位于体毛与立毛肌之间，其导管开口于毛囊。皮脂腺的分泌物称皮脂，有柔润皮肤和保护体毛的作用。

3. 汗腺　全身的皮肤，除乳头和阴茎头等处外，都分布有汗腺。汗腺由分泌部和导管两部分组成。汗腺的分泌物称汗液。汗液经导管排到皮肤表面，是身体散热的重要方式，对调节体温、湿润皮肤和水盐平衡等均具有重要的作用。

4. 指（趾）甲　指甲的前部露出于体表称甲体，甲体下面的皮肤为甲床；后部埋入皮内称甲根；甲体两侧和甲根浅面的皮肤皱襞称甲襞，甲襞与甲体之间的沟称甲沟。

任务四　认识肌组织

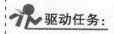驱动任务：

　　请用彩色铅笔绘出平滑肌微细结构。

一、知识介绍

肌组织主要由肌细胞构成,肌细胞之间有少量结缔组织、血管、淋巴管和神经。肌细胞细长呈纤维状,又称肌纤维(muscle fiber)。肌细胞的细胞膜称肌膜(sarcolemma),细胞质称肌浆(sarcoplasm),肌浆内的滑面内质网称肌浆网。肌细胞的结构特点是肌浆内含有大量肌丝,它是肌纤维舒缩功能的主要物质基础。

(一)平滑肌

平滑肌(smooth muscle)主要由平滑肌纤维构成,纤维间有少量的结缔组织、血管及神经等。平滑肌纤维呈长梭形,长短不一,无横纹,有一个椭圆形的核,位于细胞中央(图 2-1-14)。其主要分布于内脏器官和血管等中空性器官的管壁内。平滑肌的舒缩不受意识控制,缓慢持久而有节律,不易疲劳,又称不随意肌。

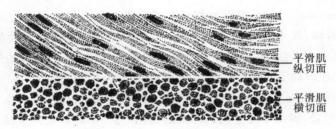

平滑肌纵切面

平滑肌横切面

图 2-1-14 平滑肌光镜结构

(二)心肌

心肌主要分布在心脏。心肌纤维(细胞)是心肌层主要成分,心肌纤维呈不规则的短圆柱状,常有分叉,互连成网。一般只有一个核,偶尔有双核,核呈椭圆形,位于细胞的中央(图 2-1-15)。心肌纤维也有横纹,但不如骨骼肌纤维明显。成人核周围的胞质内可见脂褐素,随年龄增长而增多。相邻心肌纤维之间的连接处有一条染色较深的带状结构,称闰盘(intercalated disk)。

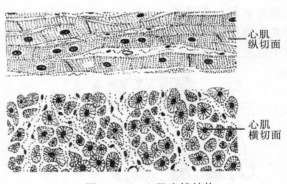

心肌纵切面

心肌横切面

图 2-1-15 心肌光镜结构

(三)骨骼肌

骨骼肌一般附着在骨骼上,其舒缩活动受意识控制,迅速而有力,但不持久,易疲劳,故称随意肌。骨骼肌是由结缔组织把许多骨骼肌纤维结合在一起构成的。包在整块肌外面的结缔组织称肌外膜,即深筋膜。肌外膜深入肌内将肌分隔成许多肌束,包在肌束外面的结缔组织称肌束膜。肌束膜伸入肌束内,包在每条肌纤维外面的结缔组织称肌内膜。

1. 骨骼肌纤维的光镜结构 骨骼肌纤维一般呈细长圆柱状,长 1~40mm,直径 10~100μm。骨骼肌纤维为多核细胞,核多者可达数百个,核呈扁椭圆形,位于细胞周边近肌膜处(图 2-1-16)。肌浆内有许多与肌纤维长轴平行排列的肌原纤维,肌原纤维间有肌浆网、线

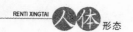
粒体、糖原及少量的脂滴。

肌原纤维（myofibril）呈细丝状，每条肌原纤维上都有许多明暗相间的条纹，明带又称Ⅰ带，暗带又称A带，相邻肌原纤维的明带和暗带都准确地排列在同一平面上，因此构成了骨骼肌纤维明暗相间的横纹。暗带中央有一条浅染窄带，称H带，H带中央有一条深染的M线。明带

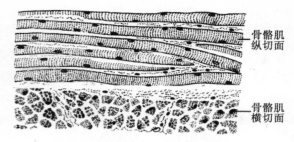

骨骼肌纵切面

骨骼肌横切面

图 2-1-16　骨骼肌纤维的光镜结构

中央有一条深染的Z线。相邻两Z线之间的一段肌原纤维称肌节，一个肌节包括1/2Ⅰ带＋A带＋1/2Ⅰ带，是肌原纤维结构和功能的基本单位（图 2-1-17）。

2. 骨骼肌纤维的超微结构

（1）肌节（sarcomere）：由粗、细两种肌丝构成。粗肌丝由肌球蛋白构成，位于暗带中央固定于M线，两端游离，其伸向周围的小突起称横桥。细肌丝主要由肌动蛋白构成，位于Z线的两侧，其一端固定于Z线，另一端伸入暗带内的粗肌丝间，直达H带的外侧（图 2-1-17）。当肌纤维收缩时，细肌丝向M线方向滑动，此时明带变窄，肌节缩短。

（2）横小管（transverse tubule）：肌膜向肌浆内凹陷形成的小管称横小管，又称T小管。位于A带与Ⅰ带交界处，围绕于每条肌原纤维的周围（图 2-1-18），是兴奋从肌膜传入肌纤维内的通道。

（3）肌浆网（sarcoplasmic reticulum）：肌纤维中特化的滑面内质网，位于横小管之间，其中部纵行包绕每条肌原纤维的称纵小管，两端扩大呈扁囊状与小管平行称终池。横小管及其两侧的终池合称三联体（图 2-1-18）。肌浆网膜上有钙泵和钙通道，具有调节肌浆中钙离子浓度的功能。

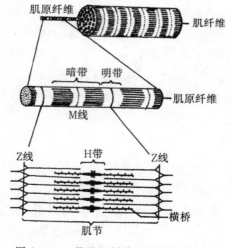

图 2-1-17　骨骼肌纤维逐级放大模式图

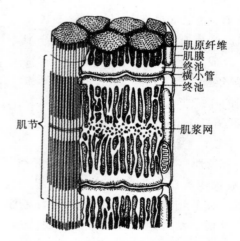

图 2-1-18　骨骼肌纤维超微结构模式图

二、能力训练

请同学们在显微镜下指出以下结构。

（一）平滑肌（人小肠纵切面，HE染色）

1. 肉眼观察　切片上凹凸不平的一侧为肠腔面，外层染成红色的即为平滑肌部分。

2. 低倍镜观察　先在小肠壁外周找到红色平滑肌层。内层呈细点状为平滑肌的横切面，外层呈长条形为平滑肌的纵切面。平滑肌之间结缔组织极少，而在纵横切面之间结缔组织略多。

3. 高倍镜观察

（1）纵切面平滑肌纤维呈细长梭形，肌纤维的末端与相邻肌纤维的中段作平行的嵌镶排列。核呈长椭圆形或短棒状，可有扭曲，染色浅，在细胞中央。胞质呈红色，无肌原纤维。

（2）横切面大小不等，互相掺杂，大的中央有核，小的无核，无肌原纤维，肌细胞之间可见少量结缔组织的细胞核。

4. 绘图　平滑肌（纵切）镜下结构。

（二）心肌（人的心脏切面，HE染色）

1. 低倍镜观察　纵切面心肌纵切面，肌纤维细长呈圆柱形，分支并互相连成网。心肌纤维间有少量结缔组织。横切面心肌纤维呈大小相似的小圆块。

2. 高倍镜观察　纵切面心肌纤维上有明带和暗带，但不如骨骼肌明显。在心肌纤维连接处可见与肌纤维长轴垂直的紫色粗线，即为闰盘。心肌纤维核呈椭圆形，位于细胞中央，核两端肌丝少、较透亮。心肌纤维之间有少量结缔组织及丰富的毛细血管。

横切面心肌纤维呈圆形或多边形，大小相似，近核处中轴透亮。肌纤维膜较清楚，肌丝较粗，有时呈放射状排列。核圆位于中央，大部分肌纤维没有切到核。肌纤维之间含少量结缔组织及丰富的毛细血管。

（三）骨骼肌（人的骨骼肌纵切面，HE染色）

1. 低倍镜观察　骨骼肌纤维呈长圆柱形，相互平行排列聚集呈束。由于肌纤维长，标本中往往不能见到其两端。分辨一条肌纤维的两侧边界，转高倍镜。

2. 高倍镜观察　每条肌纤维的两边染色较深为肌膜。肌膜下有许多椭圆形或长圆形的核纵形排列。每条肌原纤维虽不甚明显，但肌原纤维沿肌纤维长轴排列，相邻肌原纤维的明带、暗带相互重叠，使整条骨骼肌纤维显出着色深浅不同的横纹。暗带为深红色，明带着色浅，其中央有一条细线为Z线。

任务五　认识神经组织

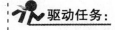驱动任务：

　　请用彩色铅笔绘出多极神经元微细结构。

　　神经组织（nervous tissue）由神经细胞和神经胶质细胞组成。神经细胞（nerve cell）是神经组织的结构和功能单位，也称神经元（neuron），具有感受刺激、整合信息和传导冲动的功能；神经胶质细胞（neuroglial cell）对神经元起着支持、保护、营养和绝缘等作用。

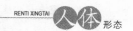
一、知识介绍

（一）神经元

1. 神经元的形态结构　神经元由胞体和突起两部分组成。胞体包括细胞膜、细胞质和细胞核三部分，突起分树突和轴突（图2-1-19）。

（1）胞体：神经元的营养和代谢中心，形态多样化，有圆形、锥体形、梭形和星形等，胞体主要位于大脑和小脑的皮质、脑干和脊髓的灰质以及神经节内。① 细胞膜：为单位膜，具有感受刺激、处理信息、产生和传导神经冲动的功能。② 细胞质：除一般细胞器外，还有尼氏体和神经原纤维两种特有的结构。尼氏体（Nissl body）：为强嗜碱性的斑状或颗粒状，轴丘处无尼氏体。电镜观察，尼氏体由发达的粗面内质网和游离核糖体构成。这表明神经元具有活跃的合成蛋白质的功能，它能合成酶、神经递质及一些分泌性蛋白质，当神经元受损时，尼氏体减少或消失；当神经元功能恢复时，尼氏体重新出现或增多，因此，尼氏体可作为判断神经元功能状态的一种标志。神经原纤维（neurofibril）在HE染色片上不能分辨，在镀银染色片中，神经原纤维被染成棕黑色，呈细丝状，交错排列成网，并伸入到树突和轴突内。它们除了构成神经元的细胞骨架外，还与营养物质、神经递质及离子运输有关。③ 细胞核：大而圆，位于细胞中央，核仁明显。

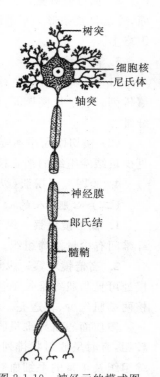

图 2-1-19　神经元的模式图

（2）突起：为胞体局部胞膜和胞质向表面伸展形成的突起，可分为树突和轴突两种。① 树突：每个神经元有一至数个树突，较粗短，形如树枝状，树突内的胞质结构与胞体相似，在其分支上又有许多短小的突起，称树突棘。树突的功能主要是接受刺激。树突和树突棘极大地扩大了神经元的表面积。② 轴突：每个神经元只有一个轴突，细而长，长者可达1米以上。胞体发出轴突的部位常呈圆锥形，称轴丘。轴丘及轴突内无尼氏体。轴突末端分支较多，形成轴突终末。轴突的功能主要是传导神经冲动和释放神经递质。

2. 神经元的分类　神经元数量庞大，形态和功能各不相同，一般按其形态及功能分类如下：

（1）按神经元突起的数量分类（图2-1-20）：① 多极神经元：从胞体发出一个轴突和多个树突，是人体中最多的一种神经元，如脊髓前角的运动神经元。② 双极神经元：从胞体两端分别发出一个树突和一个轴突，如视网膜内的双极神经元。③ 假单极神经元：从胞体发生一个突起，但在离胞体不远处即分为两支，一支伸向中枢神经系统，称中枢突（相当于轴突）；另一支伸向周围组织和器官内的感受器，称周围突（相当于树突）。

（2）按神经元的功能分类：① 感觉神经元：又称传入神经元，多为假单极神经元，分布于脑神经节、脊神经节内。② 中间神经元：又称联络神经元，主要为多极神经元，介于感觉神经元和运动神经元之间。③ 运动神经元：又称传出神经元，多为多极神经元，主要分布于大脑皮质和脊髓前角。

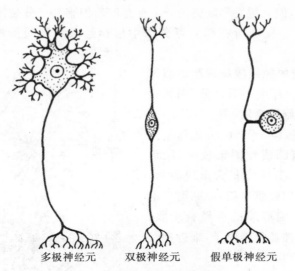

多极神经元　　双极神经元　　假单极神经元

图 2-1-20　各类神经元的形态结构模式图

(二) 突触

神经元与神经元之间或神经元与效应细胞(肌细胞、腺细胞)之间传递信息的部位称突触(synapse)。突触是一种细胞连接方式,最常见的是一个神经元的轴突终末与另一个神经元的树突、树突棘或胞体连接,分别形成轴—树突触、轴—树突棘突触、轴—体突触。

1. 突触的类型　可分为电突触和化学性突触两类。电突触实为缝隙连接,以电流作为信息载体。化学性突触以神经递质作为传递信息的媒介,是最常见的一种连接方式。

2. 化学性突触的结构　在银染法的光镜标本中可见轴突终末呈现为棕黑色球状或纽扣状。电镜观察可见突触由突触前膜、突触间隙和突触后膜三部分构成(图 2-1-21)。

(1) 突触前膜:是轴突终末与另一个神经元相接触处胞膜特化增厚的部分,其内含有线粒体、微丝、微管和大量的突触小泡,突触小泡内含神经递质。递质以出胞方式释放到突触间隙内,它能与突触后膜上的相应受体结合。

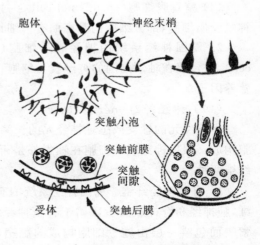

图 2-1-21　化学性突触超微结构模式图

(2) 突触间隙:为突触前膜与突触后膜之间的狭小间隙,间隙宽约 20~30nm。

(3) 突触后膜:与突触前膜相对应的神经元胞体或树突胞膜特化增厚的部分。突触后膜上有特异性受体及离子通道,一种受体只能与一种神经递质结合,因此,不同递质对突触后膜所起的作用不同。一个神经元可以通过突触把信息传递给许多其他神经元或效应细胞,一个神经元也可以通过突触接受来自许多其他神经元的信息。

(三) 神经胶质细胞

广泛存在于中枢神经系统和周围神经系统,分布在中枢神经系统的神经胶质细胞是一

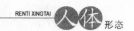

种有许多突起的细胞,但无树突和轴突之分。神经胶质细胞具有分裂能力,尤其是在脑或脊髓受伤时能大量增生。按其所在部位可分为中枢神经系统和周围神经系统的神经胶质细胞。

1. 中枢神经系统的神经胶质细胞 有四种类型,在 HE 染色切片中不易区分,用镀银染色法能显示各种细胞的全貌(图 2-1-22)。

（1）星形胶质细胞(astrocyte)：胞体呈星形,有许多突起,胞核圆或卵圆形较大,染色浅。有些较粗的突起,其末端扩大形成脚板,在脑和脊髓的表面形成胶质界膜,或贴附于毛细血管壁上构成血—脑屏障的神经胶质膜。星形胶质细胞能分泌神经营养因子,维持神经元的生存及其功能活动。

（2）少突胶质细胞(oligodendrocyte)：胞体较星形胶质细胞小,突起少,胞核卵圆形或圆形,染色质致密,是中枢神经系统的髓鞘形成细胞。

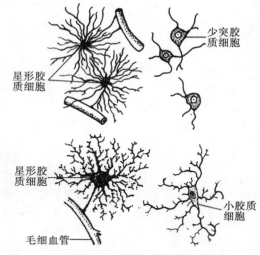

图 2-1-22　神经胶质细胞模式图

（3）小胶质细胞(microglia)：最小的神经胶质细胞,主要分布于大脑、小脑和脊髓的灰质内,胞体细长或椭圆形。小胶质细胞具有吞噬功能。

（4）室管膜细胞(ependymal cell)：衬在脑室和脊髓中央管腔面的一层立方形或柱状的神经胶质细胞,部分细胞的基底面有一细长的突起伸向深部,与脑脊液产生有关。

2. 周围神经系统的神经胶质细胞(schwann cell) 又称神经膜细胞(neu-rolemmal cell),是包绕在轴索周围的神经胶质细胞。施万细胞有形成髓鞘的功能,同时也能分泌神经营养因子。

（四）神经纤维(nerve fiber)

由神经元的轴突或感觉神经元的长突起(两者统称轴索)及包绕在其外面的神经胶质细胞构成。根据神经胶质细胞在轴索外是否形成髓鞘,可将其分为有髓神经纤维和无髓神经纤维两种。

1. 有髓神经纤维 周围神经系统的有髓神经纤维,脑神经和脊神经大多数属于有髓神经纤维,是轴索表面包绕一层由施万细胞构成的髓鞘,髓鞘呈节段性包绕轴索,相邻节段间有一无髓鞘的狭窄处,称神经纤维节,又称郎飞结(图 2-1-23)。

2. 无髓神经纤维 周围神经系统的无髓神经纤维,由轴索及包在其外的施万细胞构成,没有髓鞘和神经纤维节。内脏神经的节后纤维、嗅神经和部分感觉神经都属于此类纤维。

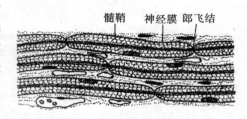

图 2-1-23　周围神经系统的有髓神经纤维
（纵切面）

（五）神经末梢

神经末梢(nerve ending)是神经纤维的终末部分,在组织和器官内形成末梢装置,按功能区分为感觉神经末梢和运动神经末梢两类。

1. 感觉神经末梢（sensory nerve ending） 是感觉神经元（假单极神经元）周围突的末端，它分布到皮肤、肌肉、内脏器官及血管等处共同构成感受器。感受器能感受体内、外各种刺激，并把刺激转化为神经冲动，通过感觉神经纤维传至中枢从而产生感觉。感受器按其形态结构，可分为两类：

（1）游离神经末梢：为较细的有髓或无髓神经纤维的终末反复分支而成（图 2-1-24）。其裸露的细支广泛分布于表皮、黏膜、角膜和毛囊的上皮细胞之间及真皮、骨髓、血管外膜、脑膜、关节囊、韧带、肌腱、筋膜、牙髓等处，能感受冷、热和痛的刺激。

（2）有被囊的神经末梢：形式多样，大小不一，但在神经末梢的外面都有结缔组织被囊包裹。① 触觉小体（图 2-1-25）：分布于皮肤真皮的乳头层，以手指掌侧皮肤内最多，其数量随着年龄而递减，能感受触觉。② 环层小体（图 2-1-26）：广泛分布于皮肤真皮的网状层、胸膜、腹膜、肠系膜等处，能感受压觉和振动觉。③ 肌梭（图 2-1-27）：是分布于骨骼肌内的梭形结构。肌梭是一种本体感受器，能感受肌纤维的牵引、伸展及收缩的变化，在调节骨骼肌的活动中起重要作用。

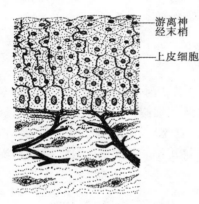

图 2-1-24 游离神经末梢

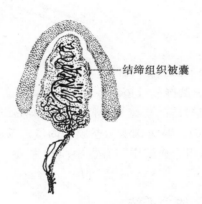

图 2-1-25 触觉小体

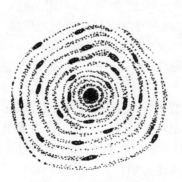

图 2-1-26 环层小体

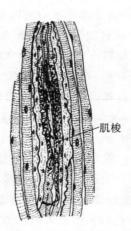

图 2-1-27 肌梭

2. 运动神经末梢（motor nerve ending） 是运动神经元的轴突在肌组织和腺体的终末结构，支配肌的活动和调节腺细胞的分泌，所以也称效应器。按功能和分布，运动神经末梢可

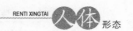
分为两类。

（1）躯体运动神经末梢：分布于骨骼肌的运动纤维，在接近肌纤维处失去髓鞘，裸露的轴索在肌细胞表面形成爪状分支，再形成扣状膨大附着于肌膜上，称运动终板（motor end plate）或称神经肌连接，属于一种突触结构（图2-1-28）。

（2）内脏运动神经末梢：分布于心肌、内脏及血管的平滑肌和腺体等处。其神经纤维较细且无髓鞘，末梢分支呈串珠状或膨大的小结，附着于肌细胞表面或穿行于腺上皮之间，与效应细胞建立突触。

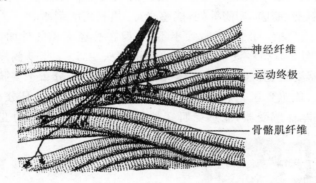

图 2-1-28　运动终板模式图

（六）血—脑屏障

血—脑屏障（blood brain barrier）位于中枢神经系统内，毛细血管的血液与神经细胞之间，其结构是：① 脑和脊髓内的连续毛细血管内皮及其细胞间的紧密连接；② 毛细血管基膜；③ 胶质膜（毛细血管基膜外的星形胶质细胞的细胞膜）。血—脑屏障具有选择性的通透作用，可阻止血液中的有害物质和大分子物质进入脑组织，从而维持脑细胞内环境的相对稳定。

二、能力训练

请同学们在显微镜下指出以下结构。

神经元（猫脊髓横切面，HE 染色）

1. 肉眼观察　脊髓中央呈蝴蝶形而染色较深的部分，为灰质；周围染色较浅的部分为白质。灰质腹侧一对较圆钝的膨大突起为前角；背面一对细而长的突起为后角。

2. 低倍镜观察　先找到灰质前角，可见有胞体较大的多突起细胞，单个或成群排列，为多极运动神经元，有的未切到细胞核，选结构完整的观察。其余小而多，仅见紫色胞核的是神经胶质细胞。

3. 高倍镜观察　胞体为多边形，在胞质中可以看到：① 胞核：大而圆，多位于胞体中央，核内异染色质较少故着色浅呈空泡状，核仁清楚可见。② 尼氏体：为充满在胞质内的紫蓝色小块状或颗粒状结构。突起：多为数个，长短不等。胞质中见有颗粒状尼氏体的胞突为树突，如突起的起始部为圆锥形，且染色浅无尼氏体的轴丘，此胞突为轴突。

4. 绘图　神经元微细结构。

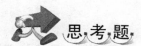 思考题

1. 试述白细胞的分类、各类细胞的正常值。
2. 试比较骨骼肌和心肌的结构特点。
3. 试述神经元的形态特点和分类。

（倪晶晶、孟香红）

模块二 脉管系统器官组织

📖 **学习目标**

- **知识目标**
  1. 掌握毛细血管的结构、分类、分布和功能；
  2. 熟悉中动脉的结构特点；
  3. 了解大、小动脉的结构特点和各级静脉的结构特点；心壁的微细结构；淋巴结的微细结构。
- **能力目标**
  1. 能在光镜下辨认（指出）中等动、静脉的微细结构；
  2. 能在光镜下辨认（指出）淋巴结的微细结构。

【案例】

> 患者，女，18 岁。因右手指甲根周围发红和剧痛求医，3 天前该患者修过指甲，第二天开始疼痛，经查发现甲根周围皮肤皱襞红肿、痛感明显、食指肿胀、手背轻度水肿，前臂前面可见红色条纹；锁骨下窝可触及小结节，有触痛，体温 39℃。
>
> 初步诊断：甲沟炎伴淋巴管炎。
>
> 试分析：前臂前面红色条纹形成的原因？锁骨下窝的小结节最大可能是什么器官？这种器官在抗原的刺激下，结构有什么变化？

脉管系统由心血管系统和淋巴系统组成。心血管系统（cardiovascular system）包括心和血管（动脉、毛细血管和静脉）。淋巴系统（lymphatic system）包括淋巴管道、淋巴器官和淋巴组织。

动脉（artery）是将血液从心运输到全身各部毛细血管中去的血管。动脉从心脏发出，可分为大动脉、中动脉、小动脉和微动脉，其管径也逐渐变细，最后移行为毛细血管。

毛细血管（capillary）（图 2-2-1）是极为微细的血管，管壁菲薄，其分布范围广，互连成网，是血液与组织之间进行物质交换的场所。毛细血管（capillary）是管径最细、管壁最薄、结构最简单、通透性最强、数量最多、分布最广的血管。它们分支并互相吻合成网。各器官和组织内毛细血管网的疏密程度差别很

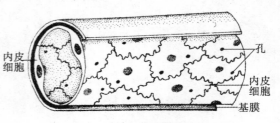

图 2-2-1 毛细血管结构模式图

内皮细胞　孔　内皮细胞　基膜

大,代谢旺盛的组织和器官如骨骼肌、心肌、肺、肾和腺体,毛细血管网很密;代谢较低的组织如骨、肌腱和韧带等,毛细血管网则较稀疏。毛细血管管壁主要由一层内皮细胞和基膜组成。毛细血管管径一般为 6～8μm,只允许 1～2 个红细胞通过。内皮细胞基膜外有少许结缔组织。

　　静脉(vein)是将毛细血管内的血液运回心,其起于毛细血管,管径由小变粗,逐渐合成小静脉、中静脉和大静脉,最后汇入心房。

任务一　认识心血管的微细结构

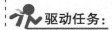驱动任务:

　　请用彩色铅笔绘出中等动脉的微细结构。

一、知识介绍

（一）心壁的微细结构（图 2-2-2）

　　心脏是肌性的空腔器官。其壁由心内膜、心肌膜和心外膜（即浆膜心包的脏层）构成。

1. 心内膜

（1）内皮:薄而平整,为心脏腔表面的单层扁平上皮。

（2）内皮下层:为一薄层较细密的结缔组织,染色较淡,胶原纤维和弹性纤维细而均匀,有时还可见散在的平滑肌纤维。

（3）内膜下层:在内皮下层下方,由疏松结缔组织组成,内有毛细血管和束细胞(蒲肯野纤维)。束细胞比一般心肌纤维粗大,细胞中央有 1～2 个核,肌浆较多、染色较淡,肌丝较少,多分布于细胞的周边部。细胞连接处闰盘较发达(如制片未切到蒲肯野纤维,则切片上看不见)。

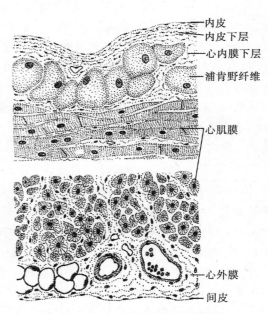

图 2-2-2　心壁的微细结构

2. 心肌层　此层最厚,要区别心肌的各种切面,在心肌纵切面上可见闰盘,心肌纤维之间有少量结缔组织和丰富的毛细血管,有些部位还有较多的脂肪细胞。

3. 心外膜

（1）间皮:位于最外表的一层扁平细胞。

（2）间皮以内是结缔组织,内含较多脂肪细胞、小血管和神经束。

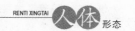

（二）血管的微细结构

血管分为动脉、静脉和毛细血管三类。根据其管径的大小，动脉和静脉又分为大、中、小和微动、静脉4级。在形态上4级之间并无明显的界线，是逐渐移行的。动脉有多级分支，管径由大变小，管壁由厚变薄，管壁均分为内膜、中膜、外膜三层；静脉由小到大逐级汇合，管径逐渐增粗，管壁逐渐增厚。静脉管壁也可分为内膜、中膜和外膜三层。静脉管壁薄而柔软，弹性也小，静脉壁的平滑肌和弹性组织不及动脉丰富，结缔组织成分较多。故切片标本中的静脉管壁常呈塌陷状，管腔变扁或呈不规则形。

1. 毛细血管（capillary） 是管径最细、管壁最薄、结构最简单、通透性最强、数量最多、分布最广的血管。它们分支并互相吻合成网。各器官和组织内毛细血管网的疏密程度差别很大，代谢旺盛的组织和器官如骨骼肌、心肌、肺、肾和腺体，毛细血管网很密；代谢较低的组织如骨、肌腱和韧带等，毛细血管网则较稀疏。

（1）毛细血管的结构：毛细血管管壁主要由一层内皮细胞和基膜组成。毛细血管管径一般为6～8μm，只允许1～2个红细胞通过。内皮细胞基膜外有少许结缔组织。

（2）毛细血管的分类：在光镜下观察，各种组织和器官中的毛细血管结构均很相似，但在电镜下，根据内皮细胞等的结构特点，毛细血管可分为三类：① 连续毛细血管（continuous capillary），在三类中为最常见，其特点为内皮细胞薄，并相互连续，相邻内皮细胞之间有紧密连接、缝隙连接或桥粒。基膜完整，细胞质中有许多吞饮小泡。连续毛细血管分布于结缔组织、肌组织、肺和中枢神经系统等处。② 有孔毛细血管（fenestrated capillary），其特点是内皮细胞不含核的部分较薄，且有许多贯穿细胞全厚的内皮孔，许多器官的毛细血管孔有隔膜封闭，内皮细胞基底面有连续的基膜。此类血管主要存在于胃肠黏膜、某些内分泌腺和肾血管球等处。③ 血窦（sinusoid），又称窦状毛细血管（sinusoid capillary），管腔大，管壁薄，形状不规则，血窦内皮细胞有孔，相邻内皮细胞之间有较宽的间隙，有的血窦有连续的基膜，有的基膜不连续或缺乏。此类毛细血管主要分布于大分子物质代谢旺盛的器官，如肝、脾、红骨髓和一些内分泌腺中。

2. 大动脉（large artery） 包括主动脉、头臂干、颈总动脉、锁骨下动脉和髂总动脉等。大动脉的管壁中有多层弹性膜和大量弹性纤维，平滑肌则较少，故又称弹性动脉（elastic artery）。大动脉管壁结构特点如下（图2-2-3）。

（1）内膜（tunica intima）：由内皮、内皮下层和内弹性膜构成，内皮即单层扁平上皮，内皮下层较厚，为疏松结缔组织，内皮下层外面为多层弹性膜组成的内弹性膜，该膜平均厚约为1μm，在脉搏的作用下可向外扩张，而后呈弹性回缩。由于内弹性膜与中膜的弹性膜相连，故内膜与中膜的分界不清楚。

（2）中膜（tunica media）：特别厚，有明显的层状结构，即由数层弹性膜构成。弹性膜间有平滑肌细胞、胶原纤维和弹性纤维。弹性膜有40～70层，在血管横切面上，因为血管的收缩，所以弹性膜呈波浪状。

（3）外膜（tunica adventitia）：较薄，由结缔组织构成，除弹性纤维和胶原纤维外，还有成纤维细胞、巨噬细胞和肥大细

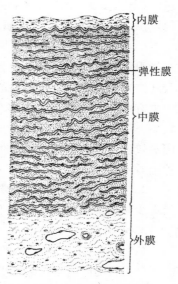

图2-2-3 大动脉的微细结构

胞。没有明显的外弹性膜。外膜逐渐移行为周围的疏松结缔组织,外膜中含有淋巴管和神经束。

3. **中动脉(medium-sized artery)** 除大动脉外,凡在人体结构中有名称的动脉大多属于中动脉。中动脉管壁的平滑肌相当丰富,故又称肌性动脉(muscular artery)。中动脉管壁结构特点如下(图 2-2-4)。

(1)内膜:内皮下层较薄,内弹性膜明显。

(2)中膜:中膜较厚,由 10~40 层环形排列的平滑肌细胞组成,肌纤维间有一些弹性纤维、胶原纤维和成纤维细胞。

(3)外膜:厚度较中膜薄,除有小血管外,还有许多神经纤维,其伸入中膜层的平滑肌,可调节血管舒张与收缩。多数中动脉的中膜和外膜交界处有明显的外弹性膜。

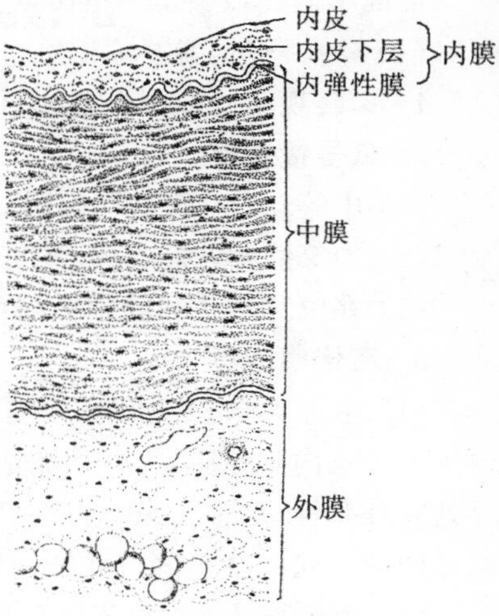

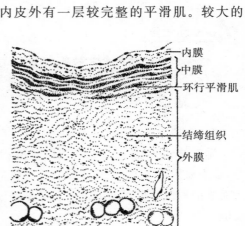

图 2-2-4　中动脉的微细结构

4. **小动脉(small artery)** 管径在 0.3~1mm 间的动脉称小动脉。小动脉包括粗细不等的几级分支,也属肌性动脉。较大的小动脉,内膜有明显的内弹性膜,中膜有几层平滑肌,外膜厚度与中膜相近,一般没有外弹性膜。

5. **微动脉(arteriole)** 管径在 0.3mm 以下的动脉,称微动脉。内膜无内弹性膜,中膜由 1~2 层平滑肌组成,外膜较薄。

6. **微静脉(venule)** 管腔不规则,管径 50~200μm,内皮外的平滑肌或有或无,无完整的平滑肌层,外膜薄。

7. **小静脉(small vein)** 管径达 200μm 以上,内皮外有一层较完整的平滑肌。较大的小静脉中膜有一至数层平滑肌。外膜也渐变厚。

8. **中静脉(medium-sized vein)** 除大静脉以外,凡在人体结构中有名称的静脉都属于中静脉。中静脉管径 2~9mm,内膜薄,内弹性膜不发达或不明显。中膜比其相伴行的中动脉薄得多,环形平滑肌分布稀疏。外膜比中膜厚,由结缔组织组成(图 2-2-5)。

9. **大静脉(large vein)** 管径在 10mm 以上,上、下腔静脉、头臂静脉和颈内静脉等都属于此类静脉。管壁内膜较薄,中膜很不发达,为几层排列疏松的环形平滑肌,有时甚至没有平滑肌。外膜则较厚,结缔组织内常有较多的纵行平滑肌束。

图 2-2-5　中静脉的微细结构

10. **静脉瓣(valve of vein)** 管径 2mm 以上的静脉管壁常有瓣膜,其内膜凸入管腔褶叠形成彼此相对的两个半月形瓣膜,称静脉瓣。其游离缘朝向血流方向,瓣膜中心为含弹性纤维的结缔组织,表面覆以内皮,其作用是防止血液逆流。四肢静脉的瓣膜较多,头面部、大静脉、肝门静脉、胸腹壁的静脉缺少或无静脉瓣膜。

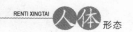

二、能力训练

请同学们在显微镜下指出以下结构。

（一）中等动、静脉（人的中动、静脉切面，HE染色）

1. 肉眼观察 标本上壁厚而圆的是中动脉，壁薄而形状不规则的是中静脉。

2. 低倍镜观察

（1）中等动脉：管壁厚而圆，中膜比外膜厚，管腔面呈波纹状。

（2）中等静脉：管壁薄，外膜比中膜厚，管腔面平整。

（3）在中等动脉和静脉周围可见神经、疏松结缔组织、脂肪组织、毛细血管等。

3. 高倍镜观察

（1）中等动脉：内膜薄，内皮细胞衬于管腔内面，其核紫色排列在腔面，细胞界线不清。内皮下可见内弹性膜，为一层波浪形发亮的粉红色带状结构。外膜比中膜薄，外膜和中膜交界处有外弹性膜，多为纵行弹性纤维的横切面，大小不等的亮红色点状结构，有的为一层较明显的波浪状亮红色的带状结构。

（2）中等静脉：内膜薄而平整，仅见一层内皮，内皮下层和内弹性膜均不明显。中膜比外膜薄，有5～6层纵切或横切的平滑肌且排列疏松，弹性纤维细而少。外膜较厚，由结缔组织构成，可见平滑肌束的横切面，无外弹性膜。

4. 绘图 中等动脉微细结构。

任务二　认识淋巴结的微细结构

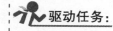驱动任务：

　　请说出淋巴结与免疫功能相关的结构。

一、知识介绍

（一）淋巴结

淋巴结（lymph nodes）是灰红色的扁圆形或椭圆形小体，常成群聚集，也有浅、深群之分，多沿血管分布，位于身体屈侧活动较多的部位。胸、腹、盆腔的淋巴结多位于脏器的门和大血管的周围。淋巴结的主要功能是滤过淋巴液，产生淋巴细胞和浆细胞，参与机体的免疫反应。

1. 淋巴结的微细结构 淋巴结表面有薄层致密结缔组织构成的被膜，被膜和门部的结缔组织伸入淋巴结实质，形成相互连接的小梁，小梁在淋巴结内分支并互相连接成网，构成淋巴结的支架。支架的网眼内充填着大量的淋巴细胞、浆细胞、巨噬细胞、肥大细胞等。淋巴结的实质分为皮质和髓质两部分（图2-2-6），位于浅层的为皮质，深层的为髓质。皮质和髓质内都有淋巴窦通过。淋巴从输入淋巴管进入被膜下窦和小梁周窦，部分渗入皮质淋巴组织，然后渗入髓窦，而部分经小梁周窦直接注入髓窦，再汇入输出淋巴管。

（1）皮质（cortex）：位于被膜深面，由以下三部分构成：① 浅层皮质：主要为 B 细胞，其包含淋巴小结和弥散淋巴组织。淋巴小结位于皮质浅层，未经抗原刺激时体积较小，称初级淋巴小结，受到抗原刺激后即增大并产生生发中心，称次级淋巴小结。生发中心指次级淋巴小结中央着色浅淡的区域，是 B 细胞受抗原刺激后，转化形成较幼稚的大、中淋巴细胞，生发中心的一部分 B 细胞可向浆细胞转化，并逐渐移向髓质；弥散淋巴组织位于淋巴小结之间。② 副皮质区：位于皮质的深层，为大片的弥散淋巴组织，主要由 T 细胞聚

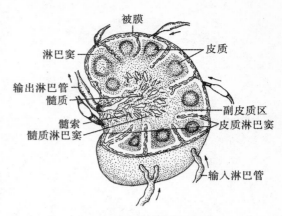

图 2-2-6　淋巴结的微细结构

集而成，如给新生动物切除胸腺后，该区域就不再发育，所以又称胸腺依赖区。③ 皮质淋巴窦：位于被膜、小梁与淋巴小结之间，分别称被膜下窦和小梁周窦。被膜下窦在被膜侧有多条输入淋巴管相通。其窦壁由内皮细胞围成，并有星状内皮细胞支撑，有许多巨噬细胞附着于内皮细胞。淋巴在窦内流动缓慢，有利于巨噬细胞清除抗原。

（2）髓质（medulla）：位于淋巴结深部，由两部分组成：① 髓索是相互连接呈索条状淋巴组织，主要含有浆细胞、B 细胞和巨噬细胞。髓索的浆细胞主要由皮质淋巴小结产生的幼小浆细胞在此转变形成，并分泌抗体。② 髓窦是髓索与髓索之间的髓质淋巴窦，结构与皮质淋巴窦相似，但窦更宽，窦内巨噬细胞更多，具有较强的滤过功能。

（3）淋巴结内的淋巴通路：淋巴从输入淋巴管进入被膜下窦和小梁周窦，部分渗入皮质淋巴组织，然后渗入髓窦，而部分经小梁周窦直接注入髓窦，再汇入输出淋巴管。

2. 淋巴结的功能

（1）滤过淋巴液：淋巴结位于淋巴回流的通路上。当病原体、异物等有害成分侵入机体内部浅层结缔组织时，这些有害成分很容易随组织液进入遍布全身的毛细淋巴管，随淋巴回流到达淋巴结。在淋巴窦中由于容积极大增加，淋巴的流速变得极为缓慢，使得淋巴中的有害成分在迂回曲折流动时，有充分与窦内的巨噬细胞接触的机会，绝大多数被清除或局限在淋巴结中，有效地防止了有害成分进入血液循环侵害机体的其他部位。

（2）参与免疫反应：在机体体液免疫和细胞免疫等特异免疫反应中，淋巴结起着重要作用。淋巴回流使淋巴结能很快地接受侵入机体的抗原刺激，经过一系列复杂的细胞和体液因子的作用，发动了对此抗原特异性的免疫反应。淋巴结不仅能通过免疫反应消除进入淋巴结内的抗原成分，而且通过输出效应淋巴细胞或免疫活性成分，发动身体其他部位，特别是有害成分侵入区域的免疫反应，及时解除对机体的伤害。免疫反应后，淋巴结产生的抗原特异性记忆细胞又通过淋巴细胞的再循环随时对这些有害成分再次入侵进行监视。

（二）脾

脾的被膜由一层较厚的致密结缔组织构成，内含弹性纤维和少量平滑肌。被膜表面大部分覆有间皮。被膜的结缔组织伸入实质，形成相互连接的小梁，小梁互相连接成网，构成脾的支架。脾的实质由大量的淋巴组织构成，但不分皮质和髓质，而分为白髓、边缘区和红髓三部分（图 2-2-7）。脾只有血窦，而没有淋巴窦。脾的表面除脾门以外均被腹膜覆盖。

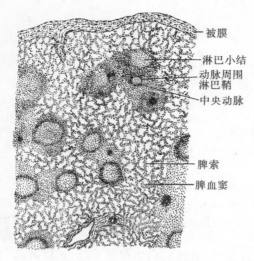

图 2-2-7　脾的微细结构

1. 白髓（white pulp） 由密集淋巴组织构成,包括两种结构:① 动脉周围淋巴鞘:是围绕中央动脉周围的厚层弥散淋巴组织,由大量 T 细胞和少量巨噬细胞等构成,是胸腺依赖区,受抗原刺激时,动脉周围淋巴鞘的 T 细胞分裂、增殖。② 淋巴小结:又称脾小体,结构同淋巴结内的淋巴小结,主要由 B 细胞构成,另外还有巨噬细胞等,小结外周为 T 细胞。当抗原侵入时淋巴小结数量剧增。

2. 红髓（red pulp） 分布于被膜下、小梁周围、边缘区外侧,约占脾实质的 2/3,因含大量红细胞,所以呈红色。红髓由两部分构成:①脾索:主要为 B 细胞,其次为浆细胞、巨噬细胞;②脾血窦:内充满血液,窦壁内皮细胞呈长杆状,内皮间有间隙,基膜不完整,有利于血细胞进出脾血窦。

3. 边缘区 在白髓与红髓交界的狭窄区,含有 T、B 细胞和较多的巨噬细胞。

（三）胸腺

胸腺（thymus）是中枢淋巴器官,具有培育并向周围淋巴器官(淋巴结、脾和扁桃体)和淋巴组织输送 T 细胞的功能。被膜由结缔组织构成,其伸入腺内,将实质分隔成不完的小叶,称胸腺小叶,每个小叶都分为浅部的皮质和深部的髓质。

胸腺是 T 细胞分化的场所,胸腺分泌的胸腺素和胸腺生成素促进胸腺细胞分化成为 T 细胞,它具有识别外来抗原的能力,进入周围淋巴器官。胸腺具有重要的免疫调节功能。

二、能力训练

淋巴结(猫淋巴结切面 HE 染色)。

1. 肉眼观察 切片呈圆形或椭圆形,一侧凹陷处为淋巴结门。最外面的粉红色结构为被膜,被膜下周围色深的是皮质,中央色浅的是髓质。

2. 低倍镜观察

(1) 外表是结缔组织被膜,并伸入实质形成小梁。

(2) 皮质周围为深紫色圆形结构是淋巴小结,其中央染色浅区为生发中心,小结间的少量弥散淋巴组织为结间区,淋巴小结深面的弥散淋巴组织为副皮质区。

(3) 在副皮质区内可见由单层立方上皮围成的血管,则是毛细血管后微静脉。被膜与淋巴小结之间和小梁周围为皮窦。

(4) 髓质:由深紫色索条状的髓索和其周围的髓窦构成,髓索和皮质相连。

(5) 淋巴结门部有血管、输出淋巴管和脂肪组织。

3. 高倍镜观察 被膜和小梁由致密结缔组织构成,被膜上有输入淋巴管,有时可切到瓣膜。

(1) 皮质:淋巴小结在网状组织基础上,大量淋巴细胞密集成圆球形。其中网状细胞的核较大,呈椭圆形,色浅。淋巴小结中央着色浅的部分是生发中心,其中的淋巴细胞较大。

生发中心的深部着色深的为暗区,其上方着色较浅的为明区,由密集的小淋巴细胞形成的帽区呈新月形覆盖于生发中心上方。皮窦为皮质的淋巴窦,窦壁由扁平的内皮细胞衬里,窦腔中可见星形的网状细胞突起相连成网,网孔中有巨噬细胞和淋巴细胞。皮窦根据所处的位置不同可分为被膜下窦和小梁周窦。

　　(2)髓质:髓索是淋巴细胞和网状细胞密集成条索状结构并相互交织成网。髓窦位于髓索之间,结构和皮窦相同,但窦腔较大而不规则,窦壁内皮紧贴于髓索边缘,窦腔中可见星形内皮以突起相连成网,窦内巨噬细胞和网状细胞较多。

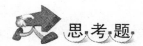思考题

1.　试述毛细血管在光镜下的一般结构和电镜下的分类。
2.　试述中动脉管壁的组织结构。

（倪晶晶）

模块三　内脏器官组织

【案例】

患者,男性,56岁,教师。反复反酸、嗳气,饥饿时上腹部疼痛10多年,近几天腹痛加重。体检:患者体瘦,上腹部压痛,无反跳痛。胃镜检查:十二指肠球部合并胃窦溃疡。经外科胃大切手术治疗,35天痊愈出院。

初步诊断:胃十二指肠溃疡。

试分析:患者反酸与胃底腺的哪种细胞分泌功能有关?胃大部分切除手术,切除病灶外,还会切去部分哪些重要结构的主要细胞?

任务一　认识消化系统的组织结构

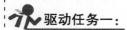**驱动任务一:**

请用彩色铅笔绘出小肠绒毛组织结构。

一、知识介绍

（一）消化管壁的微细结构

除口腔与咽外，消化管壁一般可分为四层，由内到外依次为黏膜、黏膜下层、肌层和外膜（图 2-3-1）。

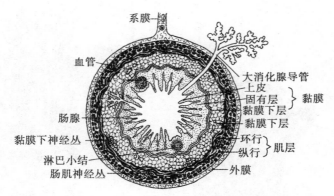

图 2-3-1　消化管的微细结构模式图

1. 黏膜　位于管壁的最内层，分为上皮、固有层和黏膜肌层。

（1）上皮：上皮衬在消化管腔的内表面。胃肠道的上皮为单层柱状上皮，以消化吸收功能为主。

（2）固有层：固有层由疏松结缔组织构成，内含小腺体、血管、神经、淋巴管和淋巴组织。

（3）黏膜肌层：黏膜肌层由薄层平滑肌构成，黏膜肌层收缩时，其微弱的运动有助于血液运行、腺体分泌物的排出以及营养物质的吸收。

2. 黏膜下层　由疏松结缔组织构成，内含小血管、淋巴管和黏膜下神经丛。黏膜和黏膜下层共同向管腔内突起，形成环行或纵行的皱襞，从而扩大了黏膜的表面积。

3. 肌层　除口腔、咽、食管上段和肛门处的为骨骼肌外，其余部分均为平滑肌。一般分内环、外纵两层，两层间有肌间神经丛。

4. 外膜　在咽、食管、直肠下段的为纤维膜，由薄层结缔组织构成；在胃、小肠和部分大肠的为浆膜，由薄层结缔组织和间皮共同构成。

（二）食管的微细结构

食管腔面有纵行皱襞，食物通过时皱襞消失。食管腔由内向外分为黏膜、黏膜下层、肌层和外膜。

1. 黏膜　上皮为复层扁平，耐摩擦，具有保护作用。食管下端的复层扁平上皮与胃贲门部的单层柱状上皮骤然相接，是食管癌的易发部位。固有层为致密的结缔组织，并形成乳头突向上皮。黏膜肌层由纵行平滑肌束组成。

2. 黏膜下层　含有食管腺，食管腺周围常有密集的淋巴细胞及浆细胞，甚至淋巴小结。

3. 肌层　分内环与外纵两层。食管上 1/3 段为骨骼肌，中 1/3 段由平滑肌和骨骼肌混合构成，下 1/3 段为平滑肌。

4. 外膜　为纤维膜。

（三）胃壁的微细结构

胃壁可分为黏膜、黏膜下层、肌层和外膜四层。

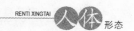

1. 黏膜层 胃空虚时黏膜形成许多纵行皱襞(图 2-3-2),充盈时皱襞减少、变低。胃黏膜表面有许多小窝称胃小凹,其底部是胃腺的开口处。

(1)上皮:为单层柱状上皮(图 2-3-3),能分泌黏液。黏液覆盖在胃黏膜表面,有重要保护作用,可防止胃酸损伤胃黏膜和胃蛋白酶对胃的自身消化。

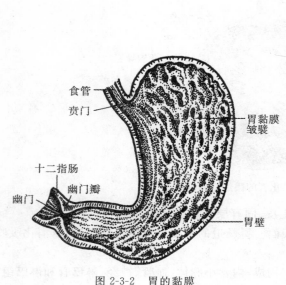

图 2-3-2 胃的黏膜

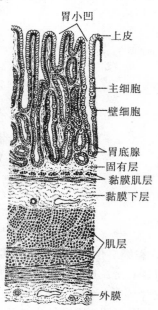

图 2-3-3 胃壁的微细结构

(2)固有层:含有大量管状的胃腺。胃腺能分泌胃液,按它的分布部位不同,分为贲门腺、胃底腺和幽门腺三种。贲门腺和幽门腺以分泌黏液为主;胃底腺(fundic gland)位于胃体和胃底,主要由主细胞和壁细胞构成。① 主细胞(chief cell):又称胃酶细胞,数量最多,主要分布于腺底部。细胞呈柱状,核圆形,位于基部。胞质基部呈强嗜碱性,顶部充满酶原颗粒。主细胞分泌胃蛋白酶原,胃蛋白酶原经盐酸激活转变成有活性的胃蛋白酶,参与蛋白质的分解。② 壁细胞(parietal cell):又称盐酸细胞,数量较少。细胞较大,多呈圆锥形,细胞质呈均匀而明显的嗜酸性,核圆而深染,居中,可有双核。壁细胞有极丰富的线粒体,少量粗面内质网和高尔基复合体。壁细胞能分泌盐酸及内因子。盐酸有激活胃蛋白酶原和杀菌等作用。内因子有助于肠上皮对维生素 B_{12} 的吸收。③ 颈黏液细胞(mucous neck cell):数量少,位于胃底腺颈部,常呈楔形夹在其他细胞之间,核扁平,居细胞基底,核上方胞质内充满黏原颗粒,其分泌物为可溶性的酸性黏液。

(3)黏膜肌层:由内环与外纵两薄层平滑肌组成。

2. 黏膜下层 为致密的结缔组织,内含较粗的血管、淋巴和神经,尚可见成群的脂肪细胞。

3. 肌层 较厚,由内斜、中环、外纵三层平滑肌构成。环形肌在贲门和幽门部增厚,分别形成贲门括约肌和幽门括约肌。

4. 外膜 为浆膜。

（四）小肠的微细结构

小肠管壁结构均可分为四层，由内到外为黏膜、黏膜下层、肌层和外膜（图 2-3-4，图 2-3-5）。

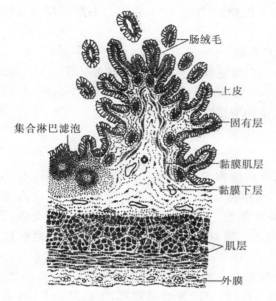

图 2-3-4 回肠的微细结构（纵切面）

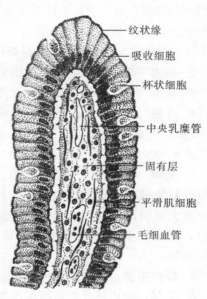

图 2-3-5 小肠绒毛

1. 黏膜 小肠结构特点是腔面有环行皱襞。在距幽门约 3～5cm 处开始出现，在十二指肠末段和空肠头段极发达，向下逐渐减少、变矮，至回肠中段以下基本消失。黏膜表面还有许多细小的肠绒毛，由上皮和固有层向肠腔突起而成，长 0.5～1.5mm，形状不一，以十二指肠和空肠头段最发达。环行皱襞和绒毛使小肠内表面积扩大 20～30 倍。

（1）上皮：为单层柱状上皮。绒毛部上皮由吸收细胞、杯状细胞和少量内分泌细胞组成；小肠腺除上述细胞外，还有潘氏细胞和干细胞。① 吸收细胞：最多，呈高柱状，核椭圆形，位于基部。细胞游离面在光镜下可见纹状缘，电镜观察表明它是由密集而规则的微绒毛构成。② 杯状细胞：散在于吸收细胞之间，分泌黏液，有润滑和保护作用。从十二指肠至回肠末端，杯状细胞逐渐增多。③ 潘氏细胞：是小肠腺的特征性细胞，常三五成群位于腺底部。细胞呈锥体形，顶部胞质充满粗大嗜酸性的分泌颗粒。电镜观察，该细胞具有蛋白质分泌细胞的特点。其分泌颗粒含有防御素，又称隐窝素、溶菌酶，释放后对肠道微生物有杀灭作用。④ 内分泌细胞：种类很多，其中 I 细胞和 S 细胞分布在十二指肠和空肠，当酸性食糜从胃排入肠时，刺激它们的分泌活动；其最终效果主要是促进了碱性的胆汁和胰液中和胃酸，并为胰酶的消化作用提供碱性环境。⑤ 干细胞：位于小肠腺下半部，胞体较小，呈柱状。细胞不断增殖、分化、向上迁移，补充在绒毛顶端脱落的吸收细胞和杯状细胞；也可分化为潘氏细胞和内分泌细胞。

（2）固有层：在结缔组织中除有大量小肠腺外，还有丰富的淋巴细胞、浆细胞、巨噬细胞、嗜酸性粒细胞和肥大细胞。绒毛中央有 1～2 条纵行毛细淋巴管，称中央乳糜管，它以盲端起始于绒毛顶部，向下穿过黏膜肌进入黏膜下层形成淋巴管丛。中央乳糜管管腔较大，内皮细胞间隙宽，无基膜，通透性大。吸收细胞释出的乳糜微粒入中央乳糜管后输出。此管周围有丰富的有孔毛细血管，肠上皮吸收的氨基酸、单糖等水溶性物质主要经此入血。绒毛内

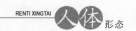

还有少量平滑肌细胞,其收缩使绒毛变短,有利于物质吸收及淋巴和血液运行。固有层中除有大量分散的淋巴细胞外,尚有淋巴滤泡。在十二指肠和空肠多为孤立淋巴滤泡,在回肠(尤其下段)多为若干淋巴小结聚集形成的集合淋巴滤泡(图2-3-4),可穿过黏膜肌层抵达黏膜下层。

(3)黏膜肌层:由内环和外纵两薄层平滑肌组成。

2. 黏膜下层 致密的结缔组织中有较多血管、淋巴管和大量十二指肠腺。

3. 肌层 由内环和外纵两层平滑肌组成。

4. 外膜 除部分十二指肠壁为纤维膜外,余均为浆膜。

（五）大肠的微细结构

大肠的微细结构分为4层。

1. 黏膜 表面光滑,无绒毛;在结肠袋之间的横沟处有半月形皱襞,在直肠下段有三个横行的皱襞(直肠横襞)。上皮为单层柱状,由吸收细胞和杯状细胞组成。固有层内有稠密的大肠腺,呈单管状,含吸收细胞、大量杯状细胞、少量干细胞和内分泌细胞,无潘氏细胞。分泌黏液、保护黏膜是大肠腺的重要功能。固有层内可见孤立淋巴滤泡。黏膜肌层同小肠。

2. 黏膜下层 结缔组织内有小动脉、小静脉和淋巴管,可有成群脂肪细胞。

3. 肌层 由内环和外纵两层平滑肌组成。内环肌节段性局部增厚,形成结肠袋;外纵肌局部增厚形成三条结肠带,带间的纵行肌菲薄,甚至缺如。

4. 外膜 在盲肠、横结肠、乙状结肠为浆膜;在升结肠和降结肠的前壁为浆膜,后壁为纤维膜;在直肠上1/3段的大部、中1/3段的前壁为浆膜,余为纤维膜。

二、能力训练

1. 胃底切片(HE染色)

(1)肉眼观察:近管腔面染成紫蓝色的部分为黏膜,黏膜的深面依次是黏膜下层、肌层和外膜。

(2)低倍镜观察:分辨胃的黏膜、黏膜下层、肌层和外膜,重点观察黏膜。① 黏膜的上皮为单层柱状上皮,上皮细胞界限清楚,细胞质染色较淡,细胞核卵圆形,位于细胞基底部。上皮内陷处为胃小凹。固有层内含有大量的胃底腺,胃底腺之间有少量结缔组织,固有层的深面有平滑肌细胞构成的黏膜肌层。② 黏膜下层为疏松结缔组织。③ 肌层为较厚的平滑肌,其层次不易分清。④ 外膜为浆膜。

(3)高倍镜观察:胃底腺主要由主细胞和壁细胞构成。① 主细胞:数量最多,分布在胃底腺的中、下部,细胞呈柱状,细胞质嗜碱性,呈淡蓝色,细胞核圆形,位于细胞基底部。② 壁细胞:多分布在胃底腺的中、上部,细胞较大,呈圆锥形或圆形,细胞质嗜酸性,呈红色,细胞核圆形,位于细胞的中央。

2. 空肠或回肠切片(HE染色)

(1)肉眼观察:近管腔面染成淡紫红色的部分为黏膜,其深面依次为黏膜下层、肌层和外膜。黏膜层与黏膜下层向管腔突出形成皱襞。

(2)低倍镜观察:① 黏膜:游离面有许多肠绒毛,为黏膜的上皮和固有层呈指状突入肠腔。在切片肠绒毛可呈纵切、横切或斜切面。肠绒毛为单层柱状上皮,上皮细胞之间夹有杯形细胞。杯形细胞呈空泡状。上皮的深面为固有层,主要由结缔组织构成,内有切成不同断面的肠腺。肠腺由单层柱状上皮构成,与肠绒毛的上皮相延续。在肠绒毛基底部之间为肠腺开口处。在回肠的固有层内可见集合淋巴滤泡。② 黏膜下层:为疏松结缔组织,含有小血管、神经等。③ 肌层:为平滑肌,分两层,内层环形,外层纵行。④ 外膜:为浆膜。

（3）高倍镜观察:选择一条清晰、典型的肠绒毛纵切面,观察绒毛表面的单层柱状上皮、杯形细胞,绒毛中轴内的固有层、中央乳糜管以及毛细血管和平滑肌纤维。

3. 绘图　小肠绒毛 HE 10×40。

驱动任务二:

　　请用彩色铅笔绘出肝小叶的组织结构。

一、知识介绍

（一）肝的微细结构

肝表面覆以致密结缔组织被膜,除在肝下面各沟窝处以及右叶上面后部为纤维膜外,均为浆膜。肝门部的结缔组织随肝门静脉、肝固有动脉、肝静脉和肝管的分支伸入肝实质,将实质分成许多肝小叶。肝小叶之间各种管道密集的部位为门管区。

1. 肝小叶(hepatic lobule)　肝的基本结构单位,呈多角棱柱体,长约 2mm,宽约 1mm,成人肝有 50 万~100 万个肝小叶。人的相邻肝小叶常连成一片,分界不清,有的动物(如猪)的肝小叶周围因结缔组织较多而分界明显。肝小叶中央有一条沿其长轴走行的中央静脉,肝索和肝血窦以中央静脉为中心向周围呈放射状排列(图 2-3-6,图 2-3-7)。

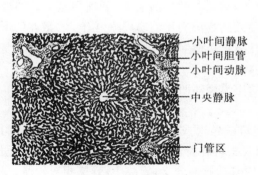

图 2-3-6　肝的微细结构(低倍)

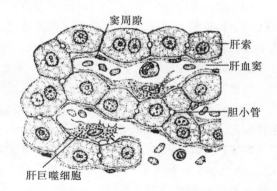

图 2-3-7　肝的微细结构(高倍)

肝细胞单层排列成凹凸不平的板状结构,称肝板。相邻肝板吻合连接,形成迷路样结构,其断面呈索状,称肝索。肝板之间为肝血窦,血窦经肝板上的孔互相通连。肝细胞相邻面的质膜局部凹陷,形成微细的胆小管。这样,肝板、肝血窦和胆小管在肝小叶内形成各自独立而又密切相关的复杂网络。

（1）肝细胞(hepatocyte):占肝内细胞总数的 80%。肝细胞呈多面体形,每个肝细胞有三种类型的功能面,即血窦面、胆小管面与肝细胞连接面。血窦面和胆小管面有许多微绒毛,借以扩大肝细胞的表面积。相邻肝细胞之间的连接面有紧密连接、桥粒和缝隙连接等结构。

肝细胞的胞质呈嗜酸性,含有弥散分布的嗜碱性团块。电镜下,胞质内各种细胞器均丰富,堪称体内细胞之最。肝细胞的主要细胞器有:① 粗面内质网:成群分布,是合成多种蛋白质的基地,包括白蛋白、纤维蛋白原、凝血酶原、脂蛋白、补体等。② 滑面内质网:为许多散在的小管和小泡,膜上有多种酶系统分布。细胞摄取的有机物在滑面内质网进行连续的合成、分解、结合、转化等反应,包括胆汁合成、脂类代谢、糖代谢、激素代谢以及解毒等功能。③ 高尔基复合体:粗面内质网合成的蛋白质和脂蛋白中,一部分转移至高尔基复合体加工后,再经分泌小泡由血窦面排出。近胆小管处的高尔基复合体尤为发达,与胆汁排泌相关。

此外,肝细胞富含线粒体、溶酶体和过氧化物酶体。肝细胞中的糖原是血糖的贮备形式,受胰岛素和胰高血糖素的调节,进食后增多,饥饿时减少。

(2)肝血窦(hepatic sinusoid):位于肝板之间,形状不规则,血液自肝小叶的周边经血窦汇入中央静脉。肝血窦壁由内皮细胞围成,窦内有肝巨噬细胞。① 内皮细胞:胞质部有大量内皮窗孔,其大小不等,无隔膜,构成筛板样结构。内皮细胞连接松散,常有 0.1~0.5μm 的细胞间隙,有的甚至可达 1μm 宽。内皮外无基膜。因此,肝血窦壁具有很高的通透性,除血细胞和乳糜微粒外,血浆的各种成分均可自由出入。② 肝巨噬细胞:又称库普弗细胞(Kupffer cell),细胞体积较大,形状不规则,有突起。电镜下,细胞表面有大量皱褶和微绒毛,以许多板状和丝状伪足附着在内皮细胞上,或穿过内皮窗孔和细胞间隙伸入窦周隙。胞质内有丰富的溶酶体,并常见吞噬体和吞饮泡。肝巨噬细胞由血液单核细胞分化而来,在清除从肝门静脉入肝的抗原异物、清除衰老的血细胞、监视肿瘤等方面发挥重要作用。

(3)窦周隙(perisinusoidal space):又称 Disse 间隙,为肝血窦内皮与肝板之间狭小间隙(图 2-3-8),宽约 0.4μm。由于肝血窦内皮通透性大,故窦周隙充满血浆,肝细胞血窦面的微绒毛直接浸泡在血浆内,可以和血浆进行充分而高效的物质交换。窦周隙内有一种散在的形态不规则的贮脂细胞。贮脂细胞的功能之一是贮存脂肪和维生素 A。贮脂细胞的另一功能是产生细胞外基质,窦周隙内的网状纤维即由它产生。

(4)胆小管(bile canaliculus):是相邻肝细胞的质膜局部凹陷而成的微细管道(图 2-3-7),在肝板内连接成网,其管径粗细较均匀,直径为 0.5~1μm。

2. 门管区(portal area) 为相邻肝小叶之间呈三角形或椭圆形的结缔组织小区,称门管区,每个肝小叶周围有 3~4 个门管区。其中可见三种伴行的管道,即小叶间动脉、小叶间静脉和小叶间胆管(图 2-3-6)。小叶间动脉是肝固有动脉的分支,管腔小,管壁相对较厚;小叶间静脉是肝门静脉的分支,管腔较大而不规则,管壁薄;小叶间胆管管壁为单层立方上皮,它们向肝门方向汇集,最后形成左、右肝管出肝。在非门管区的小叶间结缔组织中,还有单独走行的小叶下静脉,由中央静脉汇集形成,它们在肝门部汇集为肝静脉。

(二)胰

胰腺表面覆以薄层结缔组织被膜,结缔组织伸入腺内将实质分隔为许多小叶。胰腺实质由外分泌部和内分泌部组成(图 2-3-8)。外分泌部分泌胰液,含有多种消化酶,在食物消化中起重要作用。内分泌部分泌激素,主要参与糖代谢的调节。

1. 外分泌部

（1）腺泡：每个腺泡由 40～50 个腺泡细胞组成，腺泡细胞分泌多种消化酶，如胰蛋白酶原、胰糜蛋白酶原、胰淀粉酶、胰脂肪酶等，它们分别消化食物中的各种营养成分。胰蛋白酶原和胰糜蛋白酶原在进入小肠后，被肠致活酶激活，成为有活性的胰蛋白酶和胰糜蛋白酶。腺泡细胞还分泌一种胰蛋白酶抑制因子，能防止这两种酶原有胰腺内被激活。

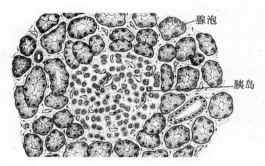

图 2-3-8　胰的微细结构

（2）导管：闰管较长，无分泌管。闰管汇合成小叶内导管。后者在小叶间结缔组织内汇合成小叶间导管，后者再汇合成一条主导管，贯穿胰腺全长，在胰头部与胆总管汇合，开口于十二指肠乳头。

（3）胰液：成人每天分泌 1500～3000ml 胰液。胰液为碱性，pH 值为 7.8～8.4，含多种消化酶和丰富的电解质，是最重要的消化液。

2. 内分泌部

胰岛（pancreas islet）是由内分泌细胞组成的球形细胞团，分布于腺泡之间，在 HE 染色中，胰岛细胞着色浅淡，极易鉴别。成人胰腺约为 100 万个胰岛，分布在胰尾部较多。胰岛大小不等，直径为 75～500μm，小的仅由 10 多个细胞组成，大的有数百个细胞。胰岛细胞呈团索状分布，细胞间有丰富的有孔毛细血管。人胰岛主要有 A、B、D 和 PP 四种细胞，但在 HE 染色切片中不易区分，用 Mallory 等特殊染色法以及电镜和免疫组织化学法均可显示。

（1）A 细胞：又称甲细胞或 α 细胞，约占胰岛细胞总数的 20％，细胞体积较大，多分布在胰岛周边部。A 细胞分泌胰高血糖素（glucagon），促进糖原分解为葡萄糖，并抑制糖原合成，使血糖升高。

（2）B 细胞：又称乙细胞或 β 细胞，约占胰岛细胞总数的 70％，多分布于胰岛的中央部。B 细胞分泌胰岛素（insulin），主要促进肝细胞、脂肪细胞等细胞吸收血液内的葡萄糖，合成糖原或转化为脂肪贮存。故胰岛素的作用与高血糖素相反，可使血糖浓度降低。胰岛素和高血糖素的协同作用能保持血糖水平处于动态平衡。

（3）D 细胞：又称丁细胞或 δ 细胞，约占胰岛细胞总数的 5％，散在于 A、B 细胞之间。D 细胞分泌生长抑素，其作用是抑制和调节 A、B 或 PP 细胞的分泌活动。

（4）PP 细胞：数量很少，主要存在于胰岛的周边部，另外，还可见于外分泌部的导管上皮内及腺泡细胞间。PP 细胞质内也有分泌颗粒，分泌胰多肽，它有抑制胃肠运动和胰液分泌以及减弱胆囊收缩等作用。

二、能力训练

观察肝的组织切片（人的肝 HE 染色）。

1. 低倍镜观察

组织被结缔组织分隔成许多多边形的肝小叶，肝小叶间的结缔组织少，界限不清楚。小叶中央的圆形管腔是中央静脉，中央静脉周围肝细胞呈放射状排列，肝板的断面，称肝索。肝索之间的腔隙为肝血窦。在几个肝小叶邻接处，有较多的结缔组织，其内可见三种结构不同的管腔，为小叶间动脉、小叶间静脉和小叶间胆管，此处为门管区。

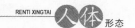

2. 高倍镜观察 选择典型的肝小叶和门管区观察。① 肝小叶。中央静脉：位于肝小叶中央，管壁不完整，周围与肝血窦相通。肝索：由肝细胞排列成索条状。肝细胞体积较大，呈多边形，细胞质呈红色，细胞核圆形，居细胞中央，核仁明显，有的肝细胞有双核。肝血窦：位于肝板之间。肝血窦的壁由不连续的内皮细胞组成，内皮细胞的核扁而小，染色深。在血窦腔内有时可见肝巨噬细胞。② 门管区。小叶间动脉：管壁厚，管腔圆而小，有一层内皮细胞和少量环形平滑肌构成，染成红色。小叶间静脉：管壁薄、管腔较大，形状不规则，染成红色。小叶间胆管：由单层立方上皮构成，细胞质染色淡，细胞核大而圆，染成紫蓝色。

3. 绘图 肝小叶 HE 10×40。

任务二　认识呼吸系统的组织结构

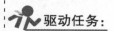

请在显微镜下描述气管的组织结构。

一、知识介绍

（一）气管、主支气管的微细结构

气管和主支气管由呈"C"形的气管软骨借韧带连接而成，气管软骨后方的缺口由平滑肌和结缔组织构成的膜壁封闭。气管和主支气管的管壁由黏膜、黏膜下层和外膜构成（图2-3-9）。

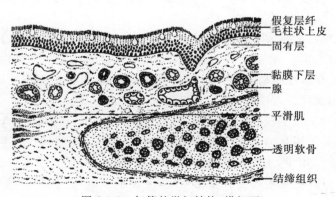

图 2-3-9　气管的微细结构（横切面）

1. 黏膜 黏膜由上皮和固有层构成。上皮为假复层纤毛柱状上皮，其间夹有杯状细胞。固有层由结缔组织构成，含有较多弹性纤维、小血管和散在淋巴组织。

2. 黏膜下层 黏膜下层为疏松结缔组织，含有气管腺、小血管、淋巴管和神经。

3. 外膜 外膜由"C"形透明软骨和结缔组织组成。软骨的缺口处由平滑肌和结缔组织封闭。

（二）肺的微细结构

肺的表面覆有一层浆膜。肺可分实质和间质两部分。肺实质由支气管树和肺泡构成

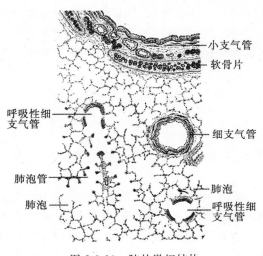

图 2-3-10　肺的微细结构

（图 2-3-10）。肺间质为肺内的结缔组织、血管、淋巴管和神经。根据功能不同，肺实质又可分为导气部和呼吸部。

1. 导气部　导气部包括肺叶支气管、肺段支气管、小支气管、细支气管以及终末细支气管等，只有传送气体的功能，不能进行气体交换。当小支气管分支的口径为 1mm 左右时，称为细支气管。每条细支气管及其各级分支和其所属的肺泡构成一个肺小叶。

导气部各级支气管管壁的微细结构与主支气管相似，但随着管腔逐渐变细，管壁逐渐变薄，上皮由假复层纤毛柱状上皮逐渐移行为单层纤毛柱状上皮，杯状细胞、腺体和软骨逐渐减少，然而平滑肌相对增多。到终末细支气管（管径约 0.5mm），其管壁的上皮为单层柱状上皮，杯状细胞、腺体和软骨均消失，平滑肌形成完整的环行。平滑肌的收缩或舒张可直接控制进入肺泡的气流量，从而调节出入肺泡的气流量。

2. 呼吸部　呼吸部包括呼吸性细支气管、肺泡管、肺泡囊和肺泡，是进行气体交换的部位。

（1）呼吸性细支气管（respiratory bronchiole）：是终末细支气管的分支，管壁上有少量肺泡的开口。上皮由单层柱状上皮移行为单层立方上皮，其外围有少量结缔组织和平滑肌。

（2）肺泡管（alveolar duct）：是呼吸性细支气管的分支，管壁上有许多肺泡的开口，所以没有完整的管壁，只在相邻肺泡开口之间存在小部分管壁，此处呈结节状膨大。

（3）肺泡囊（alveolar sac）：为多个肺泡的共同开口处，相邻肺泡开口之间无平滑肌，故无结节状膨大。

（4）肺泡（pulmonary alveolus）：为多面形囊泡，每侧肺约有 3 亿～4 亿个，是进行气体交换的场所。肺泡壁极薄，由肺泡上皮构成，周围有丰富的毛细血管网和少量的结缔组织。肺泡上皮为单层上皮，有两种类型：一种是Ⅰ型肺泡细胞，呈扁平形，是肺泡上皮的主要细胞，其细胞表面构成气体交换的广大面积；另一种是Ⅱ型肺泡细胞，呈圆形或立方体形，嵌在Ⅰ型肺泡细胞之间，能分泌一种磷脂类的物质，铺展在肺泡上皮表面形成一层薄膜，称为表面活性物质，具有降低肺泡表面张力的作用，从而稳定肺泡的直径（图 2-3-11）。

相邻肺泡之间的薄层结缔组织称肺泡隔（图 2-3-11），内含有丰富的毛细血管网、较多的弹性纤维和肺泡巨噬细胞。

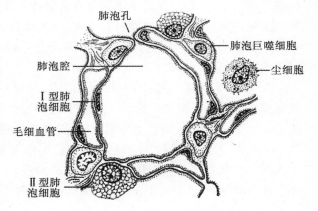

图 2-3-11　肺泡上皮和肺泡隔

毛细血管与肺泡上皮紧密相贴,当肺泡与血液之间进行气体交换时,气体经过肺泡上皮及基膜、毛细血管内皮及基膜,这四层结构组成血—气屏障。肺泡隔中的弹性纤维使肺泡具有良好的弹性回缩力。肺泡巨噬细胞能做变形运动,有吞噬病菌和异物的能力,吞噬了灰尘的肺泡巨噬细胞称为尘细胞。

二、能力训练

（一）气管的组织切片（人的气管 HE 染色）

1. 肉眼观察　标本为气管的横切面,管壁中呈"C"形染成紫蓝色的是透明软骨环,缺口侧为气管壁背侧的膜襞部。

2. 低倍镜观察　从腔面向外分辨管壁的三层结构：① 黏膜：由上皮和固有层组成。上皮：为假复层纤毛柱状上皮,夹有杯状细胞,基膜明显。固有层：由疏松结缔组织构成,弹性纤维较多,呈亮红色,内含弥散的淋巴组织,此外还有腺体导管、血管断面。② 黏膜下层：为疏松结缔组织,含混合性腺,与固有层无明显界限,也含血管、淋巴管和神经。③ 外膜：由透明软骨环和疏松结缔组织构成。软骨环缺口处有致密结缔组织和平滑肌纤维,黏膜下层的腺体可伸至此处。

3. 高倍镜观察　① 黏膜上皮：假复层纤毛柱状上皮着重观察黏膜上皮和腺体。纤毛清晰可辨,杯状细胞中黏液呈浅紫红色。② 混合性腺泡：由浆液性腺细胞和黏液性腺细胞组成,可见浆半月。

（二）肺的组织切片（人的肺 HE 染色）

1. 肉眼观察　标本为一小块组织,呈海绵样,是肺呼吸部。还有大小不等的管腔断面,是肺内支气管各级分支和肺动、静脉的断面。

2. 低倍镜观察　分辨导气部和呼吸部,注意支气管各级分支与血管的区别。导气部：包括小支气管、细支气管和终末细支气管。① 小支气管：管径粗、管壁厚,三层分界不明显。黏膜：上皮为假复层纤毛柱状上皮,有杯状细胞,固有层薄,其外有少量分散排列的环行平滑肌束。黏膜下层：为疏松结缔组织,含混合性腺。外膜：由散在透明软骨片和结缔组织构成,内含小血管（支气管动、静脉）。在小支气管的一侧,有伴行的肺动、静脉分支断面,其管壁薄,管腔大。② 细支气管：管径较小,管壁较薄。上皮为假复层或单层纤毛柱状,杯状细胞减少或消失,环行平滑肌更多腺体和软骨片也很少或消失。③ 终末细支气管：管径细,黏膜形成明显皱襞,表面为单层柱状上皮,杯状细胞、腺体和软骨均消失,平滑肌形成完整的环行层。呼吸部：包括呼吸性细支气管、肺泡管、肺泡囊和肺泡。呼吸性细支气管和肺泡管的管壁不完整,直接与肺泡通连。

3. 高倍镜观察　重点观察呼吸部。① 呼吸性细支气管：上皮为单层立方状。上皮下仅有少量的结缔组织和平滑肌。管壁上有肺泡的开口,开口处单层立方上皮移行为单层扁平上皮。② 肺泡管：由许多肺泡组成,管壁结构很少,为位于肺泡之间突向管腔的部位,呈结节状膨大。表面的为单层立方形或扁平形上皮,其下为薄层结缔组织和少量平滑肌。③ 肺泡囊：为几个肺泡共同开口而形成的囊腔。④ 肺泡：呈多边形或不规则形,肺泡壁很薄。相邻肺泡之间的薄层结缔组织为肺泡隔,内有丰富的毛细血管。

任务三　认识泌尿系统的组织结构

驱动任务：

请用彩色铅笔绘出肾小球的组织结构。

一、知识介绍

（一）肾的微细结构

肾实质主要由大量泌尿小管构成，肾间质由血管、神经和少量结缔组织等构成。泌尿小管（uriniferous tubule）包括肾单位和集合小管。

1. 肾单位（nephron）　肾单位是肾的结构和功能单位，每个肾约有 100 万个肾单位，由肾小体和肾小管两部分组成。

（1）肾小体（renal corpuscle）：肾小体呈球形，位于肾皮质内，由血管球和肾小囊组成（图 2-3-12）。每个肾小体有两个极：血管出入端为血管极；另一极与近端小管曲部相连接，称尿极。① 血管球（glomerulus）：血管球是一团蟠曲成球状的毛细血管，血管球的一侧连有两条小动脉：一条较粗短的入球微动脉和一条较细长的出球微动脉。血管球的毛细血管由一层有孔内皮细胞及其基膜构成。在血管球毛细血管之间有血管系膜，又称球内系膜，由球内系膜细胞（intraglomerular mesangial cell）和系膜基质组成。② 肾小囊（renal capsule）：肾小囊是肾小

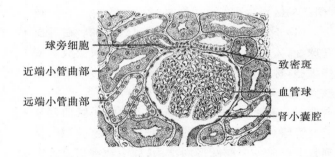

图 2-3-12　肾皮质的微细结构（高倍）

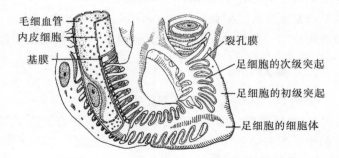

图 2-3-13　足细胞与毛细血管超微结构模式图

管起始部膨大凹陷而成的杯状双层囊，囊内有血管球。肾小囊外层由单层扁平上皮构成，内层由紧贴血管球毛细血管外面的足细胞（podocyte）构成（图 2-3-13）。两层之间的腔隙称肾小囊腔。足细胞面积较大，从细胞体伸出几个较大的初级突起，每个初级突起又伸出许多指状的次级突起，相邻的次级突起间的窄隙称裂孔。裂孔上盖有一层极薄的裂孔膜。毛细血管有孔内皮细胞、基膜和裂孔膜，这三层结构合称滤过屏障（filtration barrier）或滤过膜（filtration membrane）。

（2）肾小管（renal tubule）：肾小管是一条细长而弯曲的管道，与肾小囊相延续，行经肾皮质、髓质再返回皮质，终于集合小管。按其位置、形态、结构和功能，依次分为近端小管、细段、远端小管三部分。近端小管和远端小管都分为曲部和直部。近端小管曲部是近端小管的起始段，盘曲在肾小体的附近。近端小管直部、细段和远端小管直部三者构成的"U"形结构称髓袢，又称肾单位袢。远端小管曲部也盘曲在肾小体的附近，末端连接集合小管。

肾小管由单层上皮构成。近端小管管壁的上皮细胞呈锥体形或立方体形，细胞分界不清。细胞的游离面有刷状缘，电镜下刷状缘为许多密集排列的微绒毛，它扩大了细胞的表面积，有利于尿液的重吸收。细段管径细，管壁薄，由单层扁平上皮构成。远端小管管腔较大，管壁上皮为单层立方上皮，细胞界限清楚，其游离面无刷状缘。远端小管有重吸收钠离子和水，以及排出钾离子、氢离子和氨离子的功能。

2. 集合小管（collecting tubule） 集合小管续于远端小管末端，管径由细逐渐变粗，最后汇集成乳头管。管壁上皮由单层立方上皮逐渐移行为单层柱状上皮。集合小管有重吸收水分的功能。

3. 球旁复合体（juxtaglomerular complex） 球旁复合体包括球旁细胞、致密斑和球外系膜细胞（图 2-3-14）。

（1）球旁细胞（juxtaglomerular cell）：在近血管球处，入球微动脉管壁的平滑肌纤维演变成上皮样细胞，称为球旁细胞。球旁细胞呈立方形，细胞核大而圆，胞质内有分泌颗粒，能分泌肾素。

（2）致密斑（macullar densa）：远端小管曲部靠近血管球一侧，管壁上皮细胞由立方形变为柱状，排列紧密形成一个椭圆形的结构，称为致密斑。致密斑是钠离子感受器，并能影响球旁细胞分泌肾素。

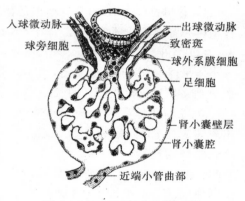

图 2-3-14　球旁复合体模式图

（3）球外系膜细胞（extraglomerular mesangial cell）：位于致密斑、入球微动脉和出球微动脉组成的三角区内。细胞形态结构与球内系膜细胞相似，并与球内系膜细胞相延续。

二、能力训练

肾的组织切片（人的肾 HE 染色）。

1. 肉眼观察 标本呈扇形，表面染色较深为皮质，深部染色较浅为髓质（一个肾锥体）。有的锥体旁有染色深的肾柱，为深入锥体之间的皮质部分。

2. 低倍镜观察

（1）被膜：位于肾的表面，由致密结缔组织构成。

（2）皮质：位于被膜的深面，主要由密布的肾小管断面与散在分布的肾小体构成。皮质迷路：由肾小体和肾小管曲部构成，此处肾小管的断面呈圆形、弧形等。

（3）髓质：主要由大小不等的泌尿小管（肾小管直行部分、集合管）组成，其中有血管断面。

3. 高倍镜观察 皮质中肾小体由血管球和肾小囊组成。血管球由毛细血管构成，肾小囊脏层（内层）细胞紧贴毛细血管外面。内皮、脏层细胞及系膜细胞不易分辨。肾小囊壁层（外层）为单层扁平上皮，脏、壁两层细胞之间是肾小囊腔。近端小管曲部（近曲小管）：断面数目较多,管径较粗,管壁较厚,管腔小而不整齐。上皮细胞呈立方形或锥体形,界限不清,胞质嗜酸性强,着红色,细胞游离面有刷状缘,核圆,位于细胞基部,核间距离较大。远端小管曲部(远曲小管):断面较近曲小管少,管径较小,管壁较薄,管腔较大而规则,上皮细胞呈立方形,界限较清楚,胞质嗜酸性弱,着色浅,细胞游离面无刷状缘,胞核位于细胞中央,核间距离较小。

4. 绘图 肾皮质 HE 10×40。

任务四　认识生殖系统的组织结构

驱动任务:

请用彩色铅笔绘出生长卵泡的微细结构。

一、知识介绍

(一)睾丸的微细结构

男性生殖腺睾丸,其表面包被有一层致密结缔组织构成的白膜,白膜在睾丸后缘增厚形成睾丸纵隔。纵隔的结缔组织呈放射状伸入睾丸实质,将其分隔成许多锥体形的睾丸小叶,每个小叶内含1～4条生精小管。生精小管在近睾丸纵隔处变为短而直的直精小管,直精小管进入睾丸纵隔相互吻合形成睾丸网,最后在睾丸后缘发出十多条睾丸输出小管进入附睾(图 2-3-15)。生精小管之间的结缔组织称睾丸间质。

1. 生精小管(seminiferous tubule) 产生精子的场所。成人的生精小管长 30～70cm,直径 150～250μm,主要由生精上皮构成(图 2-3-16)。生精上皮由支持细胞和5～8层生精细胞组成。上皮外有较厚的基膜。

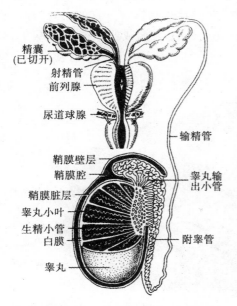

图 2-3-15　睾丸的结构和排精途径模式图

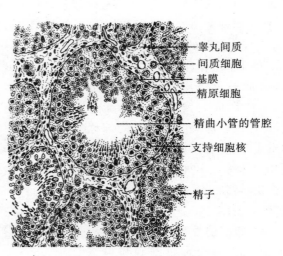

图 2-3-16　睾丸的微细结构

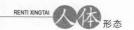

（1）生精细胞（spermatogenic cell）：包括精原细胞、初级精母细胞、次级精母细胞、精子细胞和精子。

1）精原细胞（spermatogonium）：紧贴基膜，细胞较小，圆形或椭圆形，核染色较深。A型精原细胞是生精细胞中的干细胞，B型精原细胞经过数次分裂后，分化为初级精母细胞。

2）初级精母细胞（primary spermatocyte）：位于精原细胞近腔侧，体积较大，核大而圆，染色体核型为 46，XY。初级精母细胞经过 DNA 复制（4nDNA）后，进行第一次成熟分裂后，形成两个次级精母细胞。由于第一次成熟分裂的分裂前期历时较长，故在生精小管的切面中可见到处于不同增殖阶段的初级精母细胞。

3）次级精母细胞（secondary spermatocyte）：靠近管腔，核圆形，染色较深，染色体核型为 23，X 或 23，Y。次级精母细胞很快便进行第二次成熟分裂，形成两个精子细胞。

4）精子细胞（spermatid）：位于管腔面，核小而圆，精子细胞不再分裂，经复杂的形态变化发育成精子。

5）精子（spermatozoon）：形似蝌蚪，全长约 60μm，分头、尾两部（图 2-3-17）。头内主要有一个染色质高度浓缩的细胞核，核的前 2/3 有顶体覆盖。顶体内含多种水解酶，如顶体蛋白酶、透明质酸酶、酸性磷酸酶等。在受精时，精子释放顶体酶，溶解卵细胞外周的结构，在受精时起重要作用。尾部细长，是精子的运动装置。

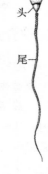

头

尾

从精原细胞发育为精子，在人类约需 64±4.5 天。染色体核型从 46，XY 变成 23，X 或 23，Y。理化因素的刺激可影响精子的生成，如隐睾症、放射线的照射、抑制生精药物等都能使精子的质量和数量下降，导致不育。

图 2-3-17　精子的形态

（2）支持细胞（sustentacular cell）：呈不规则的高柱状或长锥形，基部紧贴基膜，顶部伸达管腔面。相邻支持细胞间镶嵌着各级生精细胞。支持细胞参与血—生精小管屏障构成，对生精细胞起支持、营养作用，促进精子的发生和成熟。

2. 睾丸间质　生精小管之间的睾丸间质为疏松结缔组织，除富含丰富的血管、淋巴管和一般的结缔组织细胞外，还有一种间质细胞（interstitial cell），细胞成群分布，体积较大，圆形或多边形，核圆居中，胞质嗜酸性较强（图 2-3-16）。间质细胞分泌的雄激素有促进精子发生、促进男性生殖器官的发育与分化、维持第二性征和性功能等作用。

（二）卵巢的微细结构

女性生殖腺卵巢，是实质性器官，表面被覆单层扁平或立方上皮，上皮深面为薄层致密结缔组织，称白膜。卵巢实质的外周部称卵巢皮质，含有不同发育阶段的卵泡和黄体等。中央部为卵巢髓质，由疏松结缔组织、血管和神经等构成（图 2-3-18）。

1. 卵泡的发育及排卵　卵泡（follicle）由一个卵母细胞和包绕

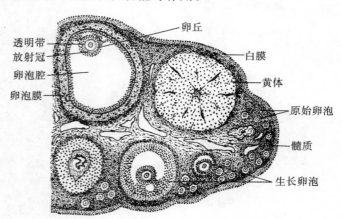

卵丘

透明带

放射冠

卵泡腔

卵泡膜

白膜

黄体

原始卵泡

髓质

生长卵泡

图 2-3-18　卵巢的微细结构

它的许多卵泡细胞组成。卵泡发育从胚胎时期已经开始,至出生时有原始卵泡 100 万～200 万个,青春期仅存 4 万个。卵泡的发育分为原始卵泡、生长卵泡和成熟卵泡三个阶段。

（1）原始卵泡（primordial follicle）：原始卵泡位于皮质浅层,由一个初级卵母细胞和周围的一层扁平状的卵泡细胞组成。

（2）生长卵泡（growth follicle）：又分初级卵泡和次级卵泡两个阶段。

1）初级卵泡（primary follicle）：由初级卵母细胞及其周围单层或多层的立方或柱状卵泡细胞组成。从青春期开始,在垂体促性腺激素的作用下,每月都有一些原始卵泡开始生长发育。初级卵母细胞体积增大,但仍停留于第一次成熟分裂的前期。在初级卵母细胞与卵泡细胞之间出现一层含糖蛋白的嗜酸性膜,称透明带。当卵泡生长时,卵泡细胞周围的结缔组织形成卵泡膜。

2）次级卵泡（secondary follicle）：当初级卵泡的卵泡细胞增多至十余层时,细胞之间出现一些含有液体的不规则小腔,以后相继融合形成一个新月形的卵泡腔,内含卵泡液。随着卵泡腔的形成,紧靠初级卵母细胞的卵泡细胞逐渐变成柱状,围绕透明带排列呈放射状,称放射冠。其他的卵泡细胞构成卵泡的壁,称颗粒层。随着卵泡液的增多,卵泡腔扩大,初级卵母细胞、透明带、放射冠及部分卵泡细胞突入卵泡腔内形成卵丘。此时,卵泡膜分为两层：内层膜富含毛细血管和细胞;外层膜纤维较多,细胞、血管较少。

（3）成熟卵泡（mature follicle）：生长卵泡经上述发育阶段后,卵泡细胞停止增殖,但卵泡液急剧增多而体积显著增大,直径可达 1.8cm,并向表面突出,称成熟卵泡。在排卵前36～48 小时,初级卵母细胞完成第一次成熟分裂,形成 1 个次级卵母细胞和 1 个很小的第一极体。

2．排卵　成熟卵泡内的卵泡液继续增多,致使卵泡更加向卵巢表面突出,使局部的卵泡壁、白膜和卵巢上皮均逐渐变薄,结构松散,最后破裂,于是次级卵母细胞、透明带和放射冠随卵泡液一起从卵巢排出,此过程称排卵（ovulation）。排卵一般发生在月经周期的第 14天。通常每个月有 15～20 个原始卵泡开始发育,但最后能成为成熟卵泡并排卵的只有 1个,而且双侧卵巢交替排卵,其余的卵泡在不同发育阶段闭锁,称闭锁卵泡（atretic follicle）。

卵泡细胞和卵泡膜的细胞与雌激素的合成和分泌有关。雌激素能刺激女性生殖器官的发育,促进女性产生和维持第二性征,以及促进子宫内膜的增生。

3．黄体的形成与退化　排卵后,卵泡壁塌陷,残留的卵泡壁颗粒层细胞、卵泡膜及血管内陷,形成一个体积较大、血管丰富的内分泌细胞团,称为黄体（corpus luteum）。由颗粒层细胞分化而成的粒黄体细胞呈多边形,胞体大,能分泌大量孕激素。来源于卵泡膜内层的膜黄体细胞体积较小,染色较深。两种黄体细胞共同作用,产生一定量的雌激素。孕激素能降低子宫平滑肌的兴奋性,促进子宫内膜的增生、子宫腺的分泌和乳腺发育。黄体维持的时间,取决于排出的卵是否受精。若排出的卵未受精,黄体仅能维持 2 周即退化,称月经黄体。若排出的卵已受精,黄体则继续发育,可维持 6 个月才退化,称妊娠黄体。黄体退化后,逐渐被结缔组织代替,称白体。

（三）输卵管的微细结构

输卵管的管壁由黏膜、肌层和浆膜三层结构构成。黏膜上皮为单层柱状上皮,分为纤毛上皮和分泌上皮。肌层为平滑肌,呈内环、外纵排列。

临床上将卵巢和输卵管合称为子宫附件。

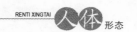

（四）子宫的微细结构

子宫壁很厚，从内向外可分为三层，即内膜、肌层和外膜（图2-3-19）。

1. 内膜（endometrium） 内膜即子宫黏膜，由单层柱状上皮和固有层组成，其中子宫颈阴道部为复层扁平上皮。上皮向固有层内凹陷形成许多单管腺，称子宫腺。固有层由结缔组织构成，其中的星形细胞称基质细胞。内膜固有层内血管丰富，子宫动脉分支进入子宫内膜后，先向子宫腔面垂直穿行，至功能层弯曲成螺旋形，称螺旋动脉。

子宫内膜可分为浅表的功能层和深部的基底层，功能层较厚，基底层较薄而致密。在月经周期中，功能层可剥脱，而基底层不剥脱。

2. 肌层（myomertrium） 很厚，由许多平滑肌束和结缔组织构成。肌束之间有较大的血管穿行。

3. 外膜（perimetrium） 大部分为浆膜。

4. 子宫内膜的周期性变化 从青春期开始，子宫底和体的内膜在卵巢分泌的雌激素和孕激素的作用下，出现周期性的变化，即每隔28天发生一次子宫内膜的剥脱与出血、增生及修复，称月经周期（menstrual cycle）。内膜的周期性变化分为三期：月经期、增生期和分泌期（图2-3-20）。

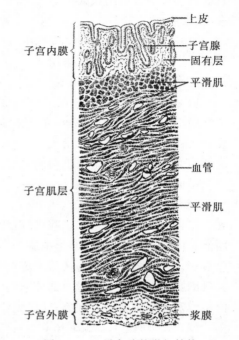

图 2-3-19　子宫壁的微细结构

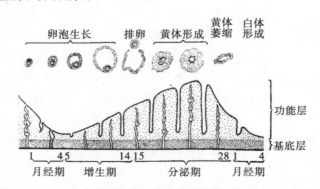

图 2-3-20　子宫内膜周期性变化与卵巢周期性变化的关系示意图

（1）月经期（menstrual phase）：为月经周期的第1～4天。由于排出的卵未受精，月经黄体退化，孕激素和雌激素的分泌量急剧减少，内膜中的螺旋动脉收缩，导致内膜功能层缺血、缺氧，组织变性坏死。于是，坏死的内膜脱落，与血液一起经阴道排出体外，形成月经。月经期时子宫腔间接与外界相通，应注意局部的卫生，防止盆腔炎的发生。

（2）增生期（proliferation phase）：为月经周期的第5～14天。此期内，卵巢内的卵泡正处于生长发育阶段，雌激素的分泌量逐渐增多。在雌激素的作用下，脱落的子宫内膜由基底层增生修补。子宫腺和螺旋动脉均增长而弯曲，基质细胞增多，子宫内膜从1mm增至3～4mm。到此期末，卵泡发育已趋于成熟和排卵。

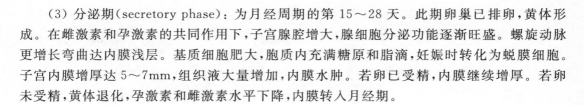

（3）分泌期（secretory phase）：为月经周期的第 15～28 天。此期卵巢已排卵，黄体形成。在雌激素和孕激素的共同作用下，子宫腺腔增大，腺细胞分泌功能逐渐旺盛。螺旋动脉更增长弯曲达内膜浅层。基质细胞肥大，胞质内充满糖原和脂滴，妊娠时转化为蜕膜细胞。子宫内膜增厚达 5～7mm，组织液大量增加，内膜水肿。若卵已受精，内膜继续增厚。若卵未受精，黄体退化，孕激素和雌激素水平下降，内膜转入月经期。

二、能力训练

（一）睾丸（人的睾丸 HE 染色）

1. 肉眼观察　粉红色组织，小点状结构是生精小管的切面。

2. 低倍镜观察　表面有致密结缔组织构成的白膜，其内有很多不同断面的生精小管。管壁厚，由多层大小不一的细胞构成。生精小管之间的结缔组织中血管丰富，并含成群的间质细胞。

3. 高倍镜观察

（1）生精小管：管壁由生精上皮构成，分为生精细胞和支持细胞两种。生精细胞按发育过程有秩序地排列，从外向内可见：① 精原细胞：位于基膜上，细胞较小，呈圆形或椭圆形，核圆着色较浅。② 初级精母细胞：位于精原细胞内侧，为数层体积较大的细胞，呈圆形；核圆较大，呈分裂象。核内有粗大着深蓝色的染色体。③ 次级精母细胞：位于初级精母细胞内侧。细胞较小，核圆着色较深。由于次级精母细胞形成后，立即分裂为精子细胞，存在时间短，故不易见到。④ 精子细胞：靠近腔面，细胞更小，核圆且小，染色较深。⑤ 精子：精子头呈锥体形，成群聚集在生精小管管腔，椭圆形（横切）紫蓝色为头部，丝状紫红色为尾部。⑥ 支持细胞：位于生精细胞之间，其形状难以分辨，核呈不规则形，长轴与管壁垂直。染色质很细，着色浅，核仁明显。

（2）间质细胞：位于生精小管间的结缔组织内，细胞呈圆形或多边形，单个或成群分布；核常偏位可，着色浅，胞质嗜酸性，含小脂滴。

（二）卵巢（人的卵巢 HE 染色）

1. 肉眼观察　标本为卵圆形，周围部分为皮质，内有大小不等的空泡，是发育中卵泡。中央着色较浅的狭窄部分为髓质。

2. 低倍镜观察

（1）被膜：由表面的单层扁平或立方上皮及深面薄层结缔组织的白膜组成。

（2）皮质：占卵巢的大部分，含许多大小不一的各级卵泡，卵泡间为富含梭形基质细胞的结缔组织，即卵巢基质。

（3）髓质：狭小，由疏松结缔组织构成，血管较多，可与门部相通，皮质和髓质无明显界限。

3. 高倍镜观察　重点观察各级发育的卵泡。

（1）原始卵泡：位于皮质浅部，数量很多，体积小，由中央一个初级卵母细胞和周围一层扁平的卵泡细胞构成。卵母细胞较大，核大而圆，呈空泡状，核仁明显。卵泡细胞的界限不清楚，核为扁圆形。

（2）初级卵泡：位于皮质深层，中央仍为初级卵母细胞，体积稍大，周围是单层立方或矮柱状或多层的卵泡细胞，卵母细胞与卵泡细胞间有一层嗜酸性的透明带。

（3）次级卵泡：卵泡细胞间出现大小不一的腔隙或合并成一个大腔，此即卵泡腔，内含卵泡液。初级卵母细胞和周围的一些卵泡细胞挤至卵泡一侧，形成卵丘。卵母细胞增大，围绕卵母细胞的一层卵泡细胞成为柱状，呈放射状排列，此即放射冠。另一部分多边形卵泡细胞分布在卵泡壁的腔面，称为颗粒层。卵泡壁外面为卵泡膜，由结缔组织构成，分内外两层，内膜层含较多的膜细胞和小血管，外膜层由梭形的基质细胞和胶原纤维围成。

（4）成熟卵泡：体积增大至直径 2cm 左右，向卵巢表面突出。切片中无成熟卵泡。

4. 绘图 生长卵绝 HE 10×40。

（三）子宫内膜（增生期）（人的子宫 HE 染色）

观察：分辨子宫壁的内膜、肌层和浆膜。① 内膜：由单层柱状上皮和较厚的固有层组成。固有层结缔组织中含子宫腺，为直管腺，数量不多。螺旋动脉较少，散在分布，管壁一侧薄而另一侧厚。② 肌层：很厚，由许多平滑肌束和结缔组织构成。肌纤维排列方向不一致，中部的结缔组织含血管较多。③ 浆膜：由薄层结缔组织和间皮构成，常脱落。

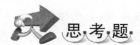思考题

1. 试述胃的微细结构。
2. 试述肺内导气部的组成和结构变化规律。
3. 在光镜下如何鉴别近曲小管和远曲小管？
4. 一女性的月经周期是 28 天，4 月 2 日月经来潮，请问 4 月 20 日其卵巢及子宫内膜有哪些结构特点？排卵日期大概在哪一天？

（陶冬英、于纪棉）

模块四 内分泌系统器官组织

学习目标

- **知识目标**
  1. 掌握甲状腺的光镜结构及其各种腺细胞的功能；肾上腺的光镜结构及其各种腺细胞的功能；腺垂体的光镜结构及其各种腺细胞的功能；
  2. 熟悉内分泌系统的组成和内分泌腺的结构特点；
  3. 了解甲状旁腺的光镜结构及其腺细胞的功能。
- **能力目标**
  1. 能在标本和模型上辨认（指出）各内分泌腺；
  2. 能在光镜下辨认（指出）甲状腺的微细结构；
  3. 能在光镜下辨认（指出）肾上腺的微细结构；
  4. 能在光镜下辨认（指出）腺垂体的微细结构。

【案例】

> 患者，女，43 岁，自述 6 年前颈左侧患有甲状腺增生。近月颈两侧相继增大，两眼外突，颈动脉搏动，双手颤抖，多食，多便，消瘦，不能入睡。经某医院诊治，诊断为甲状腺肿大Ⅲ度，T_3、T_4 增高。住院治疗一个月，未见明显治疗效果，转至某医科大学医院专家治疗，经药物治疗，半个月后病情大有好转，继续治疗一个月后，疾病基本恢复，出院。
>
> 初步诊断：甲状腺功能亢进。
>
> 试分析：患者为什么两眼外突、双手颤抖，食多，便多，消瘦，不能入睡？

任务一 认识甲状腺及甲状旁腺的微细结构

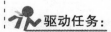驱动任务：

请在高倍镜下绘制甲状腺微细结构。

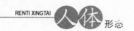

一、知识介绍

（一）甲状腺的微细结构

甲状腺表面覆有薄层结缔组织被膜，被膜发出小梁伸入实质内，将腺体分成不完全的小叶，每个小叶内含有 20～40 个滤泡。滤泡是由滤泡上皮细胞围成的囊泡状结构。滤泡间有丰富的毛细血管和滤泡旁细胞（图 2-4-1）。

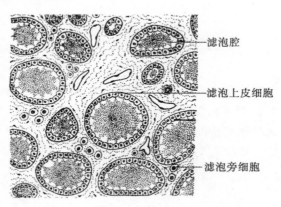

滤泡腔

滤泡上皮细胞

滤泡旁细胞

图 2-4-1　甲状腺的微细结构（高倍）

1. 滤泡上皮细胞　滤泡上皮细胞（follicular epithelial cell）通常为单层立方上皮，细胞核圆形，位于中央，电镜下，具有典型的分泌含氮类激素细胞的结构特点。滤泡上皮细胞分泌甲状腺素，即四碘甲腺原氨酸（tetraiodothyronine，T_4）和三碘甲腺原氨酸（triiodothyronine，T_3）。甲状腺素由细胞的基底部排出，释放于滤泡间的毛细血管。甲状腺素的主要功能是提高机体代谢率和神经兴奋性、促进生长发育，特别对婴幼儿的骨骼和中枢神经系统的发育影响较大，如婴幼儿甲状腺功能低下，甲状腺素分泌过少，不仅引起身材矮小，而且脑发育障碍，智力低下，称呆小症。若成人甲状腺功能亢进，甲状腺素分泌过多，则代谢率升高、耗氧量增加和体重减轻，严重时可导致突眼性甲状腺肿。

2. 滤泡旁细胞　滤泡旁细胞（parafollicular cell）常以单个细胞嵌在滤泡上皮之间，并附于基膜或成群散布于滤泡间的结缔组织内，细胞体积较大，呈卵圆形，在 HE 染色切片中胞质着色较浅，故又称亮细胞，其主要功能是分泌降钙素（calcitonin），所以又称降钙素细胞或C 细胞。降钙素能增强成骨细胞活性，使骨盐沉积、血钙降低。

（二）甲状旁腺的微细结构

甲状旁腺的表面有一薄层结缔组织被膜，实质内的腺细胞排列成索状或团块状，其间有丰富的毛细血管。腺细胞分为主细胞和嗜酸性细胞两种。

1. 主细胞　主细胞（chief cell）构成腺实质的主体细胞，体积较小，呈圆形或多边形，分泌甲状旁腺素（parathyroid hormone），其可增强破骨细胞的溶骨作用，使骨钙入血，并能促进肠和肾小管吸收钙，使血钙升高。

2. 嗜酸性细胞　嗜酸性细胞（oxyphil cell）体积较大，着色较深，胞质内含有许多嗜酸性颗粒，其功能尚不清楚。

二、能力训练

甲状腺切片(人的甲状腺 HE 染色)

1. 低倍镜观察 被膜很薄,实质内有许多圆形或椭圆形的甲状腺滤泡,泡腔内充满染成深红色的胶状物质,滤泡之间为结缔组织。

2. 高倍镜观察 滤泡由单层立方上皮构成,细胞界限不清楚,细胞核圆形。在滤泡上皮细胞之间或滤泡之间的结缔组织内,有呈圆形或多边形、体积较大、细胞质染色较浅的滤泡旁细胞。

3. 绘图 甲状腺滤泡 HE 10×40。

任务二 认识肾上腺、垂体的微细结构

一、知识介绍

(一)肾上腺

肾上腺实质可分为皮质和髓质(图 2-4-2)。

1. 皮质 肾上腺皮质位于腺实质外周部分,约占肾上腺的 80%～90%,由于细胞排列的形式不同,将皮质由外向内分为三个带,依次为球状带、束状带和网状带。

(1)球状带(zona glomerulosa):较薄,位于皮质浅层。细胞较小,呈矮柱状或多边形,排列成球状细胞团,细胞团之间有窦状毛细血管。球状带细胞分泌盐皮质激素,如醛固酮等。其主要作用是促进肾远曲小管和集合管重吸收钠和排出钾。

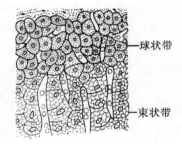

(2)束状带(zona fasciculate):位于球状带深面,最厚,细胞体积较大,呈多边形,常由 1～2 行细胞排列成索。索间有纵行血窦。束状带分泌糖皮质激素,如氢化可的松等。其主要作用是促进蛋白质和脂肪分解并转化为糖,即糖异生。此外,还能降低免疫反应和炎症反应。

(3)网状带(zona reticularis):位于髓质交界处,细胞呈多边形,细胞索相互吻合成网,细胞较小,形状不规则,界限不清。网状带分泌性激素,以雄激素为主,也有少量雌激素。

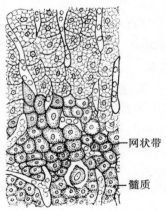

2. 髓质 肾上腺髓质位于肾上腺的中央,约占肾上腺的 10%～20%,主要由髓质细胞构成,髓质细胞体积较大,圆形或多边形,胞质染色淡,若用铬盐处理,胞质内可见黄褐色的嗜铬颗粒,故髓质细胞又称嗜铬细胞(chromaffin cell)。嗜铬细胞分为两种。

图 2-4-2 肾上腺的微细结构

(1)肾上腺素细胞:约占嗜铬细胞的 80%,肾上腺素细胞分泌肾上腺素(adrenaline),肾上腺素使心肌收缩力增强,心率加快,皮肤血管收缩,但使心脏和骨骼肌的血管扩张。

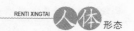

（2）去甲肾上腺素细胞：约占嗜铬细胞的20％，分泌去甲肾上腺素（noradrenaline），去甲肾上腺素使血压升高，心脏、脑和骨骼肌内的血流加快。

（二）垂体

垂体由腺垂体和神经垂体两部分组成。

1. 腺垂体　腺垂体（adenohypophysis）主要是远侧部和结节部的结构，约占垂体体积的75％，由腺上皮构成，细胞排列成索状或团状，细胞索之间有丰富的窦状毛细血管。根据HE染色性质分为嗜酸性细胞、嗜碱性细胞和嫌色细胞三种。

（1）嗜酸性细胞：数量较多，约占远侧部腺细胞总数的40％，胞体大，圆形或多边形，胞质内充满着粗大的嗜酸性颗粒，分为两种细胞。

1）生长激素细胞：数量较多，分泌生长激素（growth hormone，GH），能促进肌肉、内脏的生长及多种代谢过程，尤其是刺激骺软骨生长，促进骨骼增长。在未成年时期如分泌过多，可引起巨人症，分泌过少则可引起侏儒症；成人分泌过多可引起肢端肥大症。

2）催乳激素细胞：男、女性均有此种细胞，但女性较多，在分娩前期和哺乳期功能旺盛。此细胞分泌催乳激素（prolactin，PRL），能促进乳腺发育和乳汁分泌。

（2）嗜碱性细胞：数量较少，胞体大小不一，呈椭圆形或多边形，胞质内充满嗜碱性颗粒，分为三种细胞。

1）促甲状腺激素细胞：分泌促甲状腺激素（thyroid stimulating hormone，TSH），促进甲状腺滤泡上皮细胞合成、分泌甲状腺素。

2）促肾上腺皮质激素细胞：分泌促肾上腺皮质激素（adrenocorticotropic hormone，ACTH）和促脂素（lipotrophic hormone，LPH），前者促进肾上腺皮质束状带细胞分泌糖皮质激素，后者作用于脂肪细胞，使其产生脂肪酸。

3）促性腺激素细胞：分泌卵泡刺激素（follicle stimulating hormone，FSH）和黄体生成素（luteinizing hormone，LH）。男、女性均有，卵泡刺激素在女性促进卵泡发育，男性则刺激生精小管的支持细胞合成雄激素结合蛋白，以促进精子发生；黄体生成素在女性促进排卵和黄体形成，男性则刺激睾丸间质细胞分泌雄激素，故又称间质细胞刺激素。

（3）嫌色细胞（chromophobe cell）：数量最多，约占远侧部腺细胞总数的50％，胞体较小，可能是脱颗粒的嗜酸性细胞、嗜碱性细胞，或是未分化的贮备细胞，能分化成其他腺细胞。

2. 神经垂体　神经垂体（neurohypophysis）由大量无髓神经纤维、垂体细胞和丰富的有孔毛细血管构成。无髓纤维是下丘脑视上核和室旁核的神经内分泌细胞的轴突，形成神经束，经漏斗进入神经部。视上核和室旁核内的神经内分泌细胞胞质内有颗粒，该颗粒沿轴突运输至神经部，在神经部颗粒聚集成团，光镜下呈均质状嗜酸性小体，称为赫令体（Herring body）。颗粒内的激素以胞吐方式释放入毛细血管，可见神经垂体本身无内分泌功能，只是储存和释放视上核和室旁核所分泌的激素。视上核和室旁核的神经内分泌细胞合成抗利尿激素（antidiuretic hormone，ADH）和催产素（oxytocin，OXT）。

抗利尿激素主要促进肾远曲小管和集合管重吸收水，浓缩尿液，如分泌过量可导致小动脉平滑肌收缩，血压升高，故又称加压素（vasopressin）；若其分泌减少，会导致尿崩症。催产素能使子宫平滑肌收缩，并促进乳腺分泌。

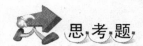 思考题

1. 试述甲状腺的微细结构。
2. 试述腺垂体远侧部的细胞及分泌的激素。

（任典寰）

模块五　人体早期发育

📖 学习目标

● 知识目标

    1. 掌握受精的概念、时间和部位；受精卵植入的概念、时间和部位；胚泡的构成；植入的过程和条件；蜕膜的概念和分部，三胚层的发生与分化；胎盘的组成和功能；胎儿血液循环途径；

    2. 熟悉受精的过程和意义；胚胎发育的分期；生殖细胞的发育过程；卵裂的概念；羊水、脐带的功能；胎儿血液循环的特点及出生后的变化；双胎、多胎与联体双胎；先天畸形与致畸因素、生殖工程概念及形成因素；

    3. 了解先天畸形因素、预防和产前检查诊断；人类辅助生殖技术。

● 能力目标

    1. 能说出胚泡的构成，植入的过程和条件；

    2. 能说出胎膜的组成和功能；

    3. 能说出胎盘的组成；

    4. 能说出胎儿血液循环途径；

    5. 能分辨出单卵、双卵双胎；

    6. 能说出致畸因素及致畸敏感时期。

【案例】

    某女，25岁，因失血性休克而入院，查体：血检HCG（＋），腹膜刺激征（＋），阴道后穹窿穿刺抽出不凝血10ml。

    初步诊断：异位妊娠。

    试分析：说出正常受精的部位及受精卵正常植入的部位应在哪里，正常植入需要哪些条件？

    胚胎学（embryology）是研究从受精卵发育为新生个体的过程及其发育机制的科学，其研究内容包括生殖细胞形成、受精、胚胎发育、胚胎与母体的关系、先天性畸形等。人体胚胎学（human embryology）则是研究人体胚胎的发育过程。个体出生后，许多器官的结构和功能还远未发育完善，还要历经相当长时期的生长发育方能成熟，然后维持一段时期逐渐衰老。出生后的这一过程可分为婴儿期、儿童期、少年期、青年期、成年期和老年期。研究出生前和出生后生命全进程的科学则称人体发育学（development of human）。

人胚胎在母体子宫中发育经历38周(约266天),可分为3个时期:① 从受精到第2周末二胚层形成为胚前期(preembryonic period);② 从第3周至第8周末为胚期(embryonic period),于此期末,胚(embryo)的各器官、系统与外形发育初具雏形;③ 从第9周至出生为胎期(fetal period),此期内的胎儿(fetus)逐渐长大,各器官、系统继续发育成形,部分器官出现一定的功能活动。此外,从第28周胎儿至出生后4周的新生儿发育阶段被称为围生期(perinatal stage)。此时期的母体与胎儿及新生儿的保健医学称围生医学。

任务一　认识胚胎早期发生

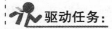

驱动任务:

请说出从受精卵形成到完成植入的过程。

一、知识介绍

人体早期发生,是指从受精卵形成至第8周末的胚发育过程,包括胚前期和胚期。此时期的胚胎发育变化甚大,易受内、外环境因素的影响,对胎儿的正常发育具有决定性的作用。

(一) 生殖细胞

生殖细胞(germ cell),包括精子和卵子,均为单倍体细胞,即仅有23条染色体,其中一条是性染色体。

1. 精子的获能　射出的精子虽有运动能力,却无穿过卵子周围放射冠和透明带的能力。这是由于精子头的外表有一层能阻止顶体酶释放的糖蛋白。精子在子宫和输卵管运行过程中,该糖蛋白被女性生殖管道分泌物中的酶降解,从而获得受精能力,此现象称获能。精子在女性生殖管道内的受精能力一般可维持1天。

2. 卵子的成熟　从卵巢排出的卵子处于第二次成熟分裂的中期,并随输卵管伞的液流进入输卵管,在受精时才完成第二次成熟分裂(图2-5-1)。若未受精,于排卵后12～24h退化。

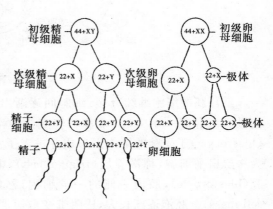

图2-5-1　精子和卵子发生过程示意图

(二) 受精

受精(fertilization)是精子穿入卵子形成受精卵的过程,它始于精子细胞膜与卵子细胞膜的接触,终于两者细胞核的融合(图2-5-2)。受精一般发生在输卵管壶腹部。受精时间一般在排卵后12小时内,应用避孕套、输卵管粘堵或输精管结扎等措施,可以阻止精子与卵子相遇,从而阻止受精。

受精的意义在于:① 受精使卵子的缓慢代谢转入代谢旺盛,从而启动细胞不断地分裂;

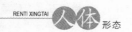

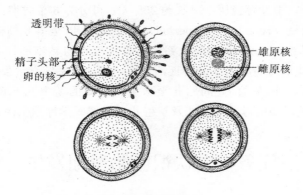

图 2-5-2　受精过程

② 精子与卵子的结合，恢复了二倍体，维持物种的稳定性；③ 受精决定性别，带有 Y 染色体的精子与卵子结合发育为男性，带有 X 染色体的精子与卵子结合则发育为女性；④ 受精卵的染色体来自父母双方，加之生殖细胞在成熟分裂时曾发生染色体联合和片断交换，使遗传物质重新组合，使新个体具有与亲代不完全相同的性状。

（三）卵裂和胚泡形成

受精卵由输卵管向子宫运行中，不断进行细胞分裂，此过程称卵裂（cleavage）。卵裂产生的细胞称卵裂球（blastomere）。随着卵裂球数目的增加，细胞逐渐变小，到第 3 天时形成一个 12～16 个卵裂球组成的实心胚，称桑葚胚（morula）（图 2-5-3）。

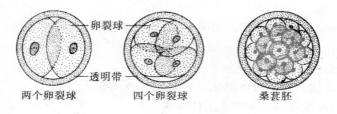

图 2-5-3　卵裂

桑葚胚的细胞继续分裂，细胞间逐渐出现小的腔隙，它们最后汇合成一个大腔，桑葚胚转变为中空的胚泡。胚泡（blastocyst）于受精的第 4 天形成并进入子宫腔。胚泡外表为一层扁平细胞，称滋养层（trophoblast），中心的腔称胚泡腔（blastocoele），腔内一侧的一群细胞，称内细胞群（inner cell mass）。胚泡逐渐长大，透明带变薄而消失，胚泡得以与子宫内膜接触，植入开始（图 2-5-4，图 2-5-5）。

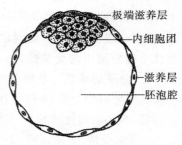

图 2-5-4　胚泡

（四）植入和胚层形成

此阶段的主要变化是：胚泡植入子宫内膜，获得进一步发育的适宜环境和充足的营养供应；内细胞群分化为由内、中、外 3 个胚层构成的胚盘，它是人体各器官和组织的原基；胎膜与胎盘也渐形成和发育。

1. 植入　胚泡逐渐埋入子宫内膜的过程称植入（implantation），又称着床（imbed）。植入约于受精后第 5～6 天起始，第 11～12 天完成。植入时（图 2-5-5，图 2-5-6），内细胞群侧的滋养层先与子宫内膜接触,并分泌蛋白酶消化与其接触的内膜组织,胚泡则沿着被消化组织的缺口逐渐埋入内膜功能层。在植入过程中,与内膜接触的滋养层细胞迅速增殖,滋养层增厚,并分化为内、外两层。外层细胞间的细胞界线消失,称合体滋养层;内层由单层立方细胞组成,称细胞滋养层。后者的细胞通过细胞分裂使细胞数目不断增多,并补充合体滋养层。胚泡全部植入子宫内膜后,缺口修复,植入完成。

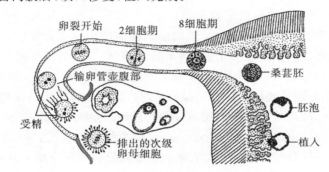

图 2-5-5　排卵、受精、卵裂和植入示意图

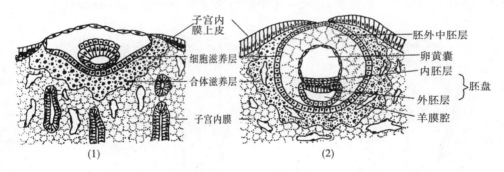

图 2-5-6　植入过程

植入时的子宫内膜处于分泌期,植入后血液供应更丰富,腺体分泌更旺盛,基质细胞变肥大,富含糖原和脂滴,内膜进一步增厚。子宫内膜的这些变化称蜕膜反应,此时的子宫内膜称蜕膜(decidua)。根据蜕膜与胚的位置关系(图 2-5-7),将其分为 3 部分:① 基蜕膜,是位居胚深部的蜕膜;② 包蜕膜,是覆盖在胚宫腔侧的蜕膜;③ 壁蜕膜,是子宫其余部分的蜕膜。

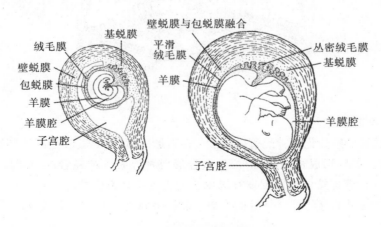

图 2-5-7　胎膜和蜕膜的位置关系

胚泡的植入部位通常在子宫体和底部,最多见于后壁。若植入位于近子宫颈处,在此形成胎盘,称前置胎盘(placenta previa),分娩时胎盘可堵塞产道,导致胎儿娩出困难。若植入在子宫以外部位,称宫外孕(ectopic pregnancy),常发生在输卵管,偶见于子宫阔韧带、肠系膜,甚至卵巢表面等处。宫外孕胚胎多早期死亡。

2. 胚层形成 在第2周胚泡植入时,内细胞群的细胞也增殖分化,逐渐形成一个圆盘状的胚盘(embryonic disc),此时的胚盘有内、外两个胚层。外胚层(ectoderm)为邻近滋养层的一层柱状细胞,内胚层(endoderm)是位居胚泡腔侧的一层立方细胞,两层紧贴在一起。继之,在外胚层的近滋养层侧出现一个腔,为羊膜腔,腔壁为羊膜。羊膜与外胚层的周缘续连,故外胚层构成羊膜腔的底。内胚层的周缘向下延伸形成另一个囊,即卵黄囊,故内胚层构成卵黄囊的顶。羊膜腔的底(外胚层)和卵黄囊的顶(内胚层)紧相贴连构成的胚盘是人体的原基。至第3周初,胚盘外层细胞增殖,在胚盘外胚层尾侧正中线上形成一条增厚区,称原条(图2-5-8,图2-5-9)。原条(primitive streak)的头端略膨大,为原结(primitive node)。原条的出现,胚盘即可区分出头尾端和左右侧。原条两侧的间充质细胞继续向侧方扩展,形成胚内中胚层(intraembryonic mesoderm)(图2-5-10),它在胚盘边缘与胚外中胚层续连。从原结向头侧迁移的间充质细胞,形成一条单独的细胞索,称脊索(notochord)。

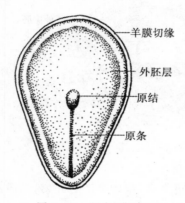

图2-5-8 胚盘(背面)

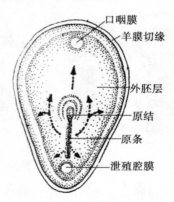

图2-5-9 胚盘外胚层细胞的迁移示意图

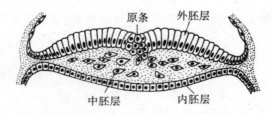

图2-5-10 胚盘横切(示中胚层的发生)

3. 三胚层早期分化

(1)外胚层的早期分化及神经管的形成:脊索形成后,诱导其表面的外胚层细胞增殖形成神经板,其中央凹陷形成神经沟,沟两侧愈合形成神经管。神经管的前端发育成脑,后端形成脊髓。与神经管连接的外胚层发育成皮肤的表皮及其衍生物。

(2)中胚层的早期分化及脊柱等的形成:中胚层分化为上、中、下3段,上段中胚层位于脊索两侧,在其诱导下形成体节(即神经沟两侧的隆起部分)。由它分化为脊柱、肌肉和皮肤的真皮等。中段中胚层为泌尿、生殖器官原基,分化为泌尿、生殖系统。下段中胚层分为靠近外胚层的体壁中胚层,和靠近内胚层的脏壁中胚层,其间的腔为体腔,在胚盘内的为胚内体腔,分化为胎儿的胸膜腔、腹膜腔和心包腔。

(3)内胚层的早期分化和消化管等的形成:随着平板状胚胎逐渐卷曲成圆筒状的胚体同时,内胚层卷折形成原始消化管。原始消化管分化为消化管、消化腺和下呼吸道与肺的上皮。

二、能力训练

(一)观察挂图、模型

1. 卵裂、胚泡的形成 卵裂是受精卵进行有丝分裂的过程。卵裂产生的子细胞为卵裂球,由12～16个卵裂球组成的实心球为桑葚胚。胚泡壁为一层扁平细胞,称滋养层,中心的腔称胚泡腔,腔内一侧的一群细胞,称内细胞群。

2. 植入 植入的过程及子宫蜕膜。内细胞群侧的滋养层向子宫内膜植入,在植入过程中,与内膜接触的滋养层细胞迅速增殖,外层细胞称合体滋养层;内层由单层立方细胞组成称细胞滋养层。子宫内膜发生蜕膜反应,包括基蜕膜,是位居胚深部的蜕膜;包蜕膜,是覆盖在胚宫腔侧的蜕膜;壁蜕膜,是子宫其余部分的蜕膜。

(二)视频观看

胚层的形成及分化,二个胚盘形成,三个胚层胚盘及脊索形成,三个胚层的分化和胚体外形的建立。

任务二 认识胎膜和胎盘

驱动任务:

请在模型中指出胎儿的附属结构并说出其功能。

一、知识介绍

胎膜和胎盘是对胚胎起保护、营养、呼吸和排泄等作用的附属结构,有的还有一定的内分泌功能。胎儿娩出后,胎膜、胎盘与子宫蜕膜一并排出,总称衣胞。

(一)胎膜

胎膜(fetal membrane)包括绒毛膜、羊膜、卵黄囊、尿囊和脐带(图 2-5-11)。

1. 绒毛膜 绒毛膜(chorion)由滋养层和衬于其内面的胚外中胚层组成。植入完成后,滋养层已分化为合体滋养层和细胞滋养层两层,继之细胞滋养层的细胞局部增殖,形成许多伸入合体滋养层内的隆起,这时,表面有许多突起的滋养层和内面的胚外中胚层合称为绒毛膜。由于包蜕膜侧的血供匮乏,绒毛逐渐退化、消失,形成表面无绒毛的平滑绒毛膜(smooth chorion)。基蜕膜侧血供充足,该处绒毛反复分支,生长茂密,称丛密绒毛膜(villous chorion)，它与基蜕膜组成胎盘。

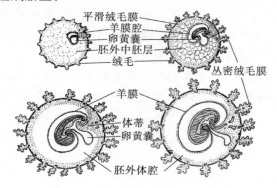

图 2-5-11　胎膜的形成

2. 羊膜　羊膜（amnion）为半透明薄膜，羊膜腔内充满羊水（amniotic fluid），胚胎在羊水中生长发育。羊膜和羊水在胚胎发育中起重要的保护作用，如胚胎在羊水中可较自由地活动，有利于骨骼肌的正常发育，并防止胚胎局部粘连或受外力的压迫与震荡。临产时，羊水还具有扩张宫颈、冲洗产道的作用。随着胚胎的长大，羊水也相应增多，分娩时约有1000～1500ml。羊水过少（500ml 以下），易发生羊膜与胎儿粘连，影响胎儿正常发育。羊水过多（2000ml 以上），也可影响胎儿正常发育。羊水含量不正常，还与某些先天性畸形有关。

3. 卵黄囊　卵黄囊（yolk sac）位于原始消化管腹侧。人类的造血干细胞和原始生殖细胞分别来自卵黄囊的胚外中胚层和内胚层。

4. 尿囊　尿囊（allantois）随着胚体的形成而开口于原始消化管尾段的腹侧，即与后来的膀胱通连。人胚胎的气体交换和废物排泄由胎盘完成，尿囊仅为遗迹性器官，但其壁的胚外中胚层形成脐血管。

5. 脐带　脐带（umbilical cord）是连于胚胎脐部与胎盘间的索状结构（图 2-5-12）。脐带外被羊膜，结缔组织内除有闭锁的卵黄蒂和尿囊外，还有脐动脉和脐静脉。脐动脉有两条，将胚胎血液运送至胎盘绒毛内，在此，绒毛毛细血管内的胚胎血与绒毛间隙内的母血进行物质交换。脐静脉仅有一条，将胎盘绒毛汇集的血液送回胚胎。胎儿出生时，脐带长 40～60cm，粗 1.5～2.0cm，透过脐带表面的羊膜，可见内部盘曲缠绕的脐血管。脐带过短，胎儿娩出时易引起胎盘过早剥离，造成出血过多；脐带过长（超过 80cm），易缠绕胎儿肢体或颈部，可致局部发育不良，甚至胎儿窒息死亡。

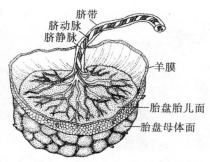

图 2-5-12　胎盘整体观

（二）胎盘

1. 胎盘的结构　胎盘（placenta）是由胎儿的**丛密绒毛膜**与母体的**基蜕膜**共同组成的圆盘形结构（图 2-5-12）。足月胎儿的胎盘重约 500g，直径 15～20cm，中央厚，周边薄，平均厚约 2.5cm。胎盘的胎儿面光滑，表面覆有羊膜，脐带附于中央或稍偏，透过羊膜可见呈放射状走行的脐血管分支。胎盘的母体面粗糙，为剥离后的基蜕膜，可见 15～30 个由浅沟分隔的胎盘小叶。

在胎盘垂直切面上,可见羊膜下方为绒毛膜的结缔组织,脐血管的分支行于其中。绒毛膜发出约 60 根左右绒毛干(图 2-5-13,图 2-5-14)。绒毛干又发出许多细小绒毛,干的末端以细胞滋养层壳固着于基蜕膜上。脐血管的分支沿绒毛干进入绒毛内,形成毛细血管。绒毛干之间为绒毛间隙,由基蜕膜构成的短隔伸入间隙内,称胎盘隔(placental septum)。胎盘隔将绒毛干分隔到胎盘小叶内,每个小叶含 1~4 根绒毛干。子宫螺旋动脉与子宫静脉开口于绒毛间隙,故绒毛间隙内充以母体血液,绒毛浸在母血中。

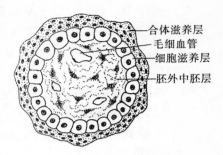

图 2-5-13　早期绒毛的断面

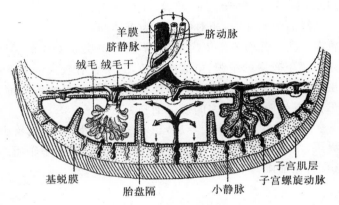

图 2-5-14　胎盘结构模式图

2. 胎盘的功能

(1)物质交换:进行物质交换是胎盘的主要功能,胎儿通过胎盘从母血中获得营养和 O_2,排出代谢产物和 CO_2。

(2)内分泌功能:胎盘的合体滋养层能分泌数种激素,对维持妊娠起重要作用。

1)绒毛膜促性腺激素:其作用与黄体生成素类似,能促进母体黄体的生长发育,以维持妊娠,HCG 在妊娠第 2 周开始分泌,第 8 周达高峰,以后逐渐下降。

2)绒毛膜促乳腺生长激素:能促使母体乳腺生长发育,于妊娠第 2 个月开始分泌,第 8 个月达高峰,直到分娩。

3)孕激素和雌激素:于妊娠第 4 个月开始分泌,以后逐渐增多。

二、能力训练

(一)观察挂图、模型

1. 胎膜　在挂图、模型上找到羊膜、平滑绒毛膜、包蜕膜、壁蜕膜、羊膜腔、脐带等。

(1)绒毛膜:滋养层和衬于其内的胚外中胚层发育而成。绒毛膜包在胚胎和其他附属结构的最外边,直接与子宫蜕膜接触,与包蜕膜相邻接的绒毛逐渐退称平滑绒毛膜,与底蜕膜相邻接的绒毛则生长茂密称丛密绒毛膜。

(2)羊膜:由羊膜上皮与胚胎中胚层组成,羊膜在胚胎的腹侧包裹体蒂,形成原始脐带。

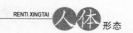
（3）卵黄囊：（黄色）位于原始消化管腹侧，被包入脐带内。

（4）尿囊：（黄色）它是卵黄囊尾侧向体蒂长出的一条盲管。

（5）脐带：外被覆羊膜，内含黏液性结缔组织，结缔组织内有闭锁的卵黄囊、脐尿管、两条脐动脉、一条脐静脉。

2. 胎盘 胎儿的丛密绒毛膜与母体的底蜕膜共同组成。弄清绒毛主干、绒毛、胎盘隔、绒毛间隙的位置和相互关系。

（二）胎盘标本的观察

足月胎盘为圆盘状，直径 15～20cm，中央厚，周边薄，平均厚度 2.5cm，母体面粗糙，呈暗红色，凸凹不平，分 15～25 个胎盘小叶。胎儿面呈灰白色，表面光滑有羊膜覆盖。近中央有脐带附着，脐带内含一对脐动脉和一条脐静脉。

（三）胎盘切片的观察（成熟胎儿的胎盘 HE 染色）

1. 肉眼观察 光滑面为胎儿面，相对的一面为母体面。

2. 低倍镜下观察 从胎儿面开始依次可见，羊膜由单层立方或单层柱状上皮及结缔组织组成；绒毛膜板是羊膜下较厚的组织，染成淡粉色，其中含有较大的血管；绒毛切面形状不同，周边围以滋养层细胞，中轴呈淡粉色为胚胎性结缔组织，可见血管断面；绒毛间隙为绒毛之间的间隙，含有母血；基蜕膜含有较多的蜕膜细胞。

3. 高倍镜下观察绒毛结构 合体滋养层，位于绒毛最外层，细胞核小，染色较深，排列疏密不均，无细胞界限；细胞滋养层几乎全部退化，难以见到；绒毛中轴组织，细胞梭形，胶原纤维细小，染成浅粉色，毛细血管丰富。

任务三　认识胎儿血液循环和出生后血液循环的变化

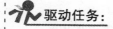驱动任务：

请在挂图中指出胎儿血液循环的途径。

一、知识介绍

（一）胎儿血液循环途径

脐静脉从胎盘经脐带至胎儿肝。脐静脉血富含氧和营养，大部分血液经静脉导管直接注入下腔静脉，小部分经肝血窦入下腔静脉。下腔静脉还收集由下肢和盆、腹腔器官来的静脉血，下腔静脉将混合血（主要是含氧高和丰富的血）送入右心房。从下腔静脉导入右心房的血液，少量与上腔静脉来的血液混合，大部分血液通过卵圆孔进入左心房，与由肺静脉来的少量血液混合后进入左心室。左心室的血液大部分经主动脉弓及其三大分支分布到头、颈和上肢，以充分供应胎儿头部发育所需的营养和氧；小部分血液流入降主动脉。从头、颈部及上肢回流的静脉血经上腔静脉进入右心房，与下腔静脉来的小部分血液混合后经右心室进入肺动脉。胎儿肺无呼吸功能，故肺动脉血仅小部分（5％～10％）入肺，再由肺静脉回流到左心房。肺动脉大部分血液（90％以上）经动脉导管注入降主动脉。降主动脉血液除经分支分布到盆、腹腔器官和下肢外,还经脐动脉将血液运送到胎盘,在胎盘与母体血液进行气体和物质交换后,再由脐静脉送往胎儿体内。

（二）胎儿出生后血液循环的变化

胎儿出生后,胎盘血循环中断。新生儿肺开始呼吸活动。动脉导管、静脉导管和脐血管均废用,血液循环遂发生一系列改变。主要变化如下:① 脐静脉(腹腔内的部分)闭锁,成为由脐部至肝的肝圆韧带。② 脐动脉大部分闭锁成为脐外侧韧带,仅近侧段保留成为膀胱上动脉。③ 肝的静脉导管闭锁成为静脉韧带,从门静脉的左支经肝到下腔静脉。④ 出生后脐静脉闭锁,从下腔静脉注入右心房的血液减少,右心房压力降低,同时肺开始呼吸,大量血液由肺静脉回流进入左心房,左心房压力增高,于是卵圆孔瓣紧贴于继发隔,使卵圆孔关闭。出生后一年左右,卵圆孔瓣方与继发隔完全融合,达到解剖关闭,但约有 25% 的人卵圆孔未达到完全的解剖关闭。⑤ 动脉导管闭锁成为动脉韧带,出生后 3 个月左右成为解剖关闭。

二、能力训练

观察挂图、模型。

（1）两条脐动脉和一条脐静脉通向胎盘。脐动脉将胎儿的静脉血运送到胎盘,经物质交换后,又经脐静脉把动脉血运送回胎儿体内。

（2）连接脐静脉与下腔静脉的静脉导管,使一部分动脉血进入下腔静脉。

（3）连接肺动脉和主动脉的动脉导管,使大部分静脉血进入降主动脉。

（4）下腔静脉来的动脉血经卵圆孔进入左心房,再进入左心室,最后流入主动脉。

任务四　认识双胎、多胎和联体双胎

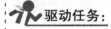

驱动任务：

请在挂图中区分单卵孪生与双卵孪生。

一、知识介绍

（一）双胎

双胎又称孪生(twin),可分为单卵双胎和双卵双胎。

1. 单卵双胎　单卵双胎(monozygotic twin)是指一个受精卵发育为两个胎儿(图 2-5-15)。这种双胎遗传基因完全相同、性别一致、相貌生理特征极相似、血型和组织相容性抗原也相同,组织器官可互相移植而不被排斥。单卵双胎的成因:① 从受精卵发育出两个胚泡,它们分别植入,两个胎儿有各自的羊膜腔和胎盘;② 一个胚泡内出现两个内细胞群,各发育为一个胚胎,它们位于各自的羊膜腔内,但共有一个胎盘;③ 一个胚盘上出现两个原条和脊索,发育为两个胚胎,孪生儿同位于一个羊膜腔内,也共有一个胎盘。

2. 双卵双胎　双卵双胎(dizygotic twin)一次排出两个卵细胞分别受精后发育成两个胎儿,它们有各自的胎盘、胎膜,性别相同或不同,相貌和生理特征的差异如同一般兄弟姐妹。

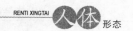
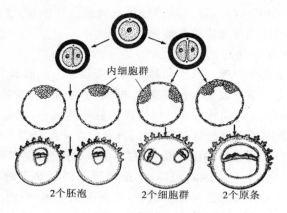

内细胞群

2个胚泡　　　　2个细胞群　　2个原条

图 2-5-15　单卵双胎形成示意图

（二）多胎

一次娩出两个以上新生儿称多胎（multiple birth）。多胎的原因可能是单卵性、多卵性和混合性的。三胎以上的多胎很少见。

（三）联体双胎

在单卵孪生中，一个胚盘出现两个原条并发育成两个胚胎时，如胚胎分离不完全，两个胚胎发生局部的联接，称联胎（conjoined twins）。根据胎儿联接的部位不同，可分为头联胎、臀联胎和腹联胎等。如联胎一个胎儿大一个胎儿小，小者发育不良，可形成寄生胎，或胎内胎。

二、能力训练

观察挂图：单卵双胎、双卵双胎。

1. 单卵双胎　　是一个受精卵发育为两个胎儿，形成两个胚泡；形成两个内细胞群；形成两个原条。

2. 双卵双胎　　是两个受精卵发育成两个胎儿，它们有各自的胎盘、胎膜，性别相同或不同。

任务五　认识先天性畸形、致畸因素与心血管系统的常见畸形

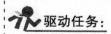驱动任务：

请说出胎儿致畸敏感时期及致畸因素。

一、知识介绍

（一）先天性畸形、致畸因素

在胚胎发育过程中出现的外形和内部结构的异常，称先天性畸形（congenital malformation）。凡是能干扰胚胎正常发育过程、诱发胎儿出现畸形的因素，称致畸因素。近年

来,随着工业的发展和环境污染日趋严重,先天畸形的发生率有逐渐上升的趋势。在人类的各种先天畸形中,约25％主要由遗传因素导致,10％由环境因素引起,遗传因素与环境因素相互作用和原因不明者占65％。受致畸因子作用后最易发生畸形的阶段称致畸敏感期。一般受精后两周内正值卵裂或胚泡植入,此时致畸因子可损伤整个胚胎或大部分细胞,造成胚胎死亡流产。孕第3～8周为各器官原基分化时期,最易受致畸因子的干扰而产生器官形态异常,属于致畸高度敏感期。第9周以后,胎儿生长发育快,各器官进行组织分化和功能分化,受致畸影响减少,一般不会出现器官形态畸形。

（二）心血管系统的常见畸形

心血管系统发生过程的变化较大,因而先天性畸形的发生也较多见,最常见的有以下几种。

1. 房间隔缺损　房间隔缺损(atrial septal defect)最常见的为卵圆孔未闭,可因下列原因产生:① 卵圆孔瓣出现许多穿孔;② 原发隔在形成继发孔时过度吸收,形成短的卵圆孔瓣,不能完全遮盖卵圆孔;③ 继发隔发育不全,形成异常大的卵圆孔,正常发育的原发隔形成卵圆孔瓣未能完全关闭卵圆孔;④ 原发隔过度吸收,同时继发隔又形成大的卵圆孔,导致更大的房间隔缺损。此外,心内膜垫发育不全,原发隔不能与其融合,也可造成房间隔缺损。

2. 室间隔缺损　室间隔缺损(ventricular septal defect)有室间隔膜性缺损和室间隔肌性缺损两种情况。膜性室间隔缺损较为常见,是由于心内膜垫组织扩展时不能与球嵴和室间隔肌部融合所致。肌性室间隔缺损较为少见,是由于心内膜垫组织扩展时不能与球嵴和室间隔肌部融合所致。肌性室间隔缺损较为少见,是由于肌性隔形成时心肌膜组织过度吸收所造成,可出现在肌性隔的各个部位,呈单发性或多发性。

3. 动脉干分隔异常

（1）主动脉和肺动脉错位:主动脉和肺动脉发生相互错位,以致主动脉位于肺动脉的前面,由右心室发出,肺动脉干则由左心室发出。此种畸形发生的原因是在动脉干和心动脉球分隔时,主肺动脉隔不呈螺旋方向,而成直隔的缘故。常伴有隔缺损或动脉导管开放,使肺循环和体循环之间出现多处直接交通。

（2）主动脉或肺动脉狭窄:由于动脉干分隔时不均等,以致形成一侧动脉粗大,另一侧动脉狭小,即肺动脉或主动脉狭窄。此时的主肺动脉隔常不与室间隔成一直线生长,因而还易造成室间隔膜部缺损,较大的动脉(主动脉或肺动脉)骑跨在膜的缺损部。

（3）肺动脉狭窄(或右心室出口处狭窄)、室间隔缺损、主动脉骑跨和右心室肥大:又称为法洛四联症(tetralogy of Fallot)(图2-5-16)。这种畸形发生的主要原因是动脉干分隔不均,致使肺动脉狭窄和室间隔缺损,肺动脉狭窄造成右心室肥大,粗大的主动脉向右侧偏移而骑跨在室间隔缺损处。

4. 动脉导管未闭　此种畸形多见于女性,约为男性的2～3倍。发生原因可能是由于出生后的动脉导管壁肌组织不能收缩所致。

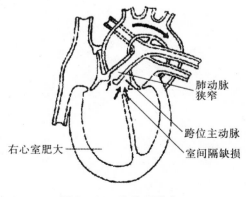

图2-5-16　法洛四联症

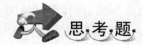思考题

1. 试述胎盘的结构及功能。
2. 试述从受精卵到二胚层胚盘的演变过程。
3. 单卵孪生是怎样形成的。
4. 单卵孪生与双卵孪生在胎儿个体上有什么不同？
5. 试述胎儿血液循环的途径。

（张玉琳、孟香红）

第三篇
病理基础

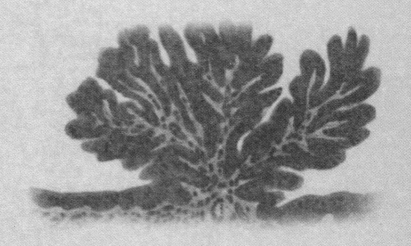

模块一　总　论

⭐**学习目标**

● **知识目标**

　　1. 掌握萎缩、肥大、增生、化生、变性、坏死、再生的概念；变性的类型及病变特点；坏死的类型、结局；肉芽组织的概念、形态特点及功能；瘀血、血栓形成、血栓、栓塞、梗死的概念；瘀血原因、病变、后果；血栓形成原因和条件；栓子的运行途径；梗死类型及病变；炎症、渗出、炎症介质、炎细胞浸润、脓肿的概念；炎症局部的基本病变、炎症类型的特点；肿瘤、异型性、转移、恶病质、癌、肉瘤、癌前病变（疾病）、原位癌的概念；肿瘤的形态结构及异型性，肿瘤的生长及扩散，良性与恶性肿瘤的区别，癌与肉瘤的区别；

　　2. 熟悉萎缩的原因及分类，创伤愈合的基本过程及类型特点；肺瘀血和肝瘀血的病变；血栓的结局及对机体的影响；栓塞的类型及对机体的影响；炎症局部的临床表现和全身的反应；肿瘤的分类和命名原则、对机体的影响；常见上皮性、间叶性肿瘤的分布部位及形态特点；

　　3. 了解常见组织的再生及影响再生修复的因素；动脉性充血的概念、原因、后果；出血的概念，出血的类型和病变；梗死的后果；血栓形成的过程和类型；炎症的结局。

● **能力目标**

　　1. 能说出组织损伤与修复的大体教学标本病变特点；

　　2. 能分辨组织损伤与修复的镜下病变特点；

　　3. 能说出局部血液循环障碍的大体教学标本病变特点；

　　4. 能分辨局部血液循环的镜下病变特点；

　　5. 能说出炎症的大体教学标本病变特点；

　　6. 能分辨出炎症的镜下病变特点；

　　7. 能说出常见消化系统肿瘤大体教学标本的病变特点；

　　8. 能分辨常见肿瘤教学切片的镜下病变特点。

【案例】

　　护士在给患者护理创口时，见到创面上有鲜红色的组织，呈颗粒状，鲜嫩湿润，碰之易出血。

　　试分析：这是什么组织？有什么作用？它是由什么成分所组成的？

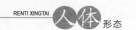
任务一　认识细胞和组织的适应、损伤与修复

驱动任务一：

请结合病理大体标本说出肥大、萎缩的病理变化。

适应（adaptation）是细胞、组织对内、外环境中各种有害因子的刺激作用而产生的非损伤性应答反应。其形态结构上主要表现为萎缩、肥大、增生、化生。

一、知识介绍

（一）萎缩

萎缩（atrophy）是指发育正常的组织、器官体积的缩小。这种体积缩小是由于构成该器官或组织的实质细胞体积缩小或细胞数目减少所致。发育不全和未发育引起的体积小于正常或根本未发育的现象，不属于萎缩的范畴。

1. 原因及分类

（1）生理性萎缩：生理性萎缩是生命过程中的正常现象，如老年人各种脏器的萎缩等。

（2）病理性萎缩：根据引起的原因不同，常见的病理性萎缩有以下几类。

1）营养不良性萎缩：全身性营养不良，而导致全身组织、器官的萎缩，又称为全身营养不良性萎缩。此类萎缩首先发生的是脂肪组织，其次为肌肉、脾、肝、肾等，最后为心、脑脏器。由于局部缺血而致某个器官的萎缩，属局部营养不良引起的萎缩，故又称缺血性萎缩。如脑动脉粥样硬化时血液供应减少，引起大脑萎缩。

2）神经性萎缩：由于神经元或神经干损伤，如脑出血患者的肢体发生麻痹和萎缩。

3）废用性萎缩：由于长期不活动所引起的肢体、器官或组织萎缩。如骨折后肢体长期被固定，可使局部肌肉和骨组织发生萎缩。

4）压迫性萎缩：组织、器官长期受压而发生的萎缩。如尿路阻塞形成肾盂积水，可压迫肾实质引起萎缩。

5）内分泌性萎缩：由于内分泌功能低下引起相应靶器官的萎缩。如垂体损害时引发的肾上腺萎缩，严重者可致甲状腺、性腺萎缩。

2. 病理变化　萎缩的组织、器官体积缩小、重量减轻外，质地常变得较坚韧，色泽变深（如心和肝的褐色萎缩）。镜下实质细胞体积缩小或数量减少，有时间质纤维组织、脂肪组织增生，而造成器官的假性肥大。萎缩的组织、器官代谢下降，功能减退。

（二）肥大

肥大（hypertrophy）是指实质细胞体积增大而致组织、器官体积增大，常伴有细胞数量的增多。

1. 原因分类

（1）生理性肥大：如运动员肌肉的肥大，妇女妊娠期子宫的肥大等。

（2）病理性肥大：如高血压引起的左心室心肌肥大，以及一侧肾切除后另侧肾的肥大等,称代偿性肥大。

2. 肥大的意义　肥大的细胞功能增强,通常具有代偿意义。但任何器官细胞的这种代偿是有一定的限度,负荷超过一定的极限就会使器官功能发生衰竭。如心肌细胞过度肥大,引起代偿失调,而发生心力衰竭。

（三）增生

增生(hyperplasia)是指由于实质细胞数量增多而引起的组织、器官体积增大。

1. 原因及分类

（1）生理性增生:如妊娠期的乳腺增生。

（2）病理性增生:见于① 炎性增生,多见于慢性炎症,如慢性子宫颈炎而形成炎性息肉;② 内分泌性增生,因内分泌激素紊乱而致组织细胞增生,如老年人前列腺腺体的增生和肥大,引起前列腺增大。

（四）化生

化生(metaplasia)是指一种已分化的组织转化为另一种分化成熟组织的过程。化生通常见于再生能力较强的同类组织间,是对环境变化发生的一种适应性反应。

1. 常见化生类型

（1）上皮组织化生:① 鳞状上皮化生(简称鳞化)常见于慢性支气管炎或长期吸烟的人,支气管黏膜原来的纤毛柱状上皮转化为鳞状上皮(图 3-1-1)。② 肠上皮化生(简称肠化)常见于慢性萎缩性胃炎时,胃腺上皮转变为肠腺上皮等。

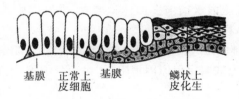

基膜　正常上　基膜　　鳞状上
　　　皮细胞　　　　　皮化生

图 3-1-1　鳞状上皮化生示意图

2. 化生的意义　化生是一种适应性改变,具有一定的保护作用,但同时也丧失了原有组织的功能,可引起一定的不利影响。如慢性支气管黏膜鳞化后,有可能发生支气管鳞状细胞癌。

二、能力训练

请同学们结合大体病变标本进行描述。

（一）心肌肥大

高血压病患者之心脏,体积明显大于正常心脏,重量增加,各房室均扩大,心肌肥厚,尤以左心室增厚最为显著,厚度>2cm。

（二）子宫萎缩

子宫体积明显缩小,质地变硬,切面内膜菲薄,肌层变薄,双侧卵巢、输卵管亦萎缩。

（三）大脑萎缩

两侧大脑半球及小脑均因积水而呈"囊状",脑回扁平增宽,脑沟变浅,脑皮质变薄,侧脑室高度扩张,第三脑室、第四脑室亦扩张。

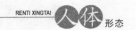

驱动任务二：

请在显微镜下绘出肝细胞脂肪变性。

一、知识介绍

机体的组织和细胞在各种较强有害因子刺激后，可导致细胞不同程度的损伤。组织细胞损伤的形态学表现为变性和坏死。

（一）变性

变性（degeneration）是指在损伤因子的作用下，由于细胞物质代谢障碍所引起的一类形态学改变。变性一般是可复性损伤，当原因消除后，细胞的形态和功能可恢复正常。常见的变性有以下三类。

1. 细胞水肿 细胞水肿（cellular swelling）或称为水变性（hydropic degeneration），是指水盐代谢障碍，使细胞内水和钠离子过多沉积。

（1）原因和发生机制：细胞水肿常见原因为感染、中毒、缺氧、高热等。其发生机制是线粒体受损，使 ATP 生成减少，细胞膜的钠—钾泵功能发生障碍，导致细胞内钠、水潴留。

（2）病理变化：细胞水肿好发于线粒体丰富的实质性脏器的细胞。如肝细胞、肾小管上皮细胞、心肌细胞等。病变器官体积增大，包膜紧张，切面隆起，边缘外翻，颜色苍白、混浊而无光泽。显微镜下由于细胞内水钠增多而体积增大，重度细胞水肿时，细胞明显肿大，胞浆淡染、清亮，则又称为气球样变性。

（3）影响和结局：细胞水肿是最常见最轻的细胞变性，可引起组织器官的功能降低。如心肌细胞肿胀时，其收缩力减弱。但原因消除后，大部分细胞的结构和功能恢复正常。严重的细胞水肿可致细胞坏死。

2. 脂肪变性 脂肪变性（fatty degeneration）是指脂肪代谢障碍，除了脂肪细胞以外的实质细胞内出现脂肪异常积蓄称脂肪变性，常发生于肝细胞、心肌细胞、肾小管皮细胞，以肝细胞最常见。

（1）原因和发生机制：常见原因为严重感染、贫血、营养障碍、酒精中毒等。肝细胞是脂肪代谢的重要场所，因此常发生脂肪变性，其发生的机制有：① 进入肝细胞的脂肪酸过多，超过了肝氧化利用和合成脂蛋白的能力；② 脂蛋白合成障碍（如磷脂、胆碱缺乏），不能将脂肪运送出去，造成脂肪在肝细胞内堆积；③ 脂肪酸氧化受损，使细胞对脂肪的利用下降，导致脂肪在细胞内沉积。

（2）病理变化：肝脂肪变性时，肝脏体积增大，质软，色淡黄，触之油腻感。重度肝细胞脂肪变性称脂肪肝。镜下肝细胞胞浆内出现大小不等的空泡（脂肪在制片过程中被酒精、二甲苯等溶剂溶解留下的空泡），严重时可融合为一大空泡，将细胞核挤到一侧，很像脂肪细胞。

（3）影响和结局：轻度脂肪变性对细胞功能的影响较小，病因消除后，细胞可逐渐恢复正常。严重的脂肪变性可使器官功能降低，甚至发展为细胞坏死。

3. 玻璃样变性 玻璃样变性（hyaline change），亦称透明变性（hyaline degeneration），是指在结缔组织、血管壁或细胞内，出现红染（伊红染色）均匀半透明状蛋白性物质的沉积。

（1）结缔组织玻璃样变性：多见于瘢痕组织、纤维化的肾小球和动脉粥样硬化的纤维斑块等。病变处呈灰白色半透明状，质地坚韧，缺乏弹性。镜下观结缔组织的细胞成分明显减少，胶原纤维增粗，互相融合成片状或梁状无结构的物质。

（2）血管壁玻璃样变性：常见于高血压病的肾、脑、脾及视网膜的细动脉。由于细动脉持续痉挛，使血管内膜通透性增高，血浆蛋白渗入内膜，在内皮细胞下凝固成均匀伊红色的无结构物质，使管壁增厚变硬，管腔狭窄甚至闭塞，称为细动脉硬化。细动脉硬化可引起血压增高及相应器官缺血。

（3）细胞内玻璃样变性：常见于肾脏疾病伴有大量蛋白尿时，血浆蛋白经肾小球滤出而又被肾小管上皮细胞吞饮，并在胞浆内融合成大小不等的圆形嗜伊红小滴。细胞内玻璃样变性，一般不影响细胞功能。

（二）细胞死亡

细胞受到严重损伤时，出现代谢停止、结构破坏和功能丧失等不可逆性变化，即细胞死亡。细胞死亡包括坏死和凋亡两种类型。

1. 坏死　活体局部组织、细胞的死亡称为坏死（necrosis）。坏死多数是由变性逐渐发展而来。但当致病因子极为强烈时，坏死也可直接发生。坏死的组织或细胞代谢停止、功能丧失，而且可引起周围组织的炎症反应。

（1）坏死的基本病变：细胞坏死数小时后，由于溶酶体膜破裂，释放出大量水解酶，导致组织、细胞自溶而出现细胞核、细胞浆及间质的一系列形态变化。其中主要形态标志是细胞核的改变（图 3-1-2）。表现为：

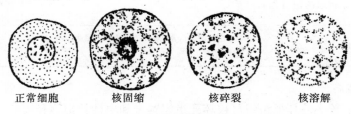

正常细胞　　核固缩　　核碎裂　　核溶解

图 3-1-2　坏死细胞核的变化

1）核固缩（染色质浓缩，染色变深，核体积缩小）。

2）核碎裂（核膜破裂，染色质崩解为小碎片，分散在胞浆中）。

3）核溶解（染色质的 DNA 分解，核染色变淡，只能见到核的轮廓，甚至完全消失）。

随着病变的进展，坏死细胞膜破裂，整个细胞轮廓消失，间质崩解，最后形成一片颗粒状、无结构的红染物质。

临床上将已失去生活能力的组织称为失活组织。失活组织一般较苍白，无光泽，缺乏弹性，无血管搏动，切割无血液流出，正常感觉和运动功能消失等。这种组织已不能复活，但却是细菌生长与繁殖的良好基地，为防止感染，促进愈合，在治疗中常需将其清除。

（2）坏死的类型：根据原因、病理过程和形态特点的不同，坏死可分为下列几种类型。

1）凝固性坏死：组织坏死后呈灰白、干燥的凝固状，称凝固性坏死。如心脏的心肌梗死，为典型的凝固性坏死。坏死组织灰白色或灰黄色，较干燥、坚实。结核病时的干酪样坏死，也是凝固性坏死。

2）液化性坏死（liquefaction necrosis）：组织坏死后经酶性分解而呈液状，称为液化性坏

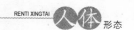

死。化脓性炎时脓液的形成,脑组织坏死软化灶的形成等,均属于液化性坏死。

3)坏疽:当大块组织坏死后,伴有不同程度的腐败菌感染时,称为坏疽。坏疽的组织呈黑色,有硫化氢气味。根据原因、病理变化不同,坏疽又可分为干性、湿性和气性三种类型。

① 干性坏疽:好发于四肢末端。常发生于血栓闭塞性脉管炎和冻伤等疾病引起动脉阻塞而静脉回流通畅的情况下。组织坏死后,水分蒸发,变硬,呈黑褐色,与正常组织分界清楚。由于病灶干燥,不利于细菌生长繁殖,故病变发展缓慢,全身中毒症状较轻。

② 湿性坏疽:好发于与外界相通的内脏器官(如阑尾、肠、肺及子宫等),当这些器官血流受阻,伴有瘀血水肿时,易发生湿性坏疽。组织坏死后含水多,腐败菌感染严重,局部明显肿胀,呈污黑色,有恶臭,与正常组织分界不清。因而病变发展较快,可引起严重的全身中毒症状。湿性坏疽常见的有坏疽性阑尾炎。

③ 气性坏疽:为湿性坏疽的一种特殊类型。主要见于严重的深达肌肉的创伤,合并厌氧菌感染时。细菌分解坏死组织而产生大量气体,使坏死组织呈蜂窝状,污秽暗棕色,按之有捻发音。病变发展迅速,大量毒素被吸收,中毒症状严重,甚至危及生命(表 3-1-1)。

表 3-1-1　三类坏疽的比较

类　型	好发部位	病　变　特　点	对机体的影响
干性坏疽	四肢	坏死组织干燥,质硬,与正常组织分清	全身中毒症状轻
湿性坏疽	与外界相通的内脏器官	坏死区湿润,肿胀污秽,与正常组织分界不清	全身中毒症状重
气性坏疽	深部肌肉	坏死区湿润,肿胀污秽,呈蜂窝状,按之有捻发音	全身中毒症状严重

(3)坏死的结局。

1)溶解吸收:较小的坏死组织可被坏死组织本身和中性粒细胞释放的蛋白水解酶溶解液化,再经淋巴管、小血管吸收或被巨噬细胞吞噬清除。

2)分离排出:较大的坏死,不易完全吸收,则其周围发生炎性反应,使坏死组织与健康组织逐渐分离、脱落排出,可形成:① 糜烂:皮肤、黏膜的坏死脱落后形成浅表性(未穿过上皮基底膜)缺损;② 溃疡:皮肤、黏膜的坏死脱落后形成较深的(已穿过上皮基底膜)缺损;③ 空洞:内脏器官组织坏死液化后通过自然管道(支气管或输尿管)排出,形成的空腔;④ 窦道:深部组织内的坏死液化排出后,形成开口于皮肤或黏膜表面的病理性盲管;⑤ 瘘管:深部组织内的坏死液化排出,形成两端开口(如一端开口于皮肤表面,另一端开口于与外界相通的内脏器官)的病理性管道(图 3-1-3)。

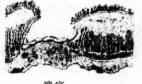 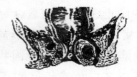 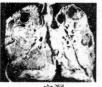

溃疡　　　　　　窦道与瘘管　　　　　　空洞

图 3-1-3　坏死组织分离排出形成缺损模式图

3）机化：由肉芽组织逐渐取代坏死物的过程称为机化，最后形成瘢痕组织。

4）包裹：较大的坏死灶不能完全机化时，则由周围增生的纤维组织将其包裹。

5）钙化：有时坏死组织内有固体性钙盐（主要是磷酸钙和碳酸钙）的沉积，而发生病理性钙化。

（4）对机体的影响：组织坏死后对机体的影响，取决于坏死的范围、累及的部位以及坏死的类型。大范围的坏死或发生在心、脑等重要器官的坏死可造成严重的后果，甚至危及生命。

2. 凋亡　凋亡（apoptosis）是有关基因调控下，自身启动的程序性死亡过程。凋亡是机体内无用的、老化的或某些损伤细胞死亡的一种方式。

（1）凋亡的形态：凋亡特征性改变是形成凋亡小体，通常表现为单个细胞的坏死，胞核解裂，而后胞膜下陷，包绕核碎片和细胞器，形成凋亡小体。凋亡与坏死不同，死亡细胞的质膜不破裂，细胞不自溶，周围无炎症反应。

（2）细胞凋亡的生物学意义：凋亡是清除个别不需要的细胞，具有三项作用：① 确保机体正常细胞发育、生长，清除多余的、失去功能价值的细胞；② 保持内环境稳定，清除受损、突变或衰老的细胞；③发挥积极的防御功能，如消灭恶性肿瘤细胞。

二、能力训练

请同学们结合大体病变标本及切片在显微镜下进行描述与观察。

（一）病理大体标本

1. 肝脂肪变　肝脏体积增大，包膜紧张，边缘变钝，切面呈淡黄色，新鲜时有油腻感，边缘略外翻。

2. 肠湿性坏疽　坏疽肠段肿胀，湿润，呈黑色，与正常组织界限不清，浆膜面可有纤维素渗出物覆盖。

3. 足干性坏疽　脚趾及脚跟坏疽区呈黑褐色，组织干燥，皮肤皱缩，胫前皮肤坏死脱落，坏疽区与正常组织界限清楚。

（二）病理切片（HE 染色）

1. 肝细胞脂肪变性

（1）低倍镜：肝小叶结构比较模糊，小叶中央静脉受压，小叶中央静脉周围见大小不等的空泡，部分区域瘀血。

（2）高倍镜：小叶中央静脉周围肝细胞胞浆内见大小不等的空泡（脂肪空泡），细胞核被挤压，周围肝细胞水肿，部分肝血窦内瘀血。

（3）辨别要点：① 肝小叶结构存在；② 小叶中央静脉周围见大小不等的脂肪空泡，部分肝细胞水肿。

（4）绘图：在高倍镜下绘出肝小叶结构、肝细胞胞浆和胞核、肝血窦的改变。

2. 脾凝固性坏死　慢性瘀血性脾肿大，表面较光滑。脾脏的一侧表面及切面见一灰白色坏死区，较干燥，呈三角形或锥形，界限清楚，边缘充血、出血带较明显。

驱动任务三：

请在显微镜下绘出肉芽组织。

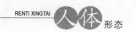

一、知识介绍

损伤造成机体部分细胞和组织丧失后,机体对所形成缺损进行修补恢复的过程,称为修复(repair),修复后可完全或部分恢复原组织的结构和功能。修复过程起始于损伤,损伤处坏死的细胞、组织碎片被清除后,由其周围健康细胞分裂增生来完成修复过程。修复过程可概括为两种不同的形式:① 由损伤周围的同种细胞来修复,称为再生(regeneration),如果完全恢复了原组织的结构及功能,则称为完全再生;② 由纤维结缔组织来修复,称为纤维性修复,以后形成瘢痕,故也称瘢痕修复。在多数情况下,由于有多种组织发生损伤,故上述两种修复过程常同时存在。

(一) 再生

再生可分为生理性再生及病理性再生。生理性再生是指在生理过程中,有些细胞、组织不断老化、消耗,由新生的同种细胞不断补充,始终保持着原有的结构和功能。例如,表皮的表层角化细胞经常脱落,而表皮的基底细胞不断地增生、分化,予以补充;消化道黏膜上皮约1～2 天就更新一次;子宫内膜周期性脱落,又由基底部细胞增生加以恢复;红细胞平均寿命为 120 天,白细胞的寿命长短不一,短的如嗜中性粒细胞,只存活 1～3 天,因此需不断地从淋巴造血器官输出大量新生的细胞进行补充。病理性再生指病理状态下细胞、组织缺损后发生的再生。

1. 组织的再生能力　各种组织有不同的再生能力,根据其再生能力强弱,人体的组织细胞分为 3 类。

(1) 再生能力强的细胞(不稳定细胞):在生理情况下不断地增殖,以代替衰老或破坏的细胞。如表皮及黏膜的上皮细胞、淋巴造血细胞等。

(2) 潜在再生能力细胞(细胞稳定):又称静止细胞。这类细胞在生理情况下很少增殖,处于静止期,但当受到损伤时,表现出较强的再生能力。如成纤维细胞和毛细血管内皮细胞,肝、胰、涎腺和肾小管上皮细胞等。还包括原始的间叶细胞及其分化出来的各种细胞。平滑肌细胞也属稳定细胞,但一般情况下其再生能力很弱。

(3) 缺乏再生能力细胞(永久性细胞):这类细胞的再生能力很弱或缺乏再生能力。这类细胞有神经细胞、心肌细胞和骨骼肌细胞。神经细胞(不包括神经纤维)缺乏再生能力,一旦破坏就成永久性缺失。心肌、骨骼肌细胞虽有微弱的再生能力,但对于损伤后的修复几乎没意义,基本通过纤维性修复。

2. 各种组织的再生过程

(1) 上皮细胞的再生:鳞状上皮受损后,由边缘或底部的基底层细胞分裂增生,向缺损中心伸展,先形成单层上皮,以后增生分化为鳞状上皮。腺体的上皮破坏后,如果腺体的基底膜未破坏,则由残留的腺上皮细胞分裂补充,恢复原来的结构与功能。

(2) 纤维组织的再生:由纤维母细胞分裂、增生来完成再生。当纤维母细胞停止分裂后,开始合成和分泌前胶原蛋白,进而在间质中形成胶原纤维,自身逐渐成熟为纤维细胞。

(3) 毛细血管的再生:毛细血管的再生是由原有的血管以发芽的方式进行的。即由原有的毛细血管内皮细胞分裂增生,形成突起的幼芽,幼芽伸展为实心的内皮细胞条索,并彼此连接,条索在血流的冲击下,逐渐出现管腔,形成新的毛细血管,并互相吻合构成毛细血管网。

(4) 神经纤维的再生:外周神经纤维离断后,如果与其相连的神经细胞仍然存活,则可通过神经鞘膜细胞增生来完成再生。若断离的两端相距太远（＞2.5cm 时），或截肢失去远端，近端长出的轴突不能到达远端，而与增生的结缔组织混杂，卷曲成团，形成创伤性神经瘤，临床上可发生顽固性疼痛。

（二）纤维性修复

纤维性修复首先通过肉芽组织增生，溶解、吸收损伤局部的坏死组织及其他异物，并填补组织缺损，以后肉芽组织转化成以胶原纤维为主的瘢痕组织，修复便告完成。

1. 肉芽组织　肉芽组织（granulation tissue）由新生薄壁的毛细血管以及增生的纤维母细胞构成，并伴有炎性细胞浸润，肉眼表现为鲜红色，颗粒状，柔软湿润，形似鲜嫩的肉芽故而得名。

2. 肉芽组织的成分及形态　镜下可见大量由内皮细胞增生形成的实性细胞索及扩张的毛细血管，对着创面垂直生长，并以小动脉为轴心，在周围形成袢状弯曲的毛细血管网。新生毛细血管的内皮细胞核体积较大，呈椭圆形，向腔内突出，其数量较多。在此种毛细血管的周围有许多新生的纤维母细胞，此外常有大量渗出液及炎性细胞（图 3-1-4）。炎性细胞中常以巨噬细胞为主，也有多少不等的嗜中性粒细胞及淋巴细胞。巨噬细胞及嗜中性粒细胞能吞噬细菌及组织碎片，这些细胞破坏后释放出各种蛋白水解酶，能分解坏死组织及纤维蛋白。

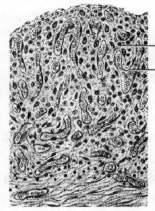

新生的纤维母细胞
新生的毛细血管

图 3-1-4　肉芽组织模式图

肉芽组织中一些纤维母细胞的胞浆中含有肌细丝，此种细胞除有纤维母细胞的功能外，尚有平滑肌的收缩功能，因此称其为肌纤维母细胞（myofibroblast）。纤维母细胞产生基质及胶原，早期基质较多，以后则胶原越来越多。

3. 肉芽组织的作用及结局　肉芽组织在组织损伤修复过程中有以下重要作用：① 抗感染，保护创面；② 填补创口及其他组织缺损；③ 机化或包裹坏死、血栓、炎性渗出物及其他异物。

肉芽组织在组织损伤后 2～3 天内即可出现，自下向上（如体表创口）或从周围向中心（如组织内坏死）生长推进填补创口或机化异物。随着时间的推移（如 1～2 周），肉芽组织按其生长的先后顺序，逐渐成熟。其主要形态标志为：间质的水分逐渐吸收减少；炎性细胞减少并逐渐消失；部分毛细血管管腔闭塞、数目减少，按正常功能的需要，少数毛细血管管壁增厚，改建为小动脉和小静脉；纤维母细胞产生越来越多的胶原纤维，最后变为纤维细胞。至此，肉芽组织成熟为纤维结缔组织，并且逐渐转化为老化阶段的瘢痕组织。

4. 瘢痕组织　瘢痕（scar）组织是指肉芽组织经改建成熟形成的纤维结缔组织。此时组织由大量平行或交错分布的胶原纤维束组成。纤维束往往呈均质性红染，即玻璃样变。纤维细胞很稀少，核细长而深染，组织内血管减少。大体上局部呈收缩状态，颜色苍白或灰白半透明，质硬韧并缺乏弹性。瘢痕组织的作用及对机体的影响可概况为两个方面。

（1）瘢痕组织的形成对机体有利的一面：① 它能把损伤的创口或其他缺损长期地填补并连接起来，可使组织器官保持完整性。② 由于瘢痕组织含大量胶原纤维，虽然没有正常皮肤的抗拉力强，但比肉芽组织的抗拉力要强得多，因而这种填补及连接也是相当牢固的，可使组织器官保持其坚固性。如果胶原形成不足或承受力大而持久，加之瘢痕缺乏弹性，可造成瘢痕膨出，在腹壁可形成疝，在心壁可形成室壁瘤。

（2）瘢痕组织的形成对机体不利的一面：① 瘢痕收缩。当其发生于关节附近时，常常引起关节挛缩或活动受限；当其发生于胃肠道、泌尿道等腔室器官时，则可引起管腔狭窄，如胃溃疡瘢痕可引起幽门梗阻。关于瘢痕收缩的机制可能是由于其中的水分丧失或含有大量肌纤维母细胞所致。② 瘢痕性粘连。特别是在各器官之间或器官与体腔壁之间发生的纤维性粘连，常常不同程度地影响其功能。③ 器官内广泛损伤导致广泛纤维化玻璃样变，可发生器官硬化。④ 瘢痕组织增生过度，又称肥大性瘢痕。如果这种肥大性瘢痕突出于皮肤表面并向周围不规则地扩延，称为瘢痕疙瘩（keloid）（临床上又常称为"蟹足肿"）。其发生机制不清，一般认为与体质有关；也有人认为，可能与瘢痕中缺血缺氧，促使其中的肥大细胞分泌生长因子，使肉芽组织增长过度有关。

瘢痕组织内的胶原纤维在胶原酶的作用下，可以逐渐地分解、吸收，从而使瘢痕缩小、软化。胶原酶主要来自纤维母细胞、嗜中性粒细胞和巨噬细胞等。

（三）创伤愈合

创伤愈合（wound healing）是指机体遭受外力作用，皮肤等组织出现离断或缺损后的愈合过程，为包括各种组织的再生和肉芽组织增生、瘢痕形成的复杂组合，表现出各种过程的协同作用。

1. 皮肤创伤愈合的基本过程　最轻度的创伤仅限于皮肤表皮层，可通过上皮再生愈合。稍重者有皮肤和皮下组织断裂，并出现伤口；严重的创伤可有肌肉、肌腱、神经的断裂及骨折。以下以皮肤手术切口为例叙述创伤愈合的基本过程，并可以此类推黏膜的创伤愈合。

（1）伤口的早期变化：伤口局部有不同程度的组织坏死和血管断裂出血，数小时内便出现炎症反应，表现为充血、浆液渗出及白细胞游出，故局部红肿。早期白细胞浸润以嗜中性粒细胞为主，3 天后则以巨噬细胞为主。伤口中的血液和渗出液中的纤维蛋白原很快凝固形成凝块，有的凝块表面干燥形成痂皮，凝块及痂皮起着保护伤口的作用。

（2）伤口收缩：2～3 日后边缘的整层皮肤及皮下组织向中心移动，于是伤口迅速缩小，直到 14 天左右停止。伤口收缩的意义在于缩小创面。不过在各种具体情况下伤口缩小的程度因伤口部位、伤口大小及形状而不同。伤口收缩是由伤口边缘新生的肌纤维母细胞的牵拉作用引起的，而与胶原无关，因为伤口收缩的时间正好是肌纤维母细胞增生的时间。

（3）肉芽组织增生和瘢痕形成：大约从第 3 天开始从伤口底部及边缘长出肉芽组织填平伤口。毛细血管大约以每日延长 0.1～0.6mm 的速度增长。其方向大都垂直于创面，并呈祥状弯曲。肉芽组织中没有神经，故无感觉。第 5～6 天起纤维母细胞产生胶原纤维，其后一周胶原纤维形成甚为活跃，以后逐渐缓慢下来。随着胶原纤维越来越多，出现瘢痕形成过程，大约在伤后一个月瘢痕完全形成。可能由于局部张力的作用，瘢痕中的胶原纤维最终与皮肤表面平行。

（4）表皮及其他组织再生：创伤发生 24 小时内，伤口边缘的基底细胞即开始增生，并在凝块下面向伤口中心迁移，形成单层上皮，覆盖于肉芽组织的表面。当这些细胞彼此相遇时，则停止迁移，并增生、分化成为鳞状上皮。健康的肉芽组织对表皮再生十分重要，因为它可提供上皮再生所需的营养及生长因子。如果肉芽组织长时间不能将伤口填平，并形成瘢痕，则上皮再生将延缓；在另一种情况下，由于异物及感染等刺激而过度生长的肉芽组织

(exuberant granulation)，高出于皮肤表面，也会阻止表皮再生，因此临床上常需将其切除。若伤口过大(一般认为直径超过20cm时)，则再生表皮很难将伤口完全覆盖，往往需要植皮。

皮肤附属器(毛囊、汗腺及皮脂腺)如遭完全破坏，则不能完全再生，而出现瘢痕修复。

肌腱断裂后，初期也是瘢痕修复，但随着功能锻炼而不断改建。胶原纤维可按原来肌腱纤维的方向排列，达到完全再生。

2. 皮肤创伤愈合的类型　根据损伤程度及有无感染，创伤愈合可分为以下两种类型。

(1) 一期愈合(healing by first intention)：见于组织缺损少、创缘整齐、无感染、经粘合或缝合后创面对合严密的伤口。这种伤口只有少量的血凝块，炎症反应轻微，表皮再生在24～48小时内便可将伤口覆盖。肉芽组织在第三天就可从伤口边缘长出并很快将伤口填满。5～7天伤口两侧出现胶原纤维连接，此时切口达临床愈合标准，可以拆线。然而，肉芽组织中的毛细血管和纤维母细胞仍继续增生，胶原纤维不断积聚，切口瘢痕呈鲜红色，甚至可略高出皮肤表面。随着水肿消退，浸润的炎细胞减少，血管改建数量减少，第二周末瘢痕开始"变白"。这个"变白"的过程需数月的时间。一月后覆盖切口的表皮结构已基本正常，纤维结缔组织仍富于细胞，胶原组织不断增多，抗拉力强度在3个月达到顶峰，切口数月后形成一条白色线状瘢痕(图3-1-5)。

(2) 二期愈合(healing by second intention)：见于组织缺损较大、创缘不整、哆开、无法整齐对合，或伴有感染的伤口。这种伤口的愈合和一期愈合比较有以下不同：① 由于坏死组织多，或由于感染，继续引起局部组织变性、坏死，炎症反应明显。这种伤口只有等到感染被控制，坏死组织被清除，再生才能开始；② 伤口大，伤口收缩明显，从伤口底部及边缘长出大量的肉芽组织将伤口填平；③ 愈合的时间较长，形成的瘢痕也大(图3-1-6)。

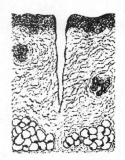

1. 创缘整齐，组织破坏少

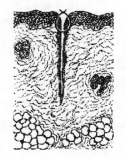

2. 经缝合，创缘对合，炎症反应轻

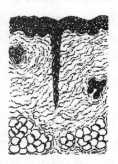

3. 表皮再生，少量肉芽组织从伤口缘长入

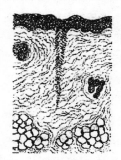

4. 愈合后少量疤痕形成

图3-1-5　创伤一期愈合模式图

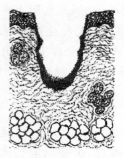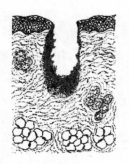

1. 创口大,创缘不整,组织破坏多   2. 伤口收缩,炎症反应重

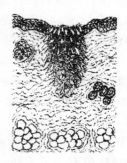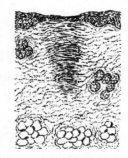

3. 肉芽组织从伤口底部及边缘将伤口填平,   4. 愈合后形成疤痕大
  然后表皮再生

图 3-1-6　创伤二期愈合模式图

3. 影响皮肤创伤愈合的因素　损伤的程度、组织的再生能力、伤口有无坏死组织和异物以及有无感染等因素决定修复的方式、愈合的时间及瘢痕的大小。因此,治疗原则应是缩小创面(如对合伤口)、防止再损伤和感染以及促进组织再生。影响创伤愈合的因素包括全身和局部两个方面。

(1) 全身因素。

1) 年龄:青少年的组织再生能力强、愈合快。老年人则相反,组织再生力差,愈合慢,此与老年人血管硬化、血液供应减少有很大关系。

2) 营养:严重的蛋白质缺乏,尤其是含硫氨基酸(如甲硫氨酸、胱氨酸)缺乏时,肉芽组织及胶原形成不良,伤口愈合延缓。维生素中以维生素 C 对愈合最重要。这是由于 α-多肽链中的两个主要氨基酸——脯氨酸及赖氨酸,必须经羟化酶羟化,才能形成前胶原分子,而维生素 C 具有催化羟化酶的作用。因此,维生素 C 缺乏时前胶原分子难以形成,从而影响了胶原纤维的形成。在微量元素中锌对创伤愈合有重要作用,手术后伤口愈合迟缓的患者,皮肤中锌的含量大多比愈合良好的患者低,因此补锌能促进愈合。其作用机制可能与锌是细胞内一些氧化酶的成分有关。

(2) 局部因素。

1) 感染与异物:感染对再生修复的妨碍甚大。许多化脓菌产生一些毒素和酶,能引起组织坏死,溶解基质或胶原纤维,加重局部组织损伤,妨碍创伤愈合;伤口感染时,渗出物很多,可增加局部伤口的张力,常使正在愈合的伤口或已缝合的伤口裂开,或者导致感染扩散加重损伤;坏死组织及其他异物,也妨碍愈合并有利于感染。因此,伤口如有感染,或有较多的坏死组织及异物,必然是二期愈合。临床上对于创面较大,已被细菌污染但尚未发生明显感染的伤口,施行清创术以清除坏死组织、异物和细菌,并可在确保没有感染的情况下,缝合创口。这样有可能使本来是二期愈合的伤口,达到一期愈合。

2）局部血液循环:局部血液循环一方面保证组织再生所需的氧和营养,另一方面对坏死物质的吸收及控制局部感染也起重要作用。因此,局部血液供应良好时,则再生修复较为理想。相反,如下肢有动脉粥样硬化或静脉曲张等病变,局部血液循环不良时,则该处伤口愈合迟缓。

3）神经支配:正常的神经支配对组织再生有一定的作用。例如,麻风引起的溃疡不易愈合,是因为神经受累致使局部神经性营养不良的缘故。植物神经的损伤,使局部血液供应发生变化,对再生的影响更为明显。

4）电离辐射:能破坏细胞、损伤小血管、抑制组织再生,因此影响创伤的愈合。

二、能力训练

请同学们在显微镜下进行观察。

内芽组织切片

1. 低倍镜　组织疏松,染色不均(渗出液),大量向创面垂直生长的实性细胞索及扩张的毛细血管,在毛细血管周围有许多新生的纤维母细胞及炎性细胞。

2. 高倍镜　新生毛细血管的内皮细胞核大,椭圆形,突向腔内;新生的纤维母细胞散在分布于毛细血管网络之间,细胞体积较大,呈多形性;炎细胞常以巨噬细胞为主,伴有多少不等的中性粒细胞及淋巴细胞。

3. 绘图　在显微镜下给出肉芽组织中的新生毛细血管、纤维母细胞、炎细胞浸润。

任务二　认识局部血液循环障碍

血液循环是机体的重要生理活动之一。通过血液循环向器官组织输送氧和营养物质,同时运走二氧化碳和各种代谢产物,以维持内环境的稳定及保证组织细胞代谢和功能活动的正常运行。如果血液循环发生障碍,则可引起各种组织、器官的形态改变、代谢紊乱和功能异常,严重者甚至可危及生命。

血液循环障碍可分为全身性和局部性两种。前者指整个心血管系统功能发生紊乱,如心力衰竭、休克等;后者包括充血和缺血、血栓形成、栓塞、梗死、出血等。

　　驱动任务:

　　结合病理大体标本描述慢性肝瘀血并绘制慢性肺瘀血镜下变化。

一、知识介绍

（一）充血

局部组织、器官内血管扩张,血液含量增多,称为充血(hyperemia)。根据发生部位不

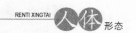

同,可分为动脉性充血和静脉性充血。

1. 动脉性充血　由于细动脉和毛细血管扩张,局部组织、器官的动脉内血液含量增多,称为动脉性充血 arterial hyperemia,简称充血。

(1)原因和类型:凡能引起小动脉扩张的任何原因,都可引起局部组织或器官的充血、小动脉扩张是在神经、体液因素作用下,血管舒张神经兴奋性增高或血管收缩神经兴奋性降低的结果。动脉性充血在生理和病理情况下都很常见,可分为:

1)生理性充血:通常在组织器官功能活动增强时发生,如进食后的胃肠道充血、运动时的骨骼肌充血以及情绪激动时的面颈部充血等。

2)病理性充血:包括炎性充血和减压后充血。炎性充血是指炎症早期因致炎因子刺激导致轴突反射以及炎症介质的作用,均可使局部细动脉扩张,引起充血。减压后充血是由于局部组织、器官长期受压,血管壁张力降低,一旦压力突然解除,小动脉即可发生充血。

(2)病理变化:动脉性充血时,组织器官内的小动脉和毛细血管扩张,动脉血量增多,致使病变组织器官体积增大,颜色鲜红,局部温度增高,同时伴有局部代谢和功能活动增强。

(3)后果:动脉性充血是暂时的血管反应,原因消除后即可恢复正常,一般对机体有利。临床常运用动脉性充血来治疗疾病,如热敷。但有时也对机体造成一些不利影响,如脑充血可引起头痛。

2. 静脉性充血　因静脉回流受阻,血液淤积于小静脉和毛细血管内,使组织或器官内静脉血含量增加,称静脉性充血(venous hyperemia),简称瘀血(congestion)。

(1)原因:① 静脉外受压:静脉外受压使其管腔发生狭窄或闭塞,血液回流受阻而导致局部组织、器官瘀血。如妊娠子宫压迫髂静脉,引起下肢瘀血水肿。② 静脉腔内阻塞:静脉内血栓形成、栓塞或静脉炎引起的静脉壁增厚,可阻塞静脉血液回流,局部出现瘀血。由于组织内静脉有较多的分支相互吻合,静脉瘀血不易发生,只有在侧支循环不能有效建立的情况下,静脉腔的阻塞才会引起瘀血。③ 心力衰竭:心力衰竭时,心脏不能正常排血,心腔内血液滞留,压力增高,阻碍了静脉血液的回流,造成瘀血。右心衰竭导致腔静脉回流受阻引起体循环瘀血,左心衰竭则导致肺静脉回流受阻引起肺瘀血。

(2)病理变化。

1)基本病变:瘀血器官体积增大,包膜紧张,重量增加,质地变实。由于静脉血内氧合血红蛋白少,还原血红蛋白多,局部呈暗红色,皮肤、黏膜则发绀。发生在体表部位的瘀血,由于血流缓慢,代谢降低,使该处的温度降低。镜下见小静脉、毛细血管扩张,管腔内充满大量血液,有时伴有水肿或小出血灶。

2)重要脏器瘀血。

① 慢性肺瘀血:原因是左心衰竭,肺静脉血回流受阻发生肺瘀血。表现为肺体积增大,重量增加,呈暗红色,质地变实。切面可流出粉红色泡沫状液体。镜下肺泡壁毛细血管扩张充血,肺泡腔内充满水肿液及数量不等的红细胞和巨噬细胞。当肺泡腔内的红细胞被巨噬细胞吞噬后,红细胞内的血红蛋白被降解成棕黄色的含铁血黄素颗粒,这种当左心衰竭时肺泡腔内含有吞噬铁血黄素的巨噬细胞被称为心力衰竭细胞。长期的慢性肺瘀血可引起肺间质的纤维组织增生及网状纤维胶原化,使肺质地变硬,同时伴有含铁血黄素广泛沉着,使肺

组织呈棕褐色,称为肺褐色硬化。

肺瘀血时,由于瘀血水肿及肺硬化,影响肺的通气与换气功能,患者常出现呼吸困难。

② 慢性肝瘀血:原因是右心衰竭,表现为肝体积增大,重量增加,包膜紧张。长期慢性肝瘀血可在肝表面及切面见有红(瘀血)、黄(脂肪变性)相间的花纹,状似中药槟榔的切面,故称槟榔肝。镜下:肝小叶中央静脉及附近肝窦扩张瘀血,小叶中央的肝细胞发生萎缩甚至消失,小叶周边的肝细胞也因营养不良而发生脂肪变性。长期慢性肝瘀血,由于结缔组织增生可发展为瘀血性肝硬化。

③ 慢性脾瘀血:常见原因是肝硬化或右心衰竭。瘀血的脾脏体积增大,重量增加,包膜紧张,质实暗红色,切面色暗红。镜下脾窦扩张瘀血,脾索纤维化、增粗,脾小结受压而萎缩变小。长期严重瘀血,有含铁血黄素沉积,形成肉眼所见的含铁结节。

(3) 瘀血的后果:若瘀血时间短,则对机体影响不大。若瘀血时间长,由于缺氧及酸性代谢产物堆积,可引起:

1) 毛细血管通透性增高,血浆由血管进入组织间隙,引起瘀血性水肿。严重时红细胞也漏出而发生瘀血性出血。

2) 实质细胞发生不同程度的萎缩、变性,甚至坏死。

3) 局部纤维结缔组织增生,间质网状纤维变为胶原纤维(网状纤维胶原化),发生脏器瘀血性硬化。

(二)出 血

血液自心或血管腔逸出,称为出血(hemorrhage)。血液进入组织间隙或体腔内称内出血。如血液蓄积于体腔,称体腔积血;发生在组织内的局限性大量出血,称血肿;皮肤、黏膜、浆膜等处有少量局限性出血,称瘀点或瘀斑。血液流出或排出到体外称为外出血,如肺或支气管的出血(咯血)、消化道出血(呕血、血便)、泌尿道出血(血尿)等。

1. 出血的类型 按出血的原因及血液逸出的机制,可将出血分为破裂性出血和漏出性出血两种。

(1) 破裂性出血:破裂性出血由心脏或血管壁破裂引起,一般出血量较多。引起心血管破裂的原因很多,除常见于切割、刺伤、撞击等机械性损伤外,血管壁或心脏的病变也会引起破裂出血。

(2) 漏出性出血:漏出性出血是由于毛细血管及微静脉管壁通透性增高所致,引起的原因有:

1) 血管壁的损害:这是漏出性出血常见的原因,见于严重感染,血管壁通透性因管壁受损而增加,引起出血。

2) 血小板减少或功能障碍:血小板有维持血管壁完整性的功能,在阻止毛细血管出血方面,起着重要作用。如再生障碍性贫血、白血病、肝功能亢进、血小板因子的缺陷、尿毒症、白血病或血小板减少性紫癜等疾病使血小板数量减少或功能障碍时,便可引起出血。

3) 凝血因子缺乏:如凝血因子Ⅷ(血友病 A)、Ⅸ(血友病 B)以及纤维蛋白原、凝血酶原、Ⅳ、Ⅴ、Ⅶ、Ⅹ、Ⅺ等因子的先天性缺乏,可引起出血。

2. 病理变化 新鲜的出血为红色,以后随红细胞降解形成含铁血黄素而转为棕黄色。镜下出血部位的组织内见大量红细胞,以及一定量的含铁血黄素沉积于巨噬细胞内或细胞

外。较大的血肿可因吸收不全而发生机化或包裹。

3．出血的后果　出血对机体的影响取决于出血的类型、出血量、出血速度和出血部位。急性大出血，如在短时间内失血量达全身血量的20％～25％时，可导致失血性休克。重要脏器的出血，如心脏破裂、脑出血常危及生命。慢性少量出血可引起贫血。

（三）血栓形成

活体心血管内的血液成分析出、聚集、凝固成固体质块的过程，称为血栓形成（thrombosis）。所形成的固体质块称为血栓（thrombus）。

正常血液以液体状态在循环系统内周而复始地流动，这是因为血液凝血系统和抗凝血系统两者保持动态平衡的结果。但在某些促进凝血过程的因素作用下，打破了动态平衡，激发凝血过程，则可导致血栓形成。可见，血栓形成必须具备一些原因和条件。

【血栓形成的条件和机制】

1．心血管内膜损伤　当心血管内皮细胞损伤后，促凝作用增强，导致血栓形成。其主要因素有：

（1）粘集血小板：① 当内皮细胞坏死、脱落，暴露内皮下带有正电荷的胶原纤维，可迅速吸附带负电荷的血小板；② 受损的内皮细胞释出二磷酸腺苷（ADP）与血小板膜上的 ADP 受体结合，促进血小板黏附，黏附的血小板释放出内源性 ADP 和血栓素 A_2（TXA_2），促使更多的血小板黏附及凝集，并使血小板进一步发生释放反应，释出各种促凝物质，促进凝血；③ 受损的内皮细胞合成前列环素（PGI_2）减少，对 TXA_2 的抑制降低，使 TXA_2 引起血小板粘集的作用增强。

（2）损伤的内皮细胞可活化血液中的Ⅻ因子，激活内源性凝血系统。

（3）内皮细胞损伤，释放出组织因子，激活外源性凝血系统。

心血管内膜损伤是血栓形成的最重要和最常见的原因。因此，任何引起心血管壁损伤的原因均可导致血栓形成。临床上当严重动脉粥样硬化溃疡引起动脉内膜损伤；反复静脉穿刺引起的内膜损伤；风湿性和细菌性心内膜炎引起内膜损伤都有可能导致血栓形成。

2．血流缓慢或不规则　血液在血管内正常流动时，由于力学的作用，血液中的有形成分在血流的中轴流动（轴流），其外周为血浆（边流），阻止了血小板和内膜接触。当血流缓慢或涡流时，轴流消失，血小板易与受损的血管内膜接触而黏附。血流缓慢还可使活化的凝血因子在局部堆积，有利于内源性和外源性凝血系统的启动，导致血栓形成。

临床上静脉血栓较动脉血栓多4倍，下肢静脉较上肢静脉多3倍。静脉血栓多见的原因为：① 静脉内血液的流速相对比动脉血液流速慢；② 静脉内有静脉瓣，血流易出现漩涡；③ 静脉壁较薄，易受压；④ 临床上静脉输液为多，易引起内皮细胞损伤，使内膜粗糙不平，引起血流不规则；⑤ 流入静脉的血液黏性有所增加。这些因素都有利于血栓形成。

3．血液凝固性增高　血小板或凝血因子增多，纤维蛋白溶解系统活性降低，均可导致血液凝固性增高而发生血栓。如严重创伤、妊娠、分娩、大手术等，均可发生血液凝固性增高，这与血液中补充了大量幼稚的血小板，这种血小板黏性大，易于粘集；血液浓缩，黏性增高；凝物质浓度增加有关。

在血栓形成的过程中，上述三个方面的因素常同时存在、相互影响、协同作用或以其中某一因素为主。如手术后静脉内的血栓形成，既有手术创伤，出血导致组织因子增多，使血液凝固性增高,又有手术后卧床,血流缓慢等因素共同作用所致。

【血栓形成的过程和形态】

血栓形成包括血小板的黏附、凝集和血液凝固两个基本过程(图 3-1-7)。根据血栓形成的部位以及不同阶段,可有不同的类型。

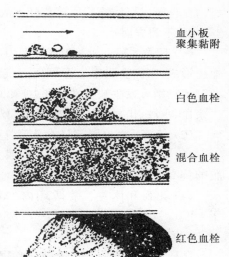

血小板聚集黏附

白色血栓

混合血栓

红色血栓

图 3-1-7　血栓形成过程示意图

1. 白色血栓　血小板的黏附聚集是血栓形成的关键性一步。无论心脏、动脉或静脉内的血栓形成,都是以血小板首先黏附于内膜受损后裸露的胶原表面开始,形成血小板小丘,黏附的血小板又释放 ADP 和 TXA_2,促进血小板的进一步黏附。上述过程反复进行,使血小板小丘不断增大,形成白色血栓(血栓头),呈灰白色,质地较硬,与血管壁粘连。

2. 混合血栓　由于白色血栓突入血管腔内,下游产生涡流,又形成新的血小板堆积。这一过程不断进行,形成许多有分支的血小板小梁,小梁间血流缓慢,凝血因子浓度增加,使纤维蛋白原变为纤维蛋白,呈细网状沉积于小梁间,并将血流中的红细胞和白细胞网罗其中,便形成了混合血栓(血栓体)。

3. 红色血栓　随着混合血栓逐渐增大,最终阻塞血管腔,局部血流停止,血液发生凝固,形成红色血栓(血栓尾)。眼观呈暗红色。镜观形态同体外凝血块,即在纤维蛋白网眼内充满血细胞。

4. 透明血栓　透明血栓发生于微循环的小血管内。主要由纤维素构成,故又称纤维素性血栓;镜下呈均质红染透明状。因其只能在显微镜下见到,所以又称微血栓。透明血栓常是弥散性血管内凝血(DIC)发展到严重阶段的主要病理变化。

【血栓的转归】

1. 溶解、吸收　血栓形成后,血栓中的白细胞崩解释放蛋白水解酶以及血液中的纤维蛋白溶解酶激活,使血栓发生溶解。小的血栓可完全溶解吸收而不留痕迹。

2. 机化与再通　血栓形成后,若不能溶解及脱落,则 24 小时后从血管壁向血栓内长入内皮细胞和纤维母细胞,形成肉芽组织并逐渐取代血栓,此过程称为血栓机化,使血栓不易脱落。在血栓机化过程中,血栓干燥收缩,可出现许多裂隙,并在裂隙表面被覆内皮细胞,形成新的相互沟通的血管,使血管阻塞的现象得以改善,这种现象称为再通。

3. 钙化　血栓长久不能溶解吸收或机化,可发生钙盐沉积而钙化。如发生在静脉内的血栓,有大量钙盐沉积,则称为静脉石。

4. 脱落形成栓子　大的血栓部分溶解而软化,易受血流冲击脱落形成栓子,可引起栓塞。

【血栓对机体的影响】

血栓形成对机体既有有利方面,又有不利方面的影响。但多数情况下血栓形成对机体产生不同程度的不利影响,影响大小取决于血栓形成的速度、大小、类型、部位,以及阻塞血管腔的程度和侧支循环有无建立等。

1. 有利方面　血栓形成对破裂出血的血管起到止血及防止出血的作用,如胃或十二指肠溃疡的底部血管内常有血栓形成,可防止血管被病变侵蚀破裂出血。此外,炎症灶周围血管内血栓形成可防止病原菌蔓延扩散。

2. 不利方面

(1) 阻塞血管:血栓形成主要引起血管阻塞,并影响相应组织、器官的血供。若动脉内血栓形成,未完全阻塞血管,则可引起局部缺血,实质细胞萎缩;若完全阻塞,侧支循环不能及时建立则可发生缺血性坏死(梗死),如脑动脉血栓形成,可引起脑梗死。若静脉阻塞则发生淤血、水肿、出血及坏死,如肠系膜静脉内血栓形成可引起肠的出血性梗死。

(2) 栓塞:血栓因部分或全部脱落,形成栓子,随血流运行,形成栓塞。

(3) 心瓣膜变形:发生于心瓣膜上的血栓,机化后可引起瓣膜粘连、增厚、变硬,导致瓣膜的狭窄或关闭不全。

(4) 出血和休克:微循环内广泛的微血栓形成,可引起全身广泛出血和休克,见于 DIC。

(四) 栓塞

循环血液中不溶于血液的异常物质,随血液运行,阻塞血管腔的过程称为栓塞(embolism)。阻塞血管的异常物质称为栓子(embolus)。栓子可以是固体(如血栓栓子、细胞栓子、细菌栓子、寄生虫及虫卵栓子等)、液体(如羊水栓子、脂肪栓子)和气体(如空气、氮气栓子)。其中以血栓栓子最常见。

【栓子的运行途径】

栓子的运行途径(图 3-1-8)通常与血流方向一致。其途径主要有:① 左心和大循环动脉内的栓子,栓塞于口径相当的动脉分支,常见于脑、脾、肾、下肢;② 右心和大循环静脉内的栓子,栓塞于肺动脉主干或其分支;③ 门静脉内的栓子,引起肝内门静脉分支的阻塞。

此外,还偶见两种特殊类型的栓塞,即:① 交叉性栓塞:在有房、室间隔缺损患者,心腔内的栓子可由压力高的一侧通过缺损处进入压力低的一侧,产生动、静脉系统栓子的交叉运行称交叉性栓塞;② 逆行性栓塞:下腔静脉内的栓子,在胸、腹腔压力骤然升高(如咳嗽、便秘等)时,可逆血流方向栓塞于下腔静脉所属的分支。

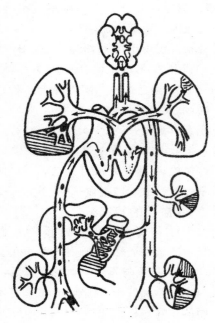

图 3-1-8　栓子运行途径示意图

【栓塞的类型及其对机体的影响】

1. 血栓栓塞　由脱落的血栓造成的栓塞,称为血栓栓塞。这是最常见的栓塞类型。

(1) 肺动脉栓塞:95%的血栓栓子来自下肢静脉,特别是下肢深静脉,少数是盆腔静脉,偶尔来自右心。栓塞的后果取决于栓子的大小、数量和患者有无心肺疾患。

1) 少量小栓子的栓塞,常不引起严重后果,是由于肺具有肺动脉和支气管动脉双重血液供应,并有丰富的吻合支。

2) 左心衰竭患者,由于肺淤血,肺动脉栓塞时,侧支循环不能充分发挥效应时,可引起肺出血性梗死。

3）大的栓子阻塞于肺动脉主干，或虽未阻塞主干，但使肺循环血量减少 50％以上时，可引起患者突然死亡（猝死）。其机制是：① 肺循环机械性阻塞；② 栓子刺激肺动脉壁引起迷走神经反射，导致支气管和肺动脉痉挛；③ 栓子中的血小板释放大量 5-羟色胺（5－HT）使冠状动脉、肺和支气管动脉广泛痉挛，导致心肌缺血和肺循环的进一步衰竭。

（2）大循环动脉栓塞：栓子绝大多数来自左心，栓塞多见于脑、肾、脾和下肢动脉。若栓子栓塞于较大动脉，又缺乏有效的侧支循环时，即组织发生缺血，甚至引起梗死。

2. 气体栓塞

（1）空气栓塞：多见于静脉破裂，空气进入血流所致。常见于下列情况：① 靠近心脏的大静脉（如锁骨下静脉、颈静脉和胸腔内大静脉）因外伤或手术破损时，由于该处呈负压状态，可将大量空气吸入血管；② 分娩、人工流产及胎盘早期剥离时，由于子宫收缩，宫腔内高压可将空气压入开放的子宫静脉；③ 静脉输液、空气造影等操作不慎，误将空气注入静脉。

少量空气随血流进入肺组织可以被吸收，不引起严重后果。当大量空气（一次超过100ml）进入右心时，因空气具有表面张力，受血流冲击后与心腔内血液混合成泡沫状液体，泡沫状血液具有压缩性和膨胀性，随心腔的收缩、舒张而被压缩、膨胀。当心脏舒张时泡沫膨胀影响静脉血液回流，心脏收缩时泡沫状液体被压缩，从而使大部分泡沫状液体不能排出，导致肺动脉出口阻塞，引起血液循环中断而致猝死。

（2）氮气栓塞（减压病）：由溶解于血液内的气体迅速游离引起。由于血液溶解气体量随大气压的增减而增减，所以在深海潜水员过快浮上水面时或发生在座舱未密闭的飞行器中的人员在飞行器快速升高时，因气压骤降，溶解于血液和组织中的氧气、二氧化碳和氮气迅速游离，形成气泡，氧和二氧化碳可以再溶解或经呼吸排出体外，而氮气不易溶解（溶解度低），无数氮气泡往往引起多脏器的栓塞。

3. 脂肪栓塞 脂肪栓塞是指脂肪滴进入血流，栓塞小血管的现象。多见于长骨骨折或脂肪组织严重挫伤时，脂肪细胞释出脂滴进入血流。少量脂滴可以被巨噬细胞吞噬或血中脂酶分解，对机体影响不大，当大量脂滴栓塞肺毛细血管，可引起肺循环血量减少 3/4，同时出现肺水肿、出血，患者可死于窒息或右心衰竭。直径小于 $20\mu m$ 的脂滴还可直接通过肺泡壁毛细血管经肺静脉到达左心，引起全身器官的栓塞。

4. 羊水栓塞 羊水栓塞是指在分娩过程中，羊膜破裂后，由于子宫强烈收缩，宫内压增高，羊水经破裂的子宫静脉进入母体肺循环，在肺动脉分支及毛细血管内引起的栓塞。镜下在产妇肺的小血管内有角化上皮、胎脂、胎毛、胎粪等羊水成分。少量羊水也可通过肺循环到达左心，引起全身各器官的栓塞。

羊水栓塞是分娩过程中一种罕见的严重并发症。本病发病急，后果严重，死亡率大于80％，患者常在分娩过程中或分娩后突然出现呼吸困难、发绀、抽搐、休克、DIC、昏迷等表现，常常导致产妇死亡。

5. 其他栓塞 细菌栓子、肿瘤细胞栓子，寄生虫及虫卵栓子亦可造成栓塞。这类栓子小，多数对血液循环影响不大，但它们均是"活栓子"，除机械性阻塞血管外，还可在局部造成机体继发性病变，对机体造成严重影响。如细菌栓子栓塞引起炎症的扩散；恶性肿瘤细胞栓子栓塞造成恶性肿瘤的转移。

（五）梗死

局部组织由于血液供应中断，侧支循环不能建立而引起的缺血性坏死称梗死（infarct）。

1. 梗死的原因和条件

（1）动脉内血栓形成：血栓形成是梗死最常见的原因。如冠状动脉和脑动脉粥样硬化合并血栓形成，可分别引起心肌梗死和脑梗死。

（2）动脉栓塞：各种栓子引起的动脉栓塞也是梗死的常见原因。且大多为血栓栓塞所致，如肾、脾和肺的梗死多由动脉血栓栓塞引起。

（3）动脉血管受压闭塞：肿瘤压迫，肠扭转、肠套叠和嵌顿性疝时，使肠系膜动、静脉受压，引起局部血液循环障碍，引起肠梗死。

（4）动脉痉挛：在心冠状动脉硬化时，如发生强烈和持久的冠状动脉痉挛，可引起心肌严重缺血而发生梗死。

综上所述，能造成组织严重缺血的原因均可引起梗死。但血管的阻塞是否引起梗死的发生，还与组织缺血后是否有充分的侧支循环建立、血流阻断的速度以及组织对缺氧的耐受性等因素有关。如脾、肾因终末动脉供血器官，最易发生梗死；心、脑吻合支小而少，也易发生梗死；肺、肝有双重血供，不易发生梗死；脑对缺氧的耐受性最低，在同等缺血条件下比其他组织更快发生梗死。

2. 梗死的类型及病理变化 梗死是组织局部的坏死，可为凝固性坏死，亦可为液化性坏死。梗死灶的形状，决定于该器官的血管分布。如脾、肾、肺的血管呈锥形分布，其梗死灶呈锥形，尖端指向被阻塞的动脉（图 3-1-9），底部靠近器官的表面。冠状动脉分支不规则，心肌梗死呈不规则形（地图形）。肠系膜血管呈扇形分支，故肠梗死呈节段形。根据梗死灶内含血量的多少，又可分为贫血性梗死和出血性梗死。

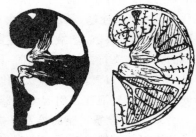

图 3-1-9　肾贫血性梗死模式图

（1）贫血性梗死：贫血性梗死（anemic infarction）发生于组织结构比较致密，侧支循环不丰富的器官，如心、肾、脾、脑。眼观梗死灶呈灰白色，与正常组织分界较清，梗死区周围可见暗红色的充血出血带。发生在心、肾、脾的贫血性梗死属凝固性坏死，镜下实质细胞坏死、结构消失，但组织轮廓尚能辨认。发生在脑的贫血性梗死常为液化性坏死。晚期梗死灶呈粉红色、均质状结构。梗死灶外周有中性粒细胞为主的炎症细胞浸润带和充血出血带。

（2）出血性梗死：出血性梗死（hemorrhagic infarction）常发生于组织疏松、侧支循环丰富及双重血供并伴有严重的瘀血的脏器，如肺、肠。病变的特点是梗死灶内有明显出血。

1）肺出血性梗死：由肺动脉栓塞引起，常同时在肺瘀血的基础上发生，眼观梗死灶多位于肺下叶，呈暗红色，锥体形，尖端指向肺门，底部靠近肺膜，相应胸膜面常有纤维素渗出。镜下梗死灶内充满红细胞，肺泡壁结构模糊。

2）肠出血性梗死：多见于肠扭转、肠套叠和嵌顿性疝时。首先肠系膜的静脉受压而发生瘀血，继之动脉受压发生阻塞，造成出血性梗死。肠梗死多发生在肠系膜上动脉的分布区，尤多见于小肠段。早期因组织缺血，肠壁肌肉痉挛出现剧烈腹痛，该肠段梗死后，蠕动功能丧失，可引起麻痹性肠梗阻，若不及时处理，可发生肠穿孔，引起急性弥漫性腹膜炎。

3. 梗死对机体的影响 梗死对机体的影响取决于梗死的部位和梗死灶的大小。一般脏器小范围梗死,通过组织的代偿,对生命威胁不大,以后梗死灶被肉芽组织机化,最后形成小疤痕。肾梗死有腰痛、血尿等症状,对肾功能影响不大。脾梗死可出现左季肋区疼痛。肺梗死可出现胸痛、咯血等症状。重要器官的梗死,常危及生命,如心肌梗死严重者可导致急性心力衰竭,甚至猝死。脑梗死可出现瘫痪、昏迷甚至死亡。

二、能力训练

请同学们结合大体病变标本及切片在显微镜下进行描述与观察。

（一）病理大体标本

1. 慢性肝瘀血 肝脏体积增大,包膜紧张,重量增加,切面呈红黄相间,极似槟榔,故称"槟榔肝"。

2. 慢性脾瘀血 标本为一片脾脏,被膜增厚。切面脾小体消失,有散在灶性出血。

3. 大脑出血 标本为大脑冠状切面。左内囊外(丘脑与豆状核、尾状核之间)出血、侧脑室受压。对侧颞叶见一囊腔。内壁有含铁血黄素沉着,为陈旧性出血区。

4. 脾出血 标本为一片脾脏。脾被膜下及实质内均大片出血。

5. 主动脉弓"瘤",伴血栓形成 心脏、主动脉标本,主动脉弓球呈巨大球形隆起,直径达 12cm,表面可见较大破口,破口内见巨大血栓形成,并阻塞主动脉弓。引起原因:梅毒性主动脉炎伴主动脉瘤。

6. 脾贫血性梗死 标本为一片脾脏。伴慢性瘀血。于脾脏一侧切面见一梗死灶,灰白色,质地较实,周围有暗红色出血带。

7. 肺出血性梗死 标本为一叶肺组织。肺组织肿胀,包膜紧张。切面灰褐色,肺边缘处见一紫红色锥体状梗死灶,质较实,病灶尖端指向肺门,基底靠近肺胸膜。

8. 肠出血性梗死 标本为套叠肠段之剖面。见肠段呈黑褐色,肠壁因瘀血、水肿出血而明显增厚,黏膜皱膜消失,与正常肠壁界限不清楚。

（二）病理切片（HE 染色）

1. 慢性肺瘀血

（1）低倍镜观察:不同区域肺泡腔内积有粉红色液体或巨噬细胞,肺间质不同程度纤维化。

（2）高倍镜观察:肺泡腔及肺间质内见大量吞噬含铁血黄素的巨噬细胞,部分肺泡腔内大量淡红色浆液积聚使肺泡腔扩大,部分肺泡壁毛细血管网轻度扩张充血,部分肺泡壁纤维组织增生。

（3）辨别要点:① 肺泡壁毛细血管扩张、充血;② 肺泡腔内水肿液积聚,心力衰竭细胞。

2. 肝瘀血

（1）低倍镜观察:肝小叶结构完整,中央静脉及周围肝窦大片扩张、充血,小叶周边肝窦扩张,充血不明显。

（2）高倍镜观察:中央静脉及周围肝窦扩张,内充满大量红细胞,该处肝细胞萎缩、消失,小叶周边肝细胞体积增大,浆内充满红染细颗粒,部分肝细胞浆内有大小不一的脂滴空泡。

（3）辨别要点:① 中央静脉及肝窦扩张充血;② 肝细胞萎缩和脂肪变性。

（三）描述与绘图

描述慢性肝瘀血的大体标本及慢性肺瘀血(镜下)绘图。

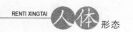

任务三　认识炎症

　　炎症(inflammation)是机体对致炎因子所引起的损害而发生的防御性反应。人类的许多疾病(各种传染病)都属于炎症性疾病,创伤修复的基本病理过程也是炎症。因此,炎症是极为常见且十分重要的病理过程。炎症局部组织的基本病理变化是变质(alteration)、渗出(exudation)和增生(proliferation),其中渗出最具有特征性。炎症的主要局部临床表现有红、肿、热、痛和功能障碍,全身反应有发热、白细胞增多、单核巨噬细胞系统增生和实质器官病变等。

> **驱动任务:**
> 　　结合病理大体标本描述炎症的类型,并在显微镜下绘制炎性炎芽组织。

一、知识介绍

(一) 炎症的原因
　　凡能引起组织和细胞损伤的所有因素都可为炎症的原因(即致炎因子),致炎因子的种类很多,可归纳为以下几类:

　　1. 生物性因子　如细菌、病毒、立克次体、支原体、真菌、螺旋体和寄生虫等,是炎症最常见的原因。由生物性病原体引起的炎症称为感染。

　　2. 物理性因子　如高温、低温、机械性创伤、放射线和紫外线等。

　　3. 化学性因子　包括外源性及内源性化学物质。外源性化学物质,如强酸、强碱等腐蚀性物质;内源性化学物质,如坏死组织的分解产物,及某些病理条件下堆积于体内的代谢产物,如尿酸等。

　　4. 坏死组织　坏死组织是潜在的致炎因子。缺氧或低氧等原因可引起组织坏死,如新鲜梗死灶边缘出现的出血充血带实为炎症反应。

　　5. 变态反应或异常免疫反应　当机体免疫状态异常时,不适当或过度的免疫反应可造成组织损伤形成炎症,如过敏性鼻炎、肾小球肾炎、类风湿性关节炎等。

(二) 炎症的基本病理变化
　　炎症局部组织的基本病理变化包括变质、渗出和增生。在炎症过程中早期常以变质和渗出为主,后期常以增生为主。急性炎症以变质或渗出性病变为主;慢性炎症以增生性病变为主。

【变　质】
　　炎症局部组织发生的变性和坏死称为变质。变质是由致炎因子的直接损伤作用或由炎症局部血液循环障碍和炎症反应产物的间接作用引起的。

　　1. 形态变化　变质的形态变化可表现为实质细胞的细胞水肿、脂肪变性、凝固性坏死或液化性坏死等。间质的纤维结缔组织发生黏液样变性、纤维素样坏死等。

　　2. 代谢变化　炎症区内组织不仅出现上述形态变化,而且还可发生一系列代谢变化。主要表现为:

　　(1)分解代谢增强:糖、脂肪、蛋白质分解代谢增强时,组织耗氧增强;但由于细胞酶系统受损和局部血液循环障碍,局部氧化代谢迅速降低,各种氧化不全产物如乳酸、脂肪酸、酮体等在局部堆积,使炎症病灶内氢离子浓度升高,出现局部酸中毒。

(2) 组织渗透压升高:由于分解代谢增强,以及坏死组织崩解,局部大分子蛋白物质分解为许多较小分子物质,使分子浓度升高;由于氢离子浓度升高,炎症区内盐类解离过程也增强,表现为钾离子、磷酸根离子等浓度升高,使炎症区胶体和晶体渗透压升高。炎症区的酸中毒和渗透压升高,为渗出提供了重要的条件。

3. 炎症介质　炎症介质(inflammatory mediator)是指在致炎因子作用下,由局部细胞释放或体液中产生的,参与炎症反应的化学活性物质。炎症介质主要来自细胞释放和体液中形成。炎症介质的主要作用是使血管扩张、血管壁通透性增加及对炎细胞的趋化作用,有的炎症介质还可引起发热、疼痛和组织损伤等。炎症介质在炎症形成和发展过程中发挥重要的介导作用。

(1) 细胞释放的炎症介质。

1) 血管活性胺:包括组胺和5-羟色胺(5-HT)。它们均能引起细动脉扩张和细静脉通透性增加。组胺主要存在于肥大细胞中,也存在于嗜碱性粒细胞的颗粒和血小板中。

2) 花生四烯酸代谢产物:包括前列腺素(PG)、白细胞三烯(LT),可导致血管扩张、血管通透性升高,前列腺素还可引起发热和疼痛等。花生四烯酸是二十碳不饱和脂肪酸,存在于细胞膜磷脂内。在致炎因子作用下,细胞的磷脂酶被激活,使花生四烯酸从膜磷脂中释放出来。

3) 白细胞产物:主要由嗜中性粒细胞和单核细胞产生,包括:① 活性氧代谢产物,其作用有三个方面:损坏血管内皮细胞导致血管通透性升高;破坏红细胞和实质细胞;增加细胞基质的破坏;② 溶酶体成分,吞噬细胞死亡后及吞噬过程中酶类外溢可导致溶酶体内酶的释放。溶酶体酶主要的作用是破坏组织,也可增加血管通透性和增强趋化作用。

4) 细胞因子:主要由免疫和炎症反应过程中被激活的淋巴细胞和单核细胞产生,并通过与靶细胞上特异性受体结合而发挥作用。除参与免疫反应外,还可以影响和调节其他炎细胞的功能,从而在急、慢性炎症中发挥重要作用。

5) 一氧化氮:主要由内皮细胞、巨噬细胞和特异性神经细胞产生,主要作用于血管平滑肌,使血管扩张,还有抑制血小板黏着和凝集作用。

(2) 体液中产生的炎症介质。

1) 激肽系统:其激活的最终产物是缓激肽。缓激肽的主要作用为扩张血管,增加血管通透性,并在炎症局部产生疼痛。

2) 补体系统:C3 和 C5 的裂解片段 C3a 和 C5a 是补体最重要的炎症介质,其作用是:① 引起血管扩张,血管通透性升高;② 对嗜中性粒细胞、单核细胞有强烈的趋化作用;③ 增强巨噬细胞的吞噬作用。

3) 凝血系统和纤维素溶解系统:炎症中血管壁受损,其基底膜及胶原纤维暴露,激活第Ⅻ因子,从而启动一系列凝血过程和纤维素溶解过程。凝血过程中产生的纤维素多肽可使血管通透性增高,并对白细胞有趋化作用。纤维素溶解系统激活后形成的纤维素降解产物具有增加血管通透性的作用。

【渗　　出】

炎症局部组织血管内的液体和细胞成分,通过血管壁进入组织间质、体腔、黏膜表面和体表的过程称为渗出。渗出是炎症最具有特征性的变化,在炎症反应中起着重要的防御作

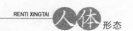

用。渗出包括血流动力学改变和血液成分的渗出两个基本过程。

1. 血流动力学改变 炎症过程中局部组织发生损伤后,很快发生血流动力学变化,引起炎性充血。一般按下列顺序发生(图3-1-10)。

最早细动脉短暂痉挛,时间很短,只有几秒钟至几分钟;随后动脉血管扩张,血流加速,这就是急性炎症早期的血流动力学变化的标志,称动脉性充血,出现发红、发热的体征。晚期毛细血管和细静脉显著扩张,血流速度减慢,发生静脉性瘀血,引起血管通透性升高,血管内的成分就通过血管壁渗出到血管外。

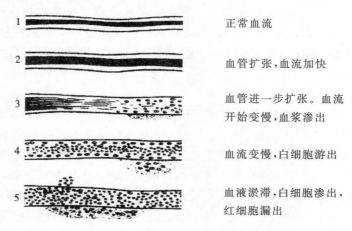

图 3-1-10 血流动力学变化模式图

2. 血流成分的渗出 在上述变质和血流动力学改变的基础上,血液内的液体成分和细胞成分可逸出于血管外,引起炎性渗出。

(1)液体渗出:血管内含大量蛋白质的液体通过血管壁到血管外的过程,称为液体渗出。液体进入组织间隙,使组织间隙内含水量增多,称为炎性水肿。液体潴留在体腔内称为积液。

1)液体渗出的机制:① 血管通透性升高是导致炎症局部液体和蛋白渗出的最重要原因。血管通透性升高的发生取决于血管内皮细胞的完整性,炎症过程中血管内皮细胞收缩是引起血管通透性升高的最常见原因。此外,引起血管通透性升高,还可由于内皮细胞损伤、新生毛细血管壁的高通透性等。② 微循环内流体静压升高,炎症灶内细动脉和毛细血管扩张,细静脉瘀血,血流缓慢使毛细血管内流体静压升高。③ 组织渗透压升高,炎症时,分解代谢增强,大分子物质分解为小分子物质,分子浓度升高,使组织内的渗透压升高。

2)液体渗出的意义:液体渗出具有重要的防御作用:① 渗出液可稀释毒素,减轻毒素对局部的损伤,为局部浸润的白细胞带来营养物质和带走代谢产物;② 渗出液中所含的抗体、补体、药物等有利于消灭病原体;③ 渗出液中的纤维蛋白原所形成的纤维蛋白(纤维素)交织成网,可限制病原微生物的扩散,还有利于白细胞的吞噬作用。但过多的渗出液,对机体产生不利影响。如渗出液过多压迫周围组织和器官,渗出物中的纤维素不能完全溶解吸收,则发生机化,引起脏器或组织间粘连。

3)渗出液与漏出液的区别:炎症时,渗出的液体和细胞成分总称为渗出液。炎症渗出液不同于心力衰竭、低蛋白血症或其他原因形成的漏出液。区别渗出液和漏出液(表3-1-2),对于临床某些疾病的诊断与鉴别诊断有一定帮助。

表 3-1-2 渗出液与漏出液的区别

	渗出液	漏出液
原因	炎症	循环障碍如瘀血
蛋白含量	25g/L	25g/L
凝固	能自凝	不能自凝
比重	>1.020	<1.018
细胞数	>0.50×10⁹/L	>0.10×10⁹/L
粘蛋白试验	阳性	阴性
透明度	混浊	澄清

（2）细胞渗出：炎症时渗出的细胞主要指白细胞渗出。白细胞从血管内穿过管壁的过程称为白细胞渗出。渗出的白细胞到达炎症部位局部的组织间隙的现象称炎症细胞浸润。炎症细胞浸润是炎症反应最重要的特征。白细胞在炎症灶发挥的吞噬作用是炎症防御反应的中心环节。

1）白细胞的渗出过程：主要包括白细胞边集、黏着、游出、趋化作用和白细胞在局部的吞噬作用（图 3-1-11）。① 白细胞边集：正常血流中的白细胞、红细胞等有形成分在血流中心流动，称为轴流。当血管扩张、血流缓慢或停滞时，轴流变宽、消失，白细胞离开轴流到达血管边缘部，称为白细胞边集。② 白细胞黏着：白细胞与内皮细胞黏着，为随后白细胞游出创造条件。这种黏着是靠细胞表面的黏附分子相互识别、相互作用来完成的。③ 白细胞游

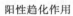
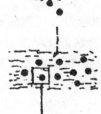

2.白细胞附壁:白细胞粘附并镶嵌在内皮细胞间隙中

1.白细胞靠边:白细胞由轴流逐渐进入边流向管壁靠拢

3.白细胞游出:白细胞胞浆突起形成伪足穿过血管壁内皮间隙,以后整个细胞体移出血管外

阳性趋化作用

4.炎细胞浸润:炎症区白细胞游出后,最初聚在血管周围,以后沿组织间隙向炎症区集中

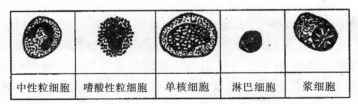

| 中性粒细胞 | 嗜酸性粒细胞 | 单核细胞 | 淋巴细胞 | 浆细胞 |

图 3-1-11 炎症细胞渗出过程及各种白细胞形成示意图

出：白细胞的游出主要发生于炎症部位的小静脉。黏附于血管内皮细胞表面的白细胞，在内皮细胞连接处伸出伪足，然后整个白细胞以阿米巴样的运动方式从内皮细胞缝隙中逸出，进入周围组织。嗜中性粒细胞、嗜酸性粒细胞、嗜碱性粒细胞、单核细胞和各种淋巴细胞都是通过这种方式游出血管的。

2) 白细胞的趋化作用：白细胞游出血管后向化学刺激物所在部位做定向移动，这种现象称为趋化作用（chemotaxis），这些化学刺激物称为趋化因子，趋化因子能吸引白细胞。

3) 白细胞在局部的作用：聚集于炎症病灶的白细胞在防御反应中发挥吞噬作用（phagocytosis）和免疫作用，但白细胞过多也对局部组织造成损伤和破坏。① 吞噬作用：炎症灶中聚集的白细胞将微生物和组织崩解产物吞噬、消化的过程，称为吞噬作用。吞噬作用是炎症防御反应极其重要的环节。具有吞噬作用的白细胞称为吞噬细胞。人体的吞噬细胞主要有嗜中性粒细胞和巨噬细胞，这两种细胞的吞噬过程基本相同，包括识别及附着、吞入、杀伤及降解三个阶段（图 3-1-12）。细菌在吞噬溶酶体内被杀伤、降解。此外，嗜酸性粒细胞也有较弱的吞噬能力，能吞噬抗原抗体复合物。② 免疫作用：发挥免疫作用的细胞主要有巨噬细胞、淋巴细胞和浆细胞。抗原进入机体后，被巨噬细胞吞噬处理，并将抗原信息传递给 T 或 B 细胞。免疫活化的淋巴细胞分别产生淋巴因子或抗体，发挥其杀伤病原微生物的作用。

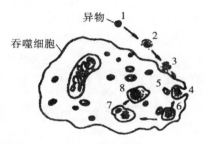

1. 异物或细菌　2. 被调理素包被　3. 附着
4. 包围吞入　　5. 溶酶体　　　6. 吞噬体
7. 吞噬溶酶体　8. 杀伤降解
图 3-1-12　白细胞吞噬过程示意图

（3）炎细胞的种类和功能。

1) 嗜中性粒细胞：具有活跃的运动能力和较强的吞噬作用，主要能吞噬细菌和组织碎片，特别能吞噬化脓性细菌。常出现在急性炎症早期及化脓性炎。

2) 巨噬细胞：来自血液的单核细胞和组织内的巨噬细胞。具有较强的吞噬能力，能吞噬较大病原体、异物、组织碎片，还可形成多核巨细胞。

3) 嗜酸性粒细胞：运动能力弱，有一定的吞噬能力。常出现在变态反应性炎或寄生虫感染时。

4) 淋巴细胞和浆细胞：淋巴细胞来自血液及淋巴组织，分为 T 淋巴细胞和 B 淋巴细胞。淋巴细胞有较弱游走能力，无吞噬作用，常见于慢性炎症或病毒感染。T 细胞具有细胞免疫功能，B 细胞在抗原刺激下形成浆细胞。浆细胞能产生免疫球蛋白，参加体液免疫过程，它无趋化作用和吞噬功能，常见于慢性炎症。

【增　生】

炎症局部由于致炎因子、组织崩解产物或某些理化因子的刺激,实质细胞和间质细胞增生。实质细胞的增生如鼻黏膜上皮细胞和腺体的增生,慢性肝炎中肝细胞的增生。间质成分的增生包括巨噬细胞、血管内皮细胞和成纤维细胞。成纤维细胞明显增生时可产生大量胶原纤维。

增生常发生在慢性炎症或炎症后期,但少数炎症在早期即有明显的增生。如伤寒初期大量巨噬细胞增生;急性肾小球肾炎时,肾小球毛细血管内皮细胞和系膜细胞明显增生。实质细胞和间质细胞的增生与相应的生长因子作用有关。

多数情况下炎症增生是一种防御反应,具有限制炎症的扩散和组织的修复作用。但过度的增生也会使原有的组织遭受破坏,影响器官的功能。任何炎症都具有变质、渗出和增生三种基本病理改变,三者既有区别,又互相联系,构成复杂的炎症反应过程。但由于致炎因子不同,机体反应性不同,炎症的部位和炎症发展的阶段不同,可形成炎症的各种各样变化。一般情况下,变质以损伤为主,而渗出和增生则以抗损伤为主。

（三）炎症的类型及病变特点

根据炎症的基本病理变化,将炎症分为变质性炎、渗出性炎和增生性炎。

1. 变质性炎　变质性炎(alteration inflammation)病变以变质为主,渗出和增生轻微,多见于急性炎症。变质性炎主要发生于肝、肾、心、脑等实质性器官,常由某些重症感染和中毒引起。如急性重型肝炎,肝细胞广泛坏死,而渗出和增生轻微。流行性乙型脑炎以神经细胞变性坏死为主,并形成软化灶。变质性炎常引起实质器官的功能障碍。

2. 渗出性炎　渗出性炎(exudation inflammation)病变以渗出为主,多为急性炎症。根据渗出物的主要成分和病变特点,一般将渗出性炎分为浆液性炎、纤维素性炎、化脓性炎、出血性炎和卡他性炎等。

（1）浆液性炎:浆液性炎(serous inflammation)以浆液渗出为特征。浆液渗出物的主要成分为血清,含有白蛋白、少量嗜中性粒细胞和纤维素。常发生于皮肤、黏膜、浆膜,如皮肤二度烧伤形成的水疱、结核性渗出性胸膜炎引起的胸腔积液等。

浆液性炎一般较轻,易吸收消退。浆液渗出过多可产生不利影响,甚至引起严重后果,如喉头严重的水肿可引起窒息,胸腔和心包腔大量积液可影响心肺功能。

（2）纤维素性炎:纤维素性炎(fibrinous inflammation)以渗出物中含大量纤维素为特征。血浆中处于溶解状态的纤维素原渗出血管进入局部组织后形成纤维素,病变好发于黏膜、浆膜和肺。

1）黏膜的纤维素性炎:炎症时渗出的纤维素、嗜中性粒细胞和坏死组织形成膜状物,称为假膜,覆盖于黏膜的表面。因此,黏膜的纤维素性炎又称为假膜性炎,如白喉、细菌性痢疾。

2）浆膜的纤维素性炎:浆膜的纤维素性炎常见于胸腔和心包腔,如纤维素性心包炎,由于心脏的搏动,使渗出在心外膜上的纤维素形成无数绒毛状物,覆盖于心脏表面,称为"绒毛心"（图 3-1-13）。

3）肺的纤维素性炎:见于大叶性肺炎,肺泡腔内充满大量纤维素及红细胞或嗜中性粒细胞。渗出的少量纤维素可被嗜中性粒细胞释放的蛋白溶解酶溶解吸收。若纤维素渗出过多,纤维素不能完全溶解吸收,而发生机化,引起浆膜增厚和粘连等,如胸膜粘连。

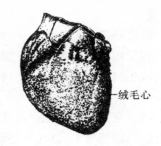

图 3-1-13　纤维素性心外膜炎
（绒毛心）

（3）化脓性炎：化脓性炎（suppurative or purulent inflammation）以嗜中性粒细胞大量渗出为主，并伴有不同程度的组织坏死和脓液形成为特征。多由葡萄球菌、链球菌、脑膜炎双球菌、大肠杆菌等化脓菌引起。炎症区内坏死组织被嗜中性粒细胞和坏死组织释放蛋白溶解酶溶解、液化的过程，称为化脓。脓液是一种灰黄色或黄绿色、混浊、黏稠的液体，主要成分为大量变性、坏死的嗜中性粒细胞（也称为脓细胞）。根据化脓性炎症发生的原因和部位的不同，可分为三类：

1）表面化脓和积脓（empyema）：表面化脓是指浆膜和黏膜的化脓性炎。黏膜的化脓性炎又称脓性卡他。深部组织没有明显的炎细胞浸润。如化脓性尿道炎或化脓性支气管炎，若脓液在浆膜腔、胆囊和输卵管腔内蓄积，称为积脓。

2）蜂窝织炎（phlegmonous inflammation）：疏松组织的弥漫性化脓性炎，称为蜂窝织炎，常见于皮肤、肌肉和阑尾。病变组织内大量嗜中性粒细胞弥漫性浸润，与周围组织分界不清。严重者病变扩展快，范围大，局部淋巴结肿大，全身中毒症状明显。

3）脓肿（abscess）：脓肿是局限性化脓性炎症，主要特征为组织发生溶解坏死，形成充满脓液的腔。如皮肤的疖、痈，肺脓肿，肝脓肿等。脓肿主要由金黄色葡萄球菌引起。发生在皮肤、黏膜的脓肿可向表面破溃，形成溃疡。深部脓肿穿破后可形成窦道或瘘管。如肛门周围组织的脓肿，可向皮肤穿破，形成肛旁窦道或肛瘘。

（4）出血性炎：出血性炎（hemorrhagic inflammation）当炎症灶内的血管壁损伤较重时，渗出物中含有大量红细胞，称为出血性炎，常见于流行性出血热、钩端螺旋体病等急性传染病。

（5）卡他性炎：卡他性炎（catarrhal inflammation）是黏膜组织发生的一种不引起组织明显破坏的渗出性炎。根据渗出物的不同，又分为浆液性卡他、黏液性卡他和脓性卡他。卡他性炎在发展过程中，可由一种类型转变为另一种类型，如感冒引起的鼻炎，开始为浆液性卡他，以后转为脓性卡他。

上述各类渗出性炎症可单独发生，亦可合并存在，如浆液纤维素性炎。在炎症发展过程中，一种炎症可转变为另一种类型，如浆液性炎可转变为纤维素性炎或化脓性炎。

3. 增生性炎　增生性炎是指以组织、细胞增生为主要特征的炎症。多为慢性炎症，但也可呈急性经过，如伤寒、急性肾小球肾炎。增生性炎一般分为非特异性增生性炎和特异性增生性炎（肉芽肿性炎）。

（1）非特异性增生性炎。

1）一般增生性炎：一般增生性炎常呈现慢性炎症的特点：① 炎症灶内浸润的炎细胞主要是淋巴细胞、浆细胞和单核细胞；② 纤维母细胞、血管内皮细胞和被覆上皮、腺上皮等实质细胞增生常较明显；③ 变质和渗出病变轻微。

2）炎性息肉：炎性息肉（inflammatory polyp）是指在致炎因子的长期刺激下，局部黏膜上皮、腺体和肉芽组织增生，形成向表面突出带蒂的肿物。常见的有鼻息肉、子宫颈息肉、肠息肉等。

3）炎性假瘤：炎性假瘤（inflammatory pseudotumor）是由局部组织的炎性增生，形成一个境界清楚的瘤样团块,常发生于眼眶和肺。肺的炎性假瘤较易与肺的肿瘤混淆,部分病例只能通过病理检查才能确诊。

(2) 肉芽肿性炎:肉芽肿性炎(granulomatous inflammation)是炎症局部以巨噬细胞增生为主,形成境界清楚的结节状病灶为特征的增生性炎。这种结节状病灶又称肉芽肿,多见于慢性炎症。肉芽肿性炎的组织结构大多具有一定的规律性,一般在肉芽肿的中央处常为坏死组织或残留的异物,周围为巨噬细胞或由巨噬细胞演化而来的多核巨细胞和类上皮细胞,最外周为增生的纤维母细胞和胶原纤维,以及数量不等的淋巴细胞浸润。肉芽肿性炎分以下两类。

1) 感染性肉芽肿:常由生物因素引起,如结核性肉芽肿(结核结节)、风湿性肉芽肿(风湿小体)、血吸虫慢性虫卵结节(假结核结节)等均属感染性肉芽肿。这些肉芽肿有特殊的形结构特点,因此,可根据肉芽肿的形态作出疾病诊断,如典型的结构性肉芽肿诊断结核病等。

2) 异物性肉芽肿:由异物如手术缝线、滑石粉等引起的肉芽肿性病变称为异物性肉芽肿。

(四) 炎症的局部临床表现和全身反应

1. 炎症局部的临床表现 炎症局部的临床表现为红、肿、热、痛和功能障碍,主要见于急性炎症,尤以体表的急性炎症最明显。

(1) 红:炎症初期由于动脉性充血,局部血液中氧合血红蛋白增多,局部组织呈鲜红色,以后发展为静脉性充血,血流缓慢甚至血流停滞,还原血红蛋白增多而呈暗红色。

(2) 肿:急性炎症由于局部炎症性充血和炎症水肿使局部肿胀;慢性炎症时,细胞和组织的增生也可引起局部的肿胀。

(3) 热:体表炎症时,炎症的温度较周围组织高,这是由于局部动脉性充血,血流量增多,血流加快,组织代谢增强,产热增多所致。

(4) 痛:炎症区域局部张力增加(如炎性水肿)可压迫或牵拉感觉神经末梢,以及局部钾离子、氢离子的积聚和某些炎症介质(前列腺素、缓激肽等)的刺激而引起疼痛。

(5) 功能障碍:炎症时局部细胞变性、坏死、代谢异常和炎性渗透物所造成的机械性阻塞、压迫以及局部疼痛等,都可能引起炎症局部组织和器官的功能障碍。

2. 全身反应 炎症病变主要在局部,但局部和全身是一个统一的整体,局部病变也可影响到全身。较严重的炎症性疾病常可出现明显的全身反应。

(1) 发热:在感染性炎症中十分常见。发热是由发热激活物(如革兰阴性菌内毒素)作用于机体,激活产生内生致热原细胞,使其产生和释放内生致热原,进而引起体温调节中枢调定点上移使体温升高。一定程度的发热使机体代谢增强,有利于抗体的形成和促进吞噬细胞的吞噬作用,并增强肝脏的解毒功能,具有一定的防御意义,但过高或持续过久的发热会影响机体的代谢过程,可引起各系统尤其是中枢神经系统的功能障碍,给机体带来不良后果。

(2) 血白细胞变化:血白细胞增高是机体重要防御机制之一。急性炎症,尤其是细菌性感染时,患者外周血白细胞数量增多,总数常为$(15\sim20)\times10^9/L$,甚至更高。严重感染时,外周血中出现较不成熟的杆状核嗜中性粒细胞,即临床所谓的"核左移"现象。不同的炎症,外周血白细胞类型不同,如急性化脓性炎症,以嗜中性粒细胞增多为主;一般慢性炎症和病毒性感染,常以淋巴细胞增多为主;寄生虫感染和变态反应性疾病时,则以嗜酸性粒细胞增

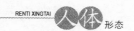

多为主。某些疾病如伤寒、流行性感冒,以及机体抵抗力差或感染特别严重时,血中白细胞反而减少。

（3）单核巨噬细胞系统的增生：主要表现为局部淋巴结、脾、肝肿大,这些器官的单核巨噬细胞有不同程度的增生,使其吞噬能力增强,抗体形成增多是机体防御反应的表现。

（4）实质器官病变：炎症较严重时,心、肝、肾等实质细胞可发生变性,甚至坏死,进而引起器官功能障碍。如病毒性肝炎时,肝细胞变性坏死可致肝功能障碍。

（五）炎症的经过和结局

1. 炎症的经过　根据炎症持续时间长短及病变特征,将炎症经过分为四种类型。

（1）超急性炎症：超急性炎症（peracute inflammation）起病急,呈暴发性经过,病程数小时至数天。炎症反应剧烈,以变质、渗出为主,短期内引起组织器官的严重损害,甚至死亡。

（2）急性炎症：急性炎症（acute inflammation）起病较急,症状明显,病程短,从几天到一个月。局部病变常以变质、渗出为主,炎症灶内浸润的细胞以嗜中性粒细胞为主,如急性阑尾炎等。

（3）慢性炎症：慢性炎症（chronic inflammation）病程较长,一般几个月到几年。慢性炎症可由急性炎症转变而来,但多数慢性炎症是单独发生的,临床症状不明显,局部病变以增生为主,渗出过程轻微。浸润的细胞主要为淋巴细胞、浆细胞和单核巨噬细胞。

（4）亚急性炎症：亚急性炎症（subacute inflammation）临床经过介于急性炎症与慢性炎症之间,病程 1 个月至数月。多数由急性炎症转变而来,如急性重型肝炎度过急性期转变为亚急性重型肝炎。也可一开始病变就较缓和,呈亚急性经过,如亚急性感染性心内膜炎。

2. 炎症的结局　炎症的结局与致炎因子的强弱、机体抵抗力、病变部位及范围大小有关。炎症的结局主要有下列三种情况：

（1）痊愈：大多数炎症能够痊愈。组织损伤小,机体抵抗力较强,经过适当治疗,病因消除,组织的再生修复,可以完全恢复原来组织的结构和功能,称完全痊愈。如组织损伤范围较大,或渗出物不能完全吸收,则由肉芽组织增生,最后发生机化形成瘢痕,称为不完全痊愈。

（2）迁延不愈：如果机体抵抗力较低或治疗不彻底,致病因子不能被清除而持续损伤机体,造成炎症迁延不愈,使急性炎症转变为慢性炎症,如急性阑尾炎转为慢性阑尾炎。

（3）蔓延扩散：在机体抵抗力低下,病原微生物毒力强、数量多的情况下,病原微生物可不断繁殖,向四周组织间隙或经淋巴道、血道播散,引起严重后果。

1）局部蔓延：炎症局部的病原微生物,经组织间隙或自然管道向周围组织或器官蔓延。如肾结核可经输尿管下行蔓延至膀胱,引起输尿管和膀胱结核。

2）淋巴道播散：病原微生物可随炎性渗出液回流或直接侵入淋巴管,随淋巴液播散,引起淋巴管炎和局部淋巴结炎,如足部感染引起同侧腹股沟淋巴结炎。

3）血道播散：炎症灶内的病原微生物或某些毒性产物,可经血管或经淋巴管侵入血液循环,引起菌血症、毒血症、败血症和脓毒血症。

① 菌血症（bacteremia）：细菌由局部病灶入血,在血液中可查到细菌,但全身无中毒症状,称菌血症。一些炎症性疾病的早期就有菌血症存在,如大叶性肺炎和流行性脑脊髓膜

炎。此阶段，血中的细菌可被肝、脾、骨髓的吞噬细胞清除。

②　毒血症（toxemia）：细菌的毒素或毒性产物被吸收入血，称为毒血症。临床上可出现高热、寒战等全身中毒症状，同时伴有心、肝、肾等器官实质细胞的变性或坏死，严重时出现中毒性休克。血培养找不到细菌。

③　败血症（septicemia）：毒力强的细菌入血，在血中大量繁殖并产生毒素，引起全身中毒症状称为败血症。患者除有毒血症的临床表现外，还常出现皮肤和黏膜的多发性出血点或瘀斑，脾和全身淋巴结肿大等。血培养常可培养出病原菌。

④　脓毒败血症（pyemia）：化脓菌引起的败血症进一步发展成为脓毒败血症。除有败血症的表现外，血中的细菌可随血流到达全身各处，在皮下、软组织及肺、肾、肝等脏器形成多发性小脓肿。这些小脓肿是由细菌菌落栓塞于器官或组织的毛细血管而引起，又称栓塞性脓肿。

二、能力训练

请同学们结合大体病变标本及切片在显微镜下进行描述与观察。

（一）病理大体标本

1. 纤维素性心包炎　心脏标本，心包已剪开，心包表面粗糙，为大量灰黄色纤维素所覆盖，部分区域心包膜增厚、粘连，部分区域表面呈絮状或粗绒毛状，故又称绒毛心（car villosum）。

2. 缩窄性心包炎　标本见心包脏层与壁层粘连、增厚，心包腔几乎完全闭塞。增厚的心包与肺、膈肌紧密粘连。

3. 细菌性痢疾　标本为一段结肠，黏膜面见一层灰白或污灰黄色糠皮样膜状物覆盖，称为假膜，部分已脱落，形成大小不等、形态不一的小溃疡。

4. 化脓性阑尾炎　切除之阑尾，病变程度不同，注意比较其病变特点。

（1）单纯性阑尾炎：阑尾肿胀不明显，表面血管扩张充血，迂曲，少量炎性渗出物覆盖。

（2）蜂窝织炎性阑尾炎：阑尾肿胀增粗，表面有大量脓性渗出物覆盖。

（3）坏疽性阑尾炎：阑尾显著肿胀，表面有大量脓性渗出物覆盖，部分呈暗黑色。

5. 小脑脓肿　标本为一侧大脑，在小脑切面见一脓肿，边界清楚，脓液流失，形成空腔，腔内面可见少量脓液附着。周围小脑组织及侧脑室可见到不同程度的受压萎缩。

6. 慢性肺脓肿　标本为一侧肺组织，肺叶组织质地变实，呈黑色（长期吸烟引起），肺叶中部见一脓肿，脓肿壁很厚、不规则，切面脓肿内脓液已流失，留下空腔，有少量脓液附着。

7. 急性化脓性脑膜炎　标本为大脑组织，脑膜血管扩张充血，脑膜表面有灰黄色脓性渗出物覆盖，渗出显著处脑表面结构（脑沟、脑回与血管）模糊不清，渗出物少的区域，软脑膜略呈混浊。

8. 急性重症肝炎　标本为肝脏组织，体积显著缩小，被膜皱缩，质软，切面呈黄色或红褐色，故又称为急性黄色肝"萎缩"并有充血、出血小区，血管相对集中，管腔扩大。

注：如肝脏显著充血出血而呈紫红色，则称急性红色肝"萎缩"。

（二）病理切片（HE 染色）

炎性肉芽组织：试描述炎性肉芽组织的镜下表现，并注意其中的炎细胞成分，经过对以

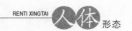

上切片的观察,绘出各种炎细胞的形态,注意表现各种炎细胞的形态特征,注意各种炎细胞的大小比例。

（三）描述与绘图

描述绒毛心（大体）病变特点及炎性肉芽组织（镜下）绘图。

任务四　认识肿瘤

肿瘤是一种常见病,多发病。尤其恶性肿瘤是目前严重的危害人类健康和生命的一类疾病。全世界每年死于肿瘤的人数约 700 万。在我国恶性肿瘤每年发病人数约为 200 万,死亡人数约 140 万,城市地区居民恶性肿瘤死亡率居死因第一位,其中常见的和危害性严重的十大恶性肿瘤为肺癌、胃癌、食管癌、肠癌、肝癌、宫颈癌、乳腺癌、白血病、恶性淋巴瘤、鼻咽癌。多年来,我国医学界对肿瘤的研究做了大量的工作,并取得了可喜的成绩,一些恶性肿瘤的治愈已不罕见,如Ⅰ期子宫颈癌患者治疗后的五年生存率可达到 90% 以上;肿瘤并不是不可治的,而是可以控制的,甚至可以治愈的,关键在于早期发现、早期诊断、早期治疗。

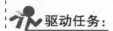驱动任务：

请结合大体标本说出良恶性肿瘤的区别。

一、知识介绍

（一）肿瘤的概念

肿瘤（tumor）是在致瘤因素的长期刺激下,机体局部组织的细胞在基因水平上失去了对其生长和分化的正常调控,而发生的克隆性异常增生所形成的新生物（neoplasm）,所形成的新生物常表现为局部肿块。

肿瘤组织细胞的异常增生可表现出不同程度的异型性（分化不成熟性）、失控性（无限制增生、生长）、侵袭性和遗传性,以及恶性肿瘤还具有转移性等特性,所以是与整个机体不相协调的,由此而造成严重的损害性破坏,甚至引起患者死亡。

肿瘤的增生,与机体在组织损伤、炎症等情况下,所发生的再生修复和炎性增生有着本质的不同。后者是针对一定刺激所引起的反应性增生,细胞分化成熟,基本上具有原组织的细胞形态、功能和代谢特点,一旦刺激因素消失,增生即告停止,与机体的生命活动是相协调的。但肿瘤性增生完全不同,即使致瘤因素作用消除,肿瘤细胞依旧继续增生,肿瘤是细胞克隆的产物。

（二）肿瘤的形态特点

1. 肿瘤的眼观　肿瘤的肉眼观形态多种多样,往往与肿瘤生长部位、组织来源及生物学特征有关,因此肿瘤的眼观形态,在一定程式度上可反映肿瘤的良恶性。

（1）肿瘤的形状：皮肤或黏膜表面的肿瘤常呈息肉状、蕈状、乳头状、菜花状、溃疡状。生长在深部组织或实质性器官内的肿瘤可呈结节状、分叶状、囊状、树根状（蟹足状）、不规则块状。一般良性肿瘤以息肉状、蕈状、乳头状、结节状、分叶状、囊状多见。恶性肿瘤以溃疡状、菜花状、树根状(蟹足状)、不规则块状多见(图 3-1-14)。

结节状　　　　分叶状　　　　息肉状　　　　乳头状　　　　囊状　　　　溃疡状　　　　树根状　　　　菜花状

图 3-1-14　肿瘤常见形状模式

(2)肿瘤的大小：取决于肿瘤的性质、部位和时间。肿瘤早期常很小,有时甚至在显微镜下才被发现,如原位癌。有的肿瘤可长到数十千克,生长几十年,如卵巢囊腺瘤。

(3)肿瘤的颜色：多数肿瘤的切面呈灰白色或灰红色,但根据肿瘤组织来源的不同,颜色有所不同。如脂肪瘤呈淡黄色,血管瘤呈红色。

(4)肿瘤的硬度：肿瘤的硬度与组织来源、肿瘤的实质和间质比例,以及有无变性、坏死、出血等因素有关。

(5)肿瘤的数目：机体所发生的肿瘤一般为单个,但也可以多发性(图 3-1-15)。

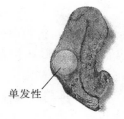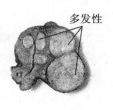

多发性

单发性

图 3-1-15　子宫平滑肌瘤

2. 肿瘤的镜下观形态

(1)肿瘤的基本组织结构：一般由实质和间质两部分所构成。

1)肿瘤的实质：肿瘤的实质即肿瘤细胞,是肿瘤的主要成分,决定肿瘤的生物学特点和各种肿瘤的特异性。

2)肿瘤的间质：肿瘤的间质由纤维结缔组织和血管所构成,对肿瘤的实质起营养和支持作用,有时可限制肿瘤实质的生长。

(2)肿瘤的异型性：肿瘤组织无论在细胞形态还是组织结构上,与其起源的正常组织有不同程度的差异,这种差异称为异型性。肿瘤的异型性表现为：

1)肿瘤组织结构的异型性：肿瘤组织结构的异型性主要是指肿瘤细胞排列紊乱、极性丧失,组织结构的异型性良性、恶性肿瘤都可出现。

2)肿瘤细胞的异型性：肿瘤细胞的异型性表现为瘤细胞大小不等、形态各异,有时可见瘤巨细胞。细胞核大、深染、形态各异,核膜增厚,核仁增大,并可出现病理性核分裂,肿瘤细胞的异型性一般只出现在恶性肿瘤,良性肿瘤细胞异型性很小。

异型性是肿瘤细胞分化障碍在形态学上的表现。肿瘤细胞的分化程度是指肿瘤细胞在形态学上与其起源的正常细胞的相似程度。肿瘤的异型性大小是区别良恶性肿瘤的重要依据。良性肿瘤分化成熟,与起源组织相似,一般表现为组织结构的异型性,而瘤细胞的异型性较小。恶性肿瘤分化不成熟,异型性大,细胞形态和组织结构均与正常组织差异较大。根据恶性肿瘤异型性大小,作为临床上估计肿瘤恶性程度、判断预后及选择治疗方案时的依据。恶性肿瘤的分级、分化程度、异型性、恶性程度、临床预后的相互关系如下。

Ⅰ级（高分化）　　Ⅱ级（中分化）　　Ⅲ级（低分化）

异　型　性：　　　小　　————————————→　　大
分化程度：　　　高　　————————————→　　低
恶性程度：　　　低　　————————————→　　高
临床预后：　　相对较好　　——————————→　　相对较差

（三）肿瘤生长的特点

肿瘤的生长以肿瘤细胞不断分裂增生为基础。良恶性肿瘤在生长速度、生长方式上有很大的差异，这对判断肿瘤的良恶性有一定的意义。

1. 肿瘤的生长速度　一般来说，良性肿瘤生长缓慢，常有几年甚至几十年的病史，有时生长到一定程度可停止生长。临床上，如果一个长期存在的肿瘤突然生长加快，应考虑恶变的可能。恶性肿瘤生长迅速，短期内即形成明显肿块。由于血液及营养相对供应不足，易发生坏死、出血、溃疡和继发感染。

2. 肿瘤的生长方式

（1）膨胀性生长：为大多数良性肿瘤的生长方式。肿瘤在组织内如吹气球样逐渐增大，挤压四周正常组织，边界清楚，常有完整的纤维性包膜。因此，临床检查时瘤体活动度大，手术易于切除，术后很少复发。

（2）浸润性生长：为大多数恶性肿瘤的生长方式。瘤细胞分裂增生，侵入周围组织间隙，像树根长入泥土一样并破坏周围组织，因而肿瘤边界不清，没有包膜。临床检查时肿瘤常固定不活动，手术范围大，且不易彻底切除，术后易复发。

（3）外生性生长：发生在体表或有腔器官的肿瘤，常向表面或腔内生长，呈息肉状、乳头状或菜花状。良、恶性肿瘤均可呈外生性生长。但恶性肿瘤外生性生长的同时，伴有基底部的浸润性生长，而且肿瘤表面常有坏死脱落，形成边缘隆起的恶性溃疡（图3-1-16）。

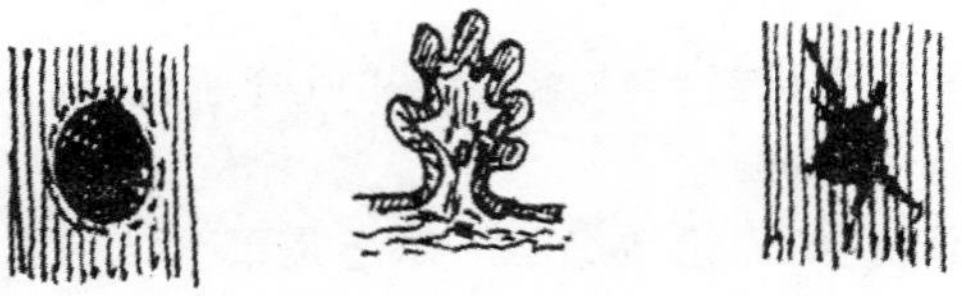

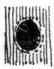 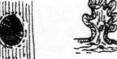

膨胀性生长　　　外生性生长　　　浸润性生长

图3-1-16　肿瘤的生长方式模式图

（四）肿瘤扩散的特点

肿瘤扩散是恶性肿瘤的重要生物学特征。扩散的方式有以下两种。

1. 直接蔓延　恶性肿瘤细胞沿组织间隙，直接向周围延伸，侵入邻近组织或器官，并继续生长，称为直接蔓延。如晚期子宫颈癌可直接蔓延至阴道、膀胱和直肠。晚期乳腺癌可穿过胸肌和胸壁，甚至到达肺。

2. 转移　肿瘤转移（metastasis）是指恶性肿瘤细胞从原发部位侵入淋巴管、血管或体腔，被带到他处而继续生长，形成与原发瘤性质相同的肿瘤的过程。所形成的肿瘤，称为转移瘤或继发瘤。常见的转移途径有以下三种：

（1）淋巴道转移：恶性肿瘤细胞侵入淋巴管后，随淋巴液首先到达局部淋巴结，先聚集于淋巴结的边缘窦继续增殖,进而累及整个淋巴结,此过程称为淋巴道转移。转移的淋巴结常肿大,质地变硬,晚期可相互融合成团块状。但需注意,早期转移的淋巴结不一定明显肿大,肿大的淋巴结也未必都有转移癌,要确定是否为癌转移,可靠的方法是活组织检查。

（2）血道转移:恶性肿瘤细胞可直接侵入毛细血管和小静脉,也可以侵入淋巴管后再进入血流,随血流到达远隔器官继续生长,形成转移瘤的过程称为血道转移。血道转移是肉瘤的主要转移途径,癌的晚期亦可发生血道转移。

（3）种植性转移:体腔内器官的恶性肿瘤,侵犯浆膜层后,肿瘤细胞可以脱落并像播种一样种植在其他脏器的表面,继续生长形成转移瘤,称为种植性转移。种植性转移常见于腹腔脏器的癌症。如胃黏液腺癌累及浆膜时,癌细胞脱落,可种植到大网膜、腹膜、腹腔内器官表面甚至卵巢等处。

3. 肿瘤扩散转移的机制

（1）肿瘤细胞间黏附性降低:肿瘤细胞连接发育不全,瘤细胞间不易交联,使瘤细胞间黏附性降低,易导致肿瘤的扩散和转移。

（2）肿瘤细胞与细胞基质成分的黏着力增强:瘤细胞与血管基底膜中的Ⅳ胶原黏着,促进瘤细胞释放Ⅳ胶原酶等,结果导致基底膜的分解,为癌的浸润及入管和出管创造了条件。

（3）瘤细胞释放产物的作用:瘤细胞可释放Ⅳ胶原酶、透明质酸酶等分解酶,从而裂解血管基底膜及间质,为侵袭开道;瘤细胞产生的肿瘤血管生长因子,可诱导血管生长而促使转移瘤形成。

（4）瘤细胞的运动能力:大多数恶性肿瘤细胞具有阿米巴样的运动能力,在运动过程中常伴有瘤周组织的酶性溶解,使瘤细胞得以不断侵袭、扩散。

（5）肿瘤转移相关基因:肿瘤的转移与肿瘤细胞转移基因激活和转移抑制基因的失活有关。

（6）机体的局部及全身因素:局部组织的结构、代谢、血供和免疫状态等对肿瘤的浸润与转移有重要的影响。全身激素水平亦可影响肿瘤的生长及扩散,如雌激素可促使乳腺癌转移、抑制前列腺癌扩散等。

（五）肿瘤的分期

肿瘤的分期主要依据肿瘤的大小、侵袭深度、扩散范围及转移情况,目前普遍应用国际抗癌协会制定的 TNM 分期法。T 指原发瘤的大小,用 T_1—T_4 表示,T_1 指肿瘤 Ⅰ 期,T_4 指肿瘤 Ⅳ 期等;N 指局部淋巴结转移情况,N_0 表示无淋巴结内癌转移,N_1—N_3 表示有淋巴结转移;M 指血道转移情况,M_0 表示无血道转移,M_1—M_2 表示已发生血道转移。

（六）肿瘤对机体的影响

肿瘤对机体的影响与肿瘤的性质、生长部位及生长速度等有关。

1. 良性肿瘤对机体的影响　良性肿瘤因其分化较成熟,生长缓慢,停留于局部,一般不浸润,不转移,故对机体的影响相对较小。主要引起:① 局部压迫或阻塞;② 内分泌腺的良性肿瘤则可引起内分泌紊乱。

2. 恶性肿瘤对机体的影响　恶性肿瘤由于分化不成熟、生长快,并可发生转移,因而对机体的影响严重。

（1）局部影响:除了压迫及阻塞外,易发生以下影响。

1）感染、坏死引起发热。

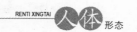

2）出血、溃疡甚至穿孔。

3）疼痛：当肿瘤侵犯局部神经时，可引起顽固性疼痛。

4）恶病质：晚期肿瘤患者常可表现为进行性消瘦、贫血和全身衰竭状态，最后可危及患者的生命。

（2）全身影响。

1）异位内分泌综合征：一些非内分泌腺肿瘤能产生和分泌多种激素或激素类物质，而出现内分泌紊乱的临床症状。

2）副肿瘤综合征：少数癌症患者，由于肿瘤的产物或异常免疫反应或其他不明原因的毒物的作用，还可引起神经、消化、造血、骨关节、肾及皮肤等发生一些病变和临床表现，但这些表现不是由肿瘤所在部位直接引起，则称为副肿瘤综合征。

（七）良性肿瘤与恶性肿瘤的区别

良性肿瘤与恶性肿瘤在形态学和生物学特点上有明显的不同，因而对机体的影响也不同。正确认识和区别肿瘤的良、恶性，对于正确地诊断和治疗具有重要的临床意义。现将良性肿瘤与恶性肿瘤的区别要点归纳如下（表 3-1-3）。

表 3-1-3　良性肿瘤与恶性肿瘤的区别

	良性肿瘤	恶性肿瘤
异型性	分化程度高，异型性小，与起源组织相似，核分裂少	分化程度低，异型性大，与起源组织不相似，核分裂多见，可出现病理性核分裂
生长速度	缓慢	迅速
生长方式	膨胀性生长或外生性生长，常有包膜，边界清，触之活动	浸润性生长或外生性生长，常无包膜，边界不清，触之不活动
转移	一般不发生转移	常发生转移
复发	术后不易复发	术后较易复发
继发改变	很少发生坏死、出血、感染	常发生坏死、出血、溃疡形成及感染等
对机体影响	较小，主要为压迫、阻塞或分泌激素造成的影响	较大，除压迫、阻塞外，可广泛破坏组织器官，甚至造成恶病质或严重并发症

良性肿瘤与恶性肿瘤的根本区别在于肿瘤细胞的异型性（即分化程度）。一般通过活体组织检查，结合临床表现可进行鉴别。某些肿瘤良、恶性之间无明显的界限，介于良、恶性之间，又具有潜在恶性生物学行为的肿瘤，称为交界性肿瘤，如卵巢交界性囊腺瘤。

（八）肿瘤的命名与分类

1. 肿瘤的命名原则

（1）良性肿瘤的命名：良性肿瘤的命名原则是在起源组织名称后加"瘤"字。如脂肪组织发生的良性肿瘤称为脂肪瘤，腺上皮发生的良性肿瘤称为腺瘤。有的肿瘤还结合形态特点命名，如乳头状瘤、囊腺瘤等。

（2）恶性肿瘤的命名。

1）癌：凡上皮组织发生的恶性肿瘤统称为癌（carcinoma）。其命名原则是在起源组织名称后加上"癌"字,如鳞状细胞癌、腺癌等。有时也附有肿瘤的形状,如乳头状鳞状细胞癌。

2)肉瘤:凡间叶组织发生的恶性肿瘤统称为肉瘤(sarcoma)。其命名原则是在起源组织名称后加"肉瘤"两字,如纤维肉瘤、骨肉瘤等。

癌多见于中老年人,癌组织一般质地较硬,切面灰白色,较干燥。镜下癌细胞呈巢状排列(癌巢),与间质分界清楚。癌多经淋巴道转移,晚期可发生血道转移。

肉瘤比癌少见,好发于青少年。肉瘤生长迅速,体积常较大,质地软,切面呈粉红色,细腻如鱼肉状。镜下肉瘤细胞弥漫分散排列,无巢状结构,细胞与间质分界不清。间质结缔组织少而血管丰富,易发生血道转移。上述特点与癌不同,掌握癌与肉瘤的特点对临床诊断、治疗都有实际意义。癌与肉瘤的区别如下(表3-1-4)。

表 3-1-4　癌与肉瘤的区别

	癌	肉　瘤
组织来源	上皮组织	间叶组织
发病率年龄	较常见,约为肉瘤的 9 倍,多发生于 40 岁以上中老年人	较少见,多发生于青少年
大体特点	质较脆,灰白色,干燥,切面多呈粗颗粒状,常伴有坏死	质较软,灰红色,湿润,切面细腻呈鱼肉状,常伴有出血
组织学特点	癌细胞呈实性条索、片块状(癌巢)实质与间质分界清,间质中常有淋巴细胞浸润	肉瘤细胞弥漫分布,实质与间质分界不清,间质中血管丰富,纤维组织较少
转移	多经淋巴道转移	多经血道转移
网状纤维染色	癌细胞间无网状纤维	肉瘤细胞间有网状纤维

3)癌肉瘤:恶性肿瘤内既含有恶性的上皮成分,也含有间叶组织的恶性成分,两者混合在一起,构成的肿瘤则称为癌肉瘤(carcinosarcoma)。

4)少数其他肿瘤的命名:以"母细胞"命名的肿瘤,如"肾母细胞瘤";以"病"命名的恶性肿瘤,如白血病;以人名命名的恶性肿瘤,如霍奇金(Hodgkin)淋巴瘤等。

2. 肿瘤的分类　肿瘤的分类通常是以组织起源为依据,并按肿瘤的分化方向进行分类。每一类又分为良性及恶性两组。目前全世界统一的肿瘤分类是由世界卫生组织(WHO)制定的,主要有上皮组织、间叶组织、淋巴造血组织、神经组织及其他组织来源的五大类肿瘤(表3-1-5)。

表 3-1-5　肿瘤的分类及常见肿瘤

组织来源	良性肿瘤	恶性肿瘤
一、上皮组织		
鳞状上皮	乳头状瘤	鳞状细胞癌
基底细胞		基底细胞癌
腺上皮	腺瘤	腺癌、乳头状癌、囊腺癌
移行上皮	乳头状瘤	移行上皮癌

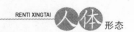
续 表

组织来源	良性肿瘤	恶性肿瘤
二、间叶组织		
纤维母细胞/肌纤维母细胞	纤维瘤纤	维肉瘤
所谓纤维组织细胞	腱鞘巨细胞瘤	恶性纤维组织细胞瘤
脂肪组织	脂肪瘤	脂肪肉瘤
平滑肌组织	平滑肌瘤	平滑肌肉瘤
骨骼肌组织	横纹肌瘤	横纹肌肉瘤
脉管组织	血管瘤	血管肉瘤
骨组织	骨瘤	骨肉瘤
软骨组织	软骨瘤	软骨肉瘤
不能确定分化的组织	肌内黏液瘤	滑膜肉瘤
三、淋巴造血组织		
淋巴组织		淋巴瘤
造血组织		各种白血病
四、神经组织		
神经鞘膜组织	神经纤维瘤	神经纤维肉瘤
神经鞘细胞	神经鞘瘤	恶性神经鞘瘤
胶质细胞	胶质细胞瘤	恶性胶质细胞瘤
原始神经细胞		髓母细胞瘤
脑膜组织	脑膜瘤	恶性脑膜瘤
交感神经节	节细胞神经瘤	神经母细胞瘤
五、其他肿瘤		
黑色素细胞	色素痣	黑色素瘤
胎盘滋养叶细胞	葡萄胎	绒毛膜上皮癌、恶性葡萄胎
生殖细胞		精原细胞癌
		无性细胞癌、胚胎性癌
性腺或胚胎剩件中全能细胞	畸胎瘤	恶性畸胎瘤

（九）癌前疾病（或病变）和原位癌

1. 癌前疾病（或病变） 指具有潜在恶变可能的某些独立性疾病或良性病变,如不经积极的治疗,发展为恶性可能性较大,这类疾病（或病变）称为癌前疾病（或病变）。

常见的癌前疾病有：黏膜白斑、乳腺囊性增生病、大肠腺瘤及腺瘤病、慢性萎缩性胃炎、皮肤慢性溃疡、慢性溃疡性结肠炎等。这类疾病如不经积极的治疗,可经上皮细胞非典型增生而恶变。

2. 非典型性增生　又称异型增生,增生的细胞具有一定的异型性,表现为大小不一,形态多样,核大深染,可出现核分裂。细胞排列较乱,层次增多,极性消失。

根据其累及范围,可分为轻、中、重三级。轻度:异型增生累及上皮下部的 1/3 内;中度:异型增生累及上皮下部的 2/3 内,轻、中度在病因消除后可恢复正常。而重度非典型性增生则累及上皮的 2/3 以上并很难逆转,常转变为癌。必须指出,癌的形成往往经历一个漫长而逐渐演进的过程,并非所有的癌前疾病都必然转变为癌,也不是所有的癌都由癌前疾病发展而来。

3. 原位癌　指癌细胞累及黏膜上皮或皮肤表皮全层,但尚未突破上皮基底膜的癌称为原位癌(图 3-1-17)。原位癌属早期癌,由于上皮层内无血管及淋巴管,故原位癌不会发生转移。如果早期发现和积极治疗,可防止其发展为浸润性癌。

近年来提出上皮内瘤变的概念,即将上皮非典型增生至原位癌这一系列癌前病变的连续过程统称为上皮内瘤变(intraepithelial neoplasia, IN)。IN Ⅰ级、Ⅱ级分别相当于轻、中度非典型性增生,IN Ⅲ级相当于重度非典型增生及原位癌。

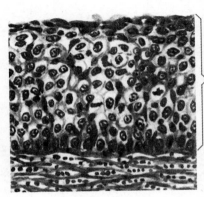

上皮全层癌变,基底膜完整

图 3-1-17　原位癌(上皮全层癌变,基底膜完整)

(十) 常见肿瘤举例

1. 上皮组织肿瘤

(1)上皮组织良性肿瘤。

1)乳头状瘤:瘤细胞起源于鳞状细胞、柱状上皮、移行上皮,常发生于皮肤、外耳道、阴茎、声带、膀胱、肾盂、胃、肠等处(图 3-1-18)。发生于外耳道、阴茎、膀胱的乳头状瘤较易复发及恶变。

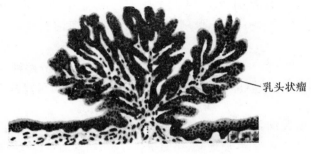

乳头状瘤

图 3-1-18　乳头状瘤

2）腺瘤：起源于腺上皮，好发于乳腺、甲状腺、唾液腺、胃、肠道、卵巢等处。肿瘤多呈结节状，有包膜，瘤细胞形态转一致，构成脓腔，但排列紊乱。发生于卵巢的腺瘤常呈囊状，称为囊腺瘤；发生于乳腺的腺瘤除腺体增生外，还有纤维组织增生，称为纤维腺瘤。

（2）上皮组织恶性肿瘤：上皮组织发生的恶性肿瘤多见于中老年人。发生于黏膜或皮肤表面的癌常呈菜花状或溃疡状；发生于实质器官内的癌常为不规则结节状，或呈蟹足状向周围浸润。癌组织一般质地较硬，切面灰白色，较干燥。镜下癌细胞呈巢状排列（癌巢），与间质分界清楚。癌多经淋巴道转移，晚期可发生血道转移。癌有以下几种常见类型：

1）鳞状细胞癌：简称鳞癌，起源于鳞状细胞，常发生于被覆鳞状上皮的部位，也可发生在原缺乏鳞状上皮的部位，如支气管、膀胱等，常在鳞状上皮化生的基础上发展而来。肿瘤呈蕈状、菜花状或溃疡状。瘤组织和细胞异型性明显，根据异型性的大小，可分为高、中、低分化鳞癌。高分化鳞癌可见细胞间桥和形成癌珠（在癌细胞巢的中央部出现层状排列的角化物，亦称为角化珠）。

2）基底细胞癌：起源于表皮原始上皮芽或基底细胞层，好发于老年人面部。此癌生长缓慢，肿瘤表面常形成溃疡，呈局部浸润性生长，破坏深层组织。恶性程度低，很少发生转移。

3）移行细胞癌：起源于移行上皮，好发于膀胱、肾盂等处。肿瘤呈多发性乳头状，瘤细胞似移行上皮细胞，具有异型性，多层排列，易复发。

4）腺上皮癌：简称腺癌，起源于腺上皮，好发于胃肠道、乳腺、肺、甲状腺、子宫体等脏器。① 管状腺癌：常见发生于胃、肠、胆囊和子宫体等处。腺管高度扩张呈囊状时称为囊腺癌；既有乳头增生，又有囊腔形成的称为乳头状囊腺癌。② 实体癌：或称单纯癌，属低分化腺癌，恶性程度较高，主要发生于乳腺。③ 黏液性癌：主要发生于胃、肠道，是由黏液腺上皮发生的低分化腺癌。因癌细胞可分泌大量黏液，眼观呈灰白色，透明，似胶冻状。④ 未分化癌：起源于上皮组织的癌，但因分化程度低，不能辨认起源于何种上皮组织的恶性肿瘤，则称为未分化癌。其恶性程度甚高，一般预后较差。

2. 间叶组织肿瘤

（1）良性间叶组织肿瘤。

1）纤维瘤：起源于纤维组织。好发于四肢，肿瘤常呈结节状，边界清，有包膜，切面灰白，质硬韧，瘤细胞与正常纤维细胞和纤维母细胞相似，排列成束，并呈纵横交错的编织状。

2）脂肪瘤：起源于脂肪组织。好发于四肢及躯干的皮下脂肪组织。肿瘤呈常分叶状，或结节分叶状，有包膜，质软，色淡黄。瘤细胞似分化成熟的脂肪组织。

3）平滑肌瘤：起源于平滑肌组织，常发生在子宫，其次是胃肠道、皮肤等处。肿瘤多呈球形或结节状，切面灰白色，编织状。瘤细胞与正常的平滑肌细胞相似，排列紧密成束，互相交织。

4）血管瘤：指血管的先天性发育畸形，故属错构性肿瘤，可分两种常见类型：① 毛细血管瘤：好发于皮肤或黏膜，肿瘤由增生的毛细血管构成，无包膜，呈浸润性生长；② 海绵状血管瘤：多发于内脏，如肝脏。肿瘤形如海绵，腔内充满血液。

（2）恶性间叶组织肿瘤：间叶组织发生的恶性肿瘤统称为肉瘤。肉瘤比癌少见，好发于青少年。肉瘤生长迅速，体积常较大，质地软，切面呈粉红色，细腻如鱼肉状。镜下：肉瘤细胞弥漫分散排列，无巢状结构，细胞与间质分界不清。间质结缔组织少而血管丰富，易发生血道转移。常见的肉瘤有以下几种：

1）纤维肉瘤：起源于纤维组织，是成人最常见的软组织肉瘤，以四肢皮下组织为多见。肉瘤细胞明显异常，瘤巨细胞和病理性核分裂多见。

2）脂肪肉瘤：起源于原始间叶组织，是成人第二位最常见的软组织肉瘤。好发于软组织深部，以大腿及腹膜后最常见。瘤体通常较大，呈结节状或分叶状，无包膜，切面浅黄色或黄白色，可呈黏液样。

3）横纹肌肉瘤：起源于横纹肌组织或多能性原始间叶组织的化生或胎儿早期移位的横纹肌母细胞。成人横纹肌肉瘤好发于头颈部及腹膜后。儿童的横纹肌肉瘤好发于鼻腔、眼眶、泌尿生殖道等有腔器官。横纹肌肉瘤的恶性程度很高，易早期发生血道转移，如不及时治疗，预后很差。

4）平滑肌肉瘤：起源于平滑肌细胞或向平滑肌细胞分化的间叶细胞，患者多为中老年人。好发于子宫、胃肠道。瘤细胞有轻重不等异型性，核分裂象的多少对判断其恶性程度有重要意义。

5）骨肉瘤：是骨组织最常见的恶性肿瘤。起源于骨母细胞，多发于青少年的四肢长骨，尤以股骨下端、胫骨或肱骨上端为好发部位。骨肉瘤为高度恶性肿瘤，常早期发生血道转移，预后较差。

（3）淋巴造血组织恶性肿瘤。

1）恶性淋巴瘤：原发于淋巴结内或淋巴结外淋巴组织的恶性肿瘤统称为恶性淋巴瘤，为我国较为常见的恶性肿瘤。受累淋巴结呈无痛性肿大，进而相互融合成巨大肿块。组织学可分为两大类：① 霍奇金淋巴瘤：是恶性淋巴瘤的一个独特类型。其特点为：临床上病变往往从一个或一组淋巴结开始；以颈部和锁骨上淋巴结最为常见；镜下可见特征性的诊断性 R - S 细胞（Reed - Sternberg cell）出现在各种反应性炎症细胞浸润的"特色背景"内。诊断性 R - S 细胞又称镜影细胞，表现为细胞大、双核、镜影状、核仁大、有核周晕。② 非霍奇金淋巴瘤：大多起源于 B 细胞或 T 细胞，少数来源于组织细胞。与霍奇金淋巴瘤不同，其瘤细胞成分比较单一，按细胞类型分为 B 细胞性淋巴瘤、T 细胞性淋巴瘤和组织细胞性淋巴瘤三大类。每一类又可分为若干亚型。

2）白血病：是造血组织发生的恶性肿瘤，病理特点为骨髓内异常幼稚的白细胞弥漫性增生并取代正常骨髓组织，并常侵入周围血液中，使周围血液中的白细胞数异常增加，故称为白血病。白血病是我国常见的恶性肿瘤，居儿童及青少年恶性肿瘤的第一位。白血病根据其细胞类型不同可分为粒细胞性和淋巴细胞性两类，根据其病情缓急又分为急性和慢性。白血病时由于造血组织细胞大量增生，使红细胞和血小板系统受抑制，晚期常导致严重贫血和出血。由于成熟的白细胞减少，防御功能降低，常并发细菌及真菌感染。

（十一）肿瘤的病因学与发病学

1. 肿瘤的病因学　肿瘤的原因包括环境致瘤因素和机体内部因素，而往往是由多种因素相互作用的结果。同一类肿瘤可由不同的因素引起，同一因素又可通过不同途径引起不同部位的肿瘤。

（1）环境致瘤因素。

1）化学性致瘤因素：目前已发现约有 1000 多种化学性致瘤物可不同程度地引起动物肿瘤的发生。其中导致人类肿瘤发生的主要化学性致瘤物质有：煤烟、烟草及烟熏和烧烤

的鱼肉等食品中的多环芳烃（3,4-苯并芘等）；芳香胺类与氨基偶氮染料中的乙荼胺、联苯胺、4-氨基联苯等；腌制食物中的亚硝酸盐（亚硝胺）；霉变花生、玉米及谷类中的黄曲霉菌毒素；以及某些金属元素，如镍、铬、镉、铍等。

对化学性致瘤物的研究表明：各种化学性致瘤物在结构上是多种多样的，有的为直接作用的化学性致瘤物，如烷化剂；有的为间接作用的化学性致瘤物或前致瘤物，如3,4-苯并芘是间接致瘤物。

2）物理性致瘤因素：已证实的物理性致瘤因素主要是离子辐射，如X射线、γ射线、紫外线、热辐射等。长期接触放射性同位素，可以引起各种不同的恶性肿瘤。日本长崎、广岛受原子弹袭击后，当地居民中白血病的发生率明显增高，另外，异物及慢性炎性的长期刺激亦可能与肿瘤的发生有关。如慢性皮肤溃疡、慢性胆囊炎、慢性子宫颈炎和子宫内膜增生等病变有时可发生癌变。

3）生物性因素：现已知有上百种病毒可引起从青蛙到灵长目动物的肿瘤。人类越来越多的证据显示某些肿瘤与病毒感染有关，如人类T细胞白血病/淋巴瘤病毒I（HTVL-1）引起淋巴瘤、人类乳头状瘤病毒（HPV）引起乳头状瘤、乙型肝炎病毒（HBV）引起肝癌等。

（2）机体内部因素：肿瘤发生和发展是一个十分复杂的问题，除了环境致瘤因素的作用外，机体的内在因素也起着重要作用，后者包括宿主对肿瘤反应，以及肿瘤对宿主的影响。这些内在因素是复杂的，许多问题至今尚未明了，还有待进一步研究。机体的内在因素可分为以下几方面：

1）遗传因素：人类肿瘤是否有遗传性，是人们普遍关注并不断深入研究的课题。目前较为公认的与直接遗传有关的只有少数肿瘤，如视网膜母细胞瘤、肾母细胞瘤、肾上腺或神经节的神经母细胞瘤等（常染色显性遗传所致）。而人类大部分肿瘤并不是肿瘤本身的直接遗传，而是遗传因素与环境因素协同作用，以环境因素更为重要。如乳腺癌、胃肠癌、食管癌、肝癌、鼻咽癌、白血病、子宫内膜癌、前列腺癌、黑色素瘤等，往往有家族史，可能与人体对遗传因素的易感性和倾向性，以及生活环境的相似性有关。

2）免疫因素：肿瘤的发生与机体的免疫状态密切相关，尤其是免疫监视机制在肿瘤的发生发展中起到十分重要的作用。机体免疫反应低下时则易患肿瘤，如免疫缺陷患者，恶性肿瘤的发病率明显增加。相反，有些肿瘤，如神经母细胞瘤、恶性黑色素瘤和绒毛膜上皮癌等肿瘤患者，由于机体免疫功能增高，肿瘤可发生自行消退。

3）内分泌因素：正常情况下，内分泌系统的自我调节能力和神经系统的调控作用，在某些因素的作用下可能会发生内分泌功能紊乱，激素失调，导致某些组织的细胞发生癌变。如乳腺癌的发生发展可能与患者体内雌激素水平过高或雌激素受体的异常有关。

4）性别和年龄因素：肿瘤发生在性别上有很大的差异，如生殖器官肿瘤及乳腺癌女性多于男性。肺癌、食管癌、肝癌、胃癌、鼻咽癌和结肠癌等则以男性为多见。年龄在肿瘤的发病上也有一定的意义。如癌多发于中老年，肉瘤多发于青少年，视网膜母细胞瘤、肾母细胞瘤和神经母细胞瘤等多发于幼儿和儿童。

2. 肿瘤的发病学　　肿瘤的形成或癌变是一个复杂的多因素、多步骤的过程，是环境因素与遗传物质相互作用的结果，既有遗传因素的作用，也有环境因素（化学、物理、生物等）的作用。近年来已经初步揭示了某些肿瘤的病因与发病机制，从本质上说肿瘤是基因病，即肿瘤发生是细胞中多种基因突变累积的结果。这些突变主要发生在以下细胞基因：

（1）癌基因（一段能引起细胞恶性转化的核苷酸序列，如 erb‐B2、myc、ras 等）。

（2）抑癌基因（一些在细胞增殖、分化等过程中起负调节作用的野生型等位基因，如p53、Rb 等）和 DNA 修复基因（核苷酸切除修复基因、错配修复基因等）。

当癌基因被激活或(和)抑癌基因失活时，导致细胞的增殖、分化平衡的失调，促使细胞的转化，并获得浸润和转移的能力，形成恶性肿瘤。根据多阶段突变学说，将肿瘤的发生发展分为激发、促进和演进三个阶段，每个阶段都涉及一系列的基因突变积累。① 激发阶段：在致癌因素的作用下，细胞内的某些大分子如脱氧核糖核酸（DNA）在结构上发生了不可逆转的改变，从而使得这个细胞具有发展成为癌细胞的潜能，并且这种改变在细胞分裂时遗传给子代细胞；② 促进阶段：被激活的突变细胞在促进因子或辅助致癌物质的作用下，呈多克隆性增生和分化障碍；③ 演进阶段：其中一个克隆可相对无限制地扩增，通过附加突变，选择性地形成具有不同特点的亚克隆（异质性），从而获得浸润和转移的能力（恶性转化），形成恶性肿瘤。恶性肿瘤发生的三阶段学说，使我们对癌变的形成有了进一步的认识，对人类环境、职业、致癌的发生与预防也有重要作用。

二、能力训练

请同学们结合大体病变标本及切片在显微镜下进行描述与观察。

（一）病理大体标本

1. 乳房纤维腺瘤　标本为切除后乳房，已对剖，切面见一椭圆形（圆形）肿块，淡红色，有裂隙，包膜完整，周围乳腺有增生。

2. 甲状腺腺瘤　标本为次全甲状腺腺叶组织，切面见一椭圆形结节，淡红色，均质，伴出血，包膜完整。

3. 子宫平滑肌瘤　标本为切除子宫（带有一侧附件），子宫增大变形，肌间和浆膜下见多个灰白色结节，编织状，边界清楚。

4. 皮肤鳞状细胞癌　标本为切除之部分皮肤，表面见菜花状或蕈金状肿块，中央溃破，伴溃疡形成。

5. 脂肪瘤　分叶状，标本为圆形或分叶状肿物，包膜完整。切面黄色，油腻感，似正常脂肪。

6. 卵巢浆液性囊腺瘤　标本均为单房性囊性肿物，内含澄清液体，囊壁薄而光滑，囊之一侧附有输卵管。

7. 恶性黑色素瘤　标本为截除之中指，表面见一黑色肿物突起，另一标本为切除腋下淋巴结，切面见多个黑色结节。

8. 乳腺癌　腋下淋巴结转移，标本为乳腺癌根治标本，肿块大小不等，质软，边界尚清楚（髓样癌），亦可不清（单纯癌），注意肿瘤的部位、大小、边界和质地；同侧腋窝淋巴结均显著肿大，并融合成大块状，切面与乳房肿块相似。

9. 肺转移性肝癌　标本均为肺组织，切面布满圆形结节，灰白色，直径 0.1～1.0cm（注意：转移癌的分布、数目、形状）。

10. 胃癌溃疡型　标本为次全胃切除标本。切开胃壁，见溃疡位于贲门部或幽门窦，多位于小弯侧，溃疡直径均大于 2.5cm，形状不规则，边缘隆起，底部粗糙，切面呈灰白色，胃壁各层均破坏。

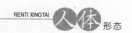

11. 纤维肉瘤 标本为大脚根部半圆形或分叶状结节,分界尚清楚,切面淡红色或灰白色,均质,鱼肉状,中央有坏死。

12. 骨肉瘤 标本为截肢后骨骼对剖标本,股骨下端骨皮质及髓腔均被瘤组织破坏,肿瘤组织呈淡红色或灰白色,质细腻,其表面的骨外膜常被肿瘤掀起,形成梭形肿块。

13. 脂肪肉瘤 标本为后腹膜巨大脂肪肉瘤,肿瘤呈扁圆形,直径21cm,呈淡黄色,部分区域呈黏液样,均质细腻,与周围分界明显。

14. 卵巢囊性成熟型畸胎瘤 皮样囊肿型,标本均为切除之卵巢肿瘤,囊状,充满皮脂、毛发,含有牙齿。有的含皮脂球(balls of sebum),乍看似黄豆,这是畸胎瘤中一种罕见的奇特形态,推测系由皮脂相互搓磨而成。

（二）病理切片（HE 染色）

1. 鳞状细胞乳头状瘤

（1）低倍镜观察:鳞状上皮呈乳头状增生,上皮下为随乳头增生的结缔组织(间质),其中富含毛细血管,并有数量不等的炎细胞浸润。

（2）高倍镜观察:鳞状上皮细胞分化成熟,与来源的鳞状上皮很相似。

2. 鳞状细胞癌

（1）低倍镜观察:癌细胞向下浸润性生长,形成大小、形状不一的癌巢,部分癌巢中心有坏死,实质与间质分界清楚。

（2）高倍镜观察:癌细胞仍保留鳞状上皮的分化特征,癌巢外围的细胞相当于基底细胞,癌巢中央细胞胞质较丰富,红染,逐渐角化,形成角化珠。

（三）描述与绘图

描述乳腺癌、纤维肉瘤大体病变特点;绘图鳞状细胞癌(镜下)。

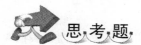
思考题

1. 简述组织坏死的基本病理变化。

2. 比较三类坏疽的病变特点。

3. 试述肉芽组织的概念、形态结构和功能。

4. 瘀血、血栓形成、栓塞、梗死之间有关吗？为什么？

5. 何为化脓性炎症？简述其常见类型并举例。

6. 渗出液与漏出液如何鉴别？

7. 比较良性肿瘤和恶性肿瘤的区别。

8. 比较癌与肉瘤的区别。

9. 简述肿瘤的生长与扩散。

10. 何谓癌前病变？常见癌前病变有哪些？

（万勇、于纪棉）

模块二　心血管系统疾病

- **知识目标**

　1. 掌握高血压病的病变及后果;动脉粥样硬化的基本病变及继发病变;冠心病的病变及后果;

　2. 熟悉高血压病的病因及发病机制;动脉粥样硬化的病因及发病机制;

　3. 了解恶性高血压的病变及后果。

- **能力目标**

　1. 能识别高血压病的大体教学标本,能描述其病变特点;

　2. 能识别动脉粥样硬化的大体教学标本,能描述其病变特点;

　3. 能辨出动脉粥样硬化的教学切片的镜下病变特点;

　4. 能识别冠状动脉粥样硬化、心肌梗死的大体教学标本,能描述其病变特点;

　5. 能在护理工作中与心血管系统疾病患者沟通。

【案例】

　　某男性患者,58 岁,多年来有头昏、头痛、失眠,血压常波动于 29.3～30.3/14.6～16.0kPa(即 220～230/110～120mmHg)。近几年来,又感觉胸闷、心慌、气急。劳累后心跳加快,心前区不适或疼痛,每次发作时服用亚硝酸甘油后才缓解。一年前有一次发作时,疼痛向左肩放射,服药也不缓解,持续 30 小时,经住院治疗后才予以缓解。此后,每稍有劳累等情况便出现呼吸困难,口唇、黏膜、指趾等呈紫蓝色,不能平卧,咳嗽,咳白色泡沫痰,踝关节等处有凹陷性水肿,肝于右季肋下四指并有压痛,质中等硬,颈静脉怒张。心尖搏动于左第五肋间锁骨中线外 3cm,心浊音界向左右扩大,两肺有散在湿性啰音,腹部无移动性浊音。

　　初步诊断:高血压性心脏病。

　　试分析:这些疾病之间是如何演变的?请解释其主要症状、体征的发生机制:如①胸闷、心慌、气急。②劳累后出现呼吸困难,口唇、黏膜、指趾等呈紫蓝色,不能平卧,下肢凹陷性水肿。③心前区疼痛,疼痛向左肩放射。

　　心血管系统疾病是对人类健康与生命构成威胁最大的一组疾病,特别是原发性高血压、动脉粥样硬化、冠心病等。

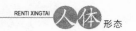
任务一　认识原发性高血压

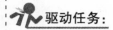驱动任务：

请结合大体标本说出高血压导致心、肾等器官发生哪些变化。

一、知识介绍

原发性高血压（primary hypertension）是以体循环动脉血压升高为特征，可伴有心脏、血管、脑和肾等器官功能性或器质性改变的全身性疾病。

正常成人血压，收缩压为 140mmHg（18.4kPa）以下，舒张压为 90mmHg（12 kPa）以下。在安静休息状态下，成人收缩压等于或高于 140mmHg，舒张压等于或高于 90mmHg，两者有一项核实即可定为高血压。高血压是一种体征，它分为原发性高血压和继发性高血压两类。原发性高血压即高血压病，占高血压总数的 90% 以上，是我国常见的心血管疾病。继发性高血压，较少见，约占高血压的 10% 左右，其血压升高是某些疾病的体征之一，如慢性肾小球肾炎、妊娠毒血症、垂体及肾上腺肿瘤引起的高血压。本节仅叙述原发性高血压。

原发性高血压是我国最常见的心血管疾病，多见于 30～40 岁以后的中老年人，以细小动脉硬化为基本病变的全身性疾病。多数病程较长，如不坚持治疗，晚期易发生左心室肥大、两肾弥漫性颗粒性固缩、脑内出血等严重并发症。

（一）病因及发病机制

原发性高血压的病因及发病机制尚未完全明了，一般认为与下列因素有关。

1. 持久不良的心理状态　长期强烈的精神紧张、焦虑烦躁及恐惧，使大脑皮质功能紊乱，失去对皮质下中枢的控制与调节，血管舒缩中枢功能失调，形成以血管收缩冲动占优势的病理性兴奋灶，引起全身细小动脉痉挛，致外周阻力增加，血压升高。

2. 遗传因素　原发性高血压有明显的家族史，这是由于本病患者存在多基因遗传缺陷，其后代获得了遗传易感性，在一定的环境因素作用下，易发生本病。有这种遗传缺陷的高血压患者，其血浆血管紧张素原水平较高。

3. 内分泌因素　肾上腺素能加强心肌收缩力，提高心输出量。去甲肾上腺素能使全身细小动脉痉挛。肾上腺皮质激素可引起钠、水潴留和增强血管收缩反应。这些激素分泌增加，均可使血压升高。

4. 肾源性因素　当肾入球小动脉痉挛或硬化时，肾血流量减少，刺激肾小球旁细胞分泌肾素增加，通过肾素—血管紧张素—醛固酮系统活动增强，使细小动脉强烈收缩，外周阻力增加；同时醛固酮分泌也增加，引起钠、水潴留，血容量增加，从而使血压升高。

5. 长期过量摄入钠盐　钠盐的过度摄入和贮存一方面使血容量增加，心输出量增加，血压上升；另一方面可导致血管平滑肌对去甲肾上腺素、血管紧张素 II 等反应性增强，易引起外周血管阻力增高。故世界卫生组织（WHO）建议每人每日摄入盐量应控制在 5g 以下，有预防原发性高血压的作用。

（二）缓进型高血压

缓进型高血压又称良性高血压，是临床上最常见的类型，约占原发性高血压的 95%，病程进展缓慢，长达十年至数十年，基本病变为全身细小动脉痉挛和硬化。病变的发展可分为以下三期：

1. 机能障碍期　是良性高血压的早期病变，表现为全身细小动脉呈间歇性痉挛致血压升高，血管痉挛缓解时，血压又恢复正常，故血压升高呈波动性。患者偶有头痛、头晕、失眠、情绪不稳等症状。头痛多发生于晨间，枕部明显。全身细小动脉和其他器官无器质性病变，因而经适当休息和治疗，血压可恢复正常。

2. 动脉硬化期　病变主要累及细动脉和小动脉。

（1）细动脉硬化：细动脉硬化是高血压最主要的病变特征，表现为细动脉壁的玻璃样变性。细动脉是指直径 1mm 及以下的最小动脉，如肾小球入球动脉、脾中央动脉等。由于血管持续痉挛，其管壁因长期痉挛而缺氧，内皮细胞与基底膜受损，通透性升高，致使血浆蛋白不断渗入血管壁并发生凝固，使管壁增厚、变硬，管腔狭窄。

（2）小动脉硬化：如肾叶间动脉、弓形动脉及脑内小动脉，病变表现为小动脉内膜纤维组织与弹力纤维弥漫性增生，中膜平滑肌细胞肥大和增生，内弹力膜分离断裂，使管壁增厚、管腔狭窄、弹性减弱。

此期血压持续上升，休息后已不能降至正常，患者常伴有头痛、眩晕、健忘及注意力不集中等表现。

3. 器官病变期　由于全身细小动脉硬化，导致心、肾、脑等器官发生器质性改变和功能障碍。

（1）心脏病变：血压长期升高，外周阻力增加，使左心室负荷增加而呈代偿性肥大。出现左心室壁肥厚，心脏体积增大，重量增加，可达 400～900g（正常约 250g），左心室壁厚可达1.5～2.5cm（正常约 0.9cm）。乳头肌和肉柱均明显增粗，但心腔扩张不明显，称向心性肥大。晚期代偿失调，逐渐出现心腔扩张，称离心性肥大。最后出现肌原性扩张，发生左心衰竭。这种由血压升高引起的心脏病称高血压性心脏病。

血压升高常可促使动脉粥样硬化的发生与发展，故本病中、晚期往往并发冠状动脉粥样硬化，使心肌供血量进一步减少，促使和加重心力衰竭。

（2）肾脏病变：由于肾入球小动脉的玻璃样变性，使所属肾单位缺血，进而纤维化或萎缩、消失，相对正常的肾单位则代偿性肥大和扩张；肾间质纤维化和淋巴细胞浸润。眼观见两侧肾对称性缩小，质地变硬，表面细颗粒状，切面肾皮质变薄，称为原发性颗粒性固缩肾。随着纤维化和消失的肾单位越来越多，肾小球滤过率逐渐减少，可出现肾衰竭，严重者可致尿毒症。

（3）脑的病变：可引起脑软化、脑出血和脑水肿。

1）脑软化：脑内细小动脉硬化、血栓形成，使管腔狭窄，导致脑组织缺血而发生梗死，继而液化形成软化灶。梗死形成的软化灶常为小灶性（一般在 0.3～0.5cm）、多发性，称微梗死灶，常见于基底节、丘脑、脑桥和大脑皮质。微梗死症状较轻（如口舌麻、一过性行走困难），一般不引起严重后果，最后由胶质细胞增生，形成瘢痕。但若脑梗死灶较大者可出现相应的定位症状。

2）脑出血：这是晚期高血压最严重的并发症，也是高血压常见的死亡原因。出血的部位最多见于基底节和内囊部，少数可发生于大脑皮层、脑桥和小脑。引起出血的原因：① 在脑细小动脉硬化的基础上发生持续痉挛，引起漏出性出血或破裂性出血。② 微小动脉瘤破裂出血。③ 豆纹动脉与大脑中动脉在内囊附近成直角分支，也较易破裂出血。出血区脑组织可完全被破坏。患者常突然昏迷，呼吸加深，脉搏加快，反射消失，大小便失禁。出血波及内囊时，出现对侧肢体偏瘫和感觉消失。出血破入侧脑室，常致突然死亡。如果患者度过急性期，出血区液化，最后由胶质细胞增生，形成瘢痕，或包绕形成囊腔。

3）脑水肿：由于脑内细小动脉硬化及痉挛，局部缺血，毛细血管通管性增高，引起急性脑水肿和颅内高压。严重时可发生高血压脑病或高血压危象。高血压脑病是指高血压时严重的脑水肿，而导致以中枢神经功能障碍为主的综合征。临床表现为血压明显升高，剧烈头痛、呕吐及视物障碍等。如上述临床表现更加严重，甚至出现意识障碍、抽搐、昏迷等称为高血压危象。如不及时救治易引起患者死亡。

4）视网膜病变：视网膜血管的变化与高血压三期变化相一致。早期：视网膜小动脉痉挛、变硬（Ⅰ级）；中期：血管硬化，出现动、静脉交叉压迫（Ⅱ级）；晚期：出血或絮状渗出（Ⅲ级）、视神经乳头水肿（Ⅳ级）。这些变化可以通过眼底镜直接观察到，临床上用以判断高血压程度和预后的依据。

（三）急进型高血压

又称恶性高血压，多见于年轻患者，主要临床表现为血压显著升高，常超过 230/130mmHg。特征性病变是坏死性细动脉炎和增生性小动脉硬化，主要累及肾脏。表现为：① 肾入球小动脉的纤维素样坏死，血管壁及周围可见炎细胞浸润（单核细胞、中性粒细胞），病变严重者可致肾小球血管丛节段性坏死，并发血栓形成、出血及微梗死等；② 肾叶间动脉及弓形动脉内膜显著增厚，内弹力膜分裂，平滑肌细胞增生肥大，胶原等基质增多，使血管壁呈同心圆状增厚，管腔狭窄。本病起病急，进展快，预后差，患者多数于一年内死于急性肾衰竭或脑血管意外。

二、能力训练

请同学们结合大体病变标本及切片在显微镜下进行描述与观察。

（一）病理大体标本

1. 高血压性心脏病、心肌肥大

（1）心脏肥大（向心性肥大）：心脏重量增加，为正常 2～3 倍，左室壁显著增厚，大于 2cm（正常 0.9～1cm），右室壁厚 0.7cm（正常 0.2～0.3cm），室间隔厚 2.6cm，左室乳头肌肥大，直径 1.2cm，心腔不扩大，主动脉内膜尚见多个粥样硬化斑块。

（2）心脏肥大（离心性肥大）：心脏重量增加，为正常 2～3 倍，左室壁显著增厚，大于 2cm（正常 0.9～1cm），右室壁厚 0.7cm（正常 0.2～0.3cm），室间隔厚 2.6cm，左室乳头肌肥大，直径 1.2cm，心腔明显扩大。

2. 细动脉硬化性固缩肾 肾体积缩小，质地硬，表面呈细颗粒状，分布均匀，切面见皮髓质均变薄，分界不清，肾盂周围的脂肪组织相对增多。

3. 大脑内囊出血 标本为大脑冠状切面。左内囊外（丘脑与豆状核、尾状核之间）广泛出血，周围脑组织坏死，形成大量凝血快，大量血液进入侧脑室。

4. 大脑蛛网膜下腔广泛出血 标本为整个新生儿大脑，大脑蛛网膜下腔广泛出血，经福尔马林固定后出血呈黑色。

（二）病理切片：原发性固缩肾（HE染色）

（1）低倍镜观察：肾小球小动脉与细动脉玻璃样变性，呈伊红色均质状，管壁增厚，管腔狭窄，其旁肾小球萎缩，纤维化、玻璃样变性，附近肾小管发生萎缩或消失，部分肾小球体积增大，肾小管扩张。

（2）高倍镜观察：间质纤维组织增生及淋巴细胞浸润，小动脉（弓形动脉及小叶间动脉）内膜纤维组织增生，呈洋葱皮样，管壁增厚，管腔狭窄。

（3）辨别要点：① 肾小动脉内膜增厚；② 部分肾小球入球小动脉玻璃样变性，肾小球萎缩，纤维化或玻璃样变性；③ 部分肾小球代偿性肥大，肾小管扩张。

任务二　认识动脉粥样硬化

驱动任务：

请结合大体标本说出动脉粥样硬化基本病理改变。

一、知识介绍

动脉粥样硬化（atherosclerosis，AS）是与脂质代谢障碍有关的疾病，主要累及大动脉（弹力型动脉）、中等动脉（弹力肌型动脉），特征性病变是在动脉内膜发生脂质沉积，形成粥样斑块，而发生动脉硬化。本病多见于中、老年人，常因侵犯心、脑等重要器官的动脉而产生后果。近年来，我国本病发病率有不断增加的趋势。

（一）病因及发病机制

一般认为高胆固醇血症、高血压、吸烟和糖尿病是本病发生的四大危险因素。

1. 高胆固醇血症　指血浆总胆固醇和甘油三酯的异常升高，是动脉粥样硬化发生的重要危险因素。血浆内脂质以脂蛋白形式存在。低密度蛋白（LDL）含胆固醇最高，且分子较小，容易透入动脉内膜并引起巨噬细胞的吞噬反应和血管壁平滑肌细胞增生而形成斑块，因此与本病的发生关系最大。极低密度脂蛋白（VLDL）降解后形成LDL，故与本病密切相关。高密度脂蛋白（HDL）能将血液中多余的胆固醇运至肝脏进行代谢，从而抑制动脉粥样硬化的发生，因此高密度脂蛋白是动脉粥样硬化的拮抗因素。

引起血中胆固醇升高的因素有：① 外源性摄入过多，如进食过多的动物脂肪和高胆固醇食物，如蛋黄、动物内脏等；② 内源性合成过多，见于各种能引起高脂血症的疾病，如糖尿病、甲状腺机能低下、肾病综合征等。

2. 高血压　正常动脉有清除脂蛋白的功能。高血压时，由于血流对血管壁的机械性压力和冲击作用较大，动脉内膜容易受损，通透性增加，容易使脂蛋白渗入。同时，管壁胶原纤维暴露，又可引起血小板聚集，从而释放生长因子，刺激单核细胞、中膜平滑肌细胞增生并移入内膜，以吞噬和分解脂蛋白，产生胶原纤维、弹力纤维等，终而形成本病所特有的斑块。

3. 吸烟　大量吸烟促使血中LDL氧化，并通过血中一氧化碳浓度的升高等途径损害血管内皮细胞，使脂蛋白沉积和内膜胶原纤维增生等。尼古丁还可使肾上腺素分泌增加，导致

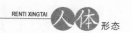

血小板聚集和内皮细胞收缩。

4.糖尿病 由于糖代谢紊乱,常导致高脂血症。同时,糖尿病患者血中 HDL 降低,血小板活性增强,这些在本病的发生上均起着重要作用。

5.其他危险因素 有年龄偏高、缺乏体育锻炼或体力活动、长期精神紧张、体内雌激素含量偏低、肥胖等。

（二）基本病理变化

动脉粥样硬化主要发生在大动脉、中动脉,如主动脉、冠状动脉、脑基底动脉、肾动脉等。病变发展有三个阶段。

1.脂斑脂纹期 动脉粥样硬化的早期病变,主要病变是动脉内膜下大量吞噬脂质的泡沫细胞聚集。血浆脂蛋白（主要是 LDL）侵入内膜,局部浸润的巨噬细胞及中膜移入的平滑肌细胞吞噬脂质,形成泡沫细胞,使动脉内膜面出现略为隆起的淡黄色脂斑,与血管长轴相平行的淡黄色脂纹。脂斑脂纹,可自行消退,也可进一步发展成为纤维斑块。

2.纤维斑块期 脂质在内膜中沉积增多,刺激病灶周围纤维组织增生,形成灰白色或淡黄色微隆起的斑块。镜下观,病灶表面为厚薄不一玻璃样变的纤维结缔组织构成的"纤维帽",纤维帽下面可见不等量的泡沫细胞、平滑肌细胞及炎细胞等。

3.粥样斑块期 随着病变的发展,斑块深层的细胞缺血坏死并与病灶内的脂质混合形成粥样物质,称粥样斑块。镜下观,粥样斑块表层为层状的胶原纤维,深层为坏死、崩解物质,内有胆固醇结晶（石蜡切片中呈针状空隙）,底部和边缘为肉芽组织和纤维组织,并有少量泡沫细胞和淋巴细胞。动脉中膜受压萎缩。

4.继发性病变 粥样斑块形成后还可发生下列继发性变化。

（1）粥样溃疡:若斑块内的粥样物质向内膜表面破溃形成溃疡。

（2）血栓形成:溃疡表面粗糙,继发血栓形成。

（3）斑块内出血:斑块内新生的血管可发生破裂出血。

（4）钙化:较大的陈旧斑块内常有钙盐沉积。

（5）动脉瘤形成:严重的粥样斑块因肌层及弹性纤维受损,向外鼓出形成动脉瘤（图3-2-1）。

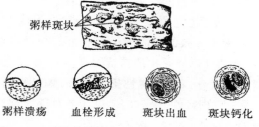

图 3-2-1 动脉粥样硬化基本病变及继发病变模式图

（三）主要动脉病变

1.主动脉粥样硬化 病变好发于主动脉后壁及其分支开口处,以腹主动脉病变最严重。由于主动脉管腔较大,一般不引起症状。严重者可形成主动脉瘤,动脉瘤破裂可导致致命性大出血。

2.冠状动脉粥样硬化（详见任务三）

3. 脑动脉粥样硬化　病变以大脑中动脉和基底动脉环（Willis 动脉环）最严重。动脉内膜呈不规则增厚，管腔狭窄，甚至阻塞，可引起发下病变。

（1）脑萎缩：脑组织因长期供血不足而萎缩，临床上表现为智力和记忆力减退，甚至痴呆。

（2）脑梗死：如在动脉粥样硬化的基础上并发血栓形成，进而血管阻塞，可致相应部分的脑组织梗死（脑软化），多发生在内囊、豆状核、尾状核及丘脑等处。严重脑梗死可出现失语、偏瘫甚至死亡。

（3）脑出血：脑动脉粥样硬化可形成小动脉瘤，当血压突然升高时，动脉瘤破裂引起出血，严重者可致死。

4. 肾动脉粥样硬化　病变多发生于肾动脉开口处或主干近侧端。由于动脉管腔狭窄，导致肾缺血而引起顽固性肾性高血压或肾梗死，严重者可发生动脉粥样硬化性固缩肾。

5. 四肢动脉粥样硬化　以下肢的动脉较常受累且较重。若动脉高度狭窄则可发生肢端坏疽（属干性坏疽）或可因肢体缺血出现疼痛，行走时跛行，休息后好转，即临床上所谓的间歇性跛行。

二、能力训练

请同学们结合大体病变标本进行描述。

病理大体标本：主动脉粥样硬化。

（1）脂纹期：标本为主动脉壁和其分支开口处内膜面可见淡黄色条纹及斑块，斑块略突出于动脉壁。

（2）粥样斑块期：标本为主动脉壁，内膜面粗糙，见散在不规则灰黄色或灰白斑块隆起，大小不一，尤以血管分叉处显著，病变多发于主动脉后壁和其分支开口处，以腹主动脉病变最严重，其次为降主动脉、主动脉弓，再次是升主动脉，内膜面粗糙，见散在不规则灰黄色或灰白斑块隆起，大小不一，尤以血管分叉处显著，有的斑块表面形成溃疡，部分伴钙化。

任务三　认识冠状动脉粥样硬化及冠心病

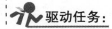
驱动任务：

　　请说出心肌梗死的常见病变部位和基本病变特点。

一、知识介绍

（一）冠状动脉粥样硬化症

冠状动脉粥样硬化症（coronary atherosclerosis）是指冠状动脉疾病引起的心肌供血不足或中断，又称缺血性心脏病。其原因及发病机制有以下几方面。

1. 冠状动脉粥样硬化　是冠心病最常见的病因，由冠状动脉粥样硬化所引起的心脏病称为冠状动脉粥样硬化性心脏病，习惯上把它视为冠心病。

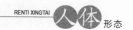
2. 冠状动脉痉挛　常在冠状动脉粥样硬化的基础上发生。

3. 其他原因　炎症(如结节性多动脉炎、梅毒性主动脉炎等);血液灌注不足(如低血压);负荷增加(如心动过速、情绪激动等),引起冠脉相对缺血。

(二)冠状动脉粥样硬化性心脏病

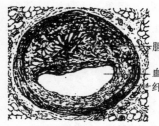

图 3-2-2　冠状动脉粥样硬化

冠状动脉粥样硬化性心脏病(coronary heart disease)简称冠心病(CHD),是动脉粥样硬化中对人体构成威胁最大的疾病。常发生于左冠状动脉前降支,其次是右冠状动脉主干,再次是左冠状动脉的左旋支,病变血管横断面见粥样斑块呈半月状增厚,使管腔明显狭窄(图 3-2-2),导致心肌缺血。按管腔狭窄的程度可分为 4 级:Ⅰ级,狭窄程度≤25%;Ⅱ级,狭窄占 26%～50%;Ⅲ级,狭窄占 51%～75%;Ⅳ级,狭窄≥76%。冠状动脉粥样硬化对心脏的影响,取决于动脉管腔的狭窄程度、管腔阻塞速度和侧支循环的建立等情况,若在病变基础上伴有痉挛,可使原有的管腔狭窄程度加重,甚至导致血供中断,引起心肌缺血及相应的心脏病变(心绞痛、心肌梗死等),并可成为心源性猝死的常见原因。

1. 心绞痛(angina pectoris)　冠状动脉粥样硬化使管腔狭窄的基础上,如伴有心脏负荷突然加重或冠状动脉痉挛,则心肌因急剧暂时性缺血、缺氧,而导致心绞痛。表现为胸骨后或心前区阵发性疼痛或压迫感,并放射到左肩、左臂。每次发作持续 3～5 分钟,休息或口含硝酸甘油后缓解。发作常有明显诱因,如劳累、情绪激动、寒冷及暴食等,亦可无明显诱因。根据心绞痛的性质、强度、部位、发作次数、诱因等,可分三种类型。

(1)稳定型心绞痛(轻型心绞痛):一般不发作,仅在体力活动过度时发作。

(2)不稳定型心绞痛:是一种进行性加重的心绞痛,在体力活动或休息时均可发生。

(3)变异型心绞痛:多无明显诱因,常在休息或睡眠时发生。

2. 心肌梗死(myocardial infarction,MI)　由于冠状动脉急性阻塞,引起心肌严重而持续性的缺血、缺氧而导致的局部心肌坏死。

(1)原因:常见的原因有冠状动脉粥样硬化并发血栓形成、斑块内出血、冠状动脉持久性痉挛等,少数情况下,可因休克、大出血使冠状动脉血流量急剧减少或情绪激动、过度劳累使心肌负荷增加,相对供血不足而引起。

(2)病变:心肌梗死的部位(图 3-2-3)多见于左心室前壁、心尖部及室间隔前 2/3(相当于左前降支的供血区);其次为左心室后壁、右心室大部分及室间隔后 1/3(右冠状动脉供血区);再次是左心室侧壁(左旋支的供血区)。根据梗死的深度分为:① 心内膜下心肌梗死,指梗死仅累及心室壁内侧 1/3 的心肌,常表现为多发性、小灶性坏死。严重、弥漫的冠状动脉狭窄是此

1. 左冠状动脉前降支阻塞　梗死部位

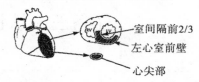

室间隔前2/3
左心室前壁
心尖部

2. 右冠状动脉阻塞

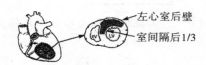

左心室后壁
室间隔后1/3

3. 左冠状动脉旋支阻塞

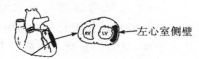

左心室侧壁

图 3-2-3　心肌梗死常见部位

型心肌梗死发生的基础。② 厚层梗死,梗死超过心脏肌层厚度的 1/2 以上,但未达到心肌全层。③ 透壁性心肌梗死,临床上最常见,梗死自心内膜至心外膜,累及整个心壁。此型心肌梗死常有相应的一支冠状动脉高度狭窄,并常伴有血栓形成或动脉痉挛,致管腔完全阻塞。心肌梗死为贫血性梗死,梗死灶在 6 小时以内无眼观形态变化,6 小时以后呈灰白色,再以后呈土黄色,形状不规则,周围有充血出血带。如果累及心内膜,常伴附壁血栓;累及心外膜时,常有纤维素渗出。梗死灶 4~6 周后一般可完全机化形成瘢痕。

(3) 临床表现:心前区剧烈疼痛,持续半小时至数小时,硝酸甘油不能缓解。梗死区坏死物质被吸收,可有发热、中性粒细胞增多、血沉加快。心肌细胞内的肌酸磷酸激酶(CPK)、谷氨酸-草酰乙酸转氨酶(SGOT)、谷氨酸-丙氨酸转氨酶(SGPT)、乳酸脱氢酶(LDH)等释放到血中,使血中上述酶浓度升高。心肌梗死发展迅速,死亡率很高。

(4) 并发症:① 心律失常:由于梗死累及传导束的左、右束支及其分支,可引起室性早搏或房室传导阻滞等;② 左心衰竭及休克:梗死的心肌收缩力显著减弱甚至丧失,故引起急性左心衰竭,当左心肌梗死范围达 40% 时,心输出量明显减少,常引起心源性休克;③ 心脏破裂:心肌坏死、软化导致心脏破裂,大量血液进入心包发生急性心包填塞而猝死;④ 室壁瘤:由于梗死或瘢痕组织在血流压力作用下,使局部心肌组织向外膨出所致;⑤ 附壁血栓形成:由于梗死区心内膜粗糙常可形成血栓,血栓可机化,也可脱落引起栓塞。

3. 心肌硬化　冠状动脉粥样硬化时,由于管腔狭窄,造成心肌长期慢性缺血缺氧,引起心肌细胞萎缩,间质纤维组织增生而导致广泛的心肌纤维化,称心肌硬化。心肌硬化影响心肌的收缩与扩张,严重者可引起慢性心力衰竭。

二、能力训练

请同学们结合切片在显微镜下进行观察。

病理切片:冠状动脉粥样硬化(HE 染色)。

(1) 低倍镜:冠状动脉内膜一侧显著增厚,增厚内膜的表层纤维组织增生,并发生玻璃样变性(呈均质伊红色),内膜深层见一片淡伊红无结构的坏死物质,为粥样斑块,其中有许多菱形、针形的空隙,为胆固醇结晶(在制片时脂质被溶去后留下的空隙),尚可见少许钙盐沉着。

(2) 高倍镜:病灶中可见许多胞浆内含空泡的泡沫细胞及胆固醇结晶,中膜肌层不同程度萎缩,粥样物边缘内膜与中膜交界处见慢性炎细胞浸润。

(3) 辨别要点:① 内膜表面纤维组织增生,玻璃样变性;② 内膜深层内为大量坏死物,并见胆固醇结晶;③ 内膜底部和边缘可有肉芽组织增生,外周可见少许泡沫细胞;④ 中膜不同程度萎缩。

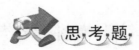 思考题

1. 简述心肌梗死的好发部位、类型、病变及并发症。
2. 简述高血压脑出血的部位、原因及后果。

(曾斌、王静文)

模块三　消化系统疾病

【案例】

　　某男性患者，55岁，因腹部胀加重而入院，一个多月前患者开始感腹胀，食欲缺乏，乏力，鼻和牙龈经常出血。三年前患肝炎，曾反复多次住院治疗。体检：消瘦、巩膜轻度黄染，颈和上胸部有蜘蛛痣，腹部明显膨隆，有移动性浊音，脐周围静脉曲张，肝未触及，脾于肋下2cm。肝功能检验：表面抗原阳性（HbsAg）（＋），血清胆红素升高，谷丙转氨酶升高，血浆蛋白少，白/球比例0.55：1。腹腔内大量液体为淡黄色、透明。

　　初步诊断：肝硬化。

　　试分析：请解释腹腔内液体如何形成？患者为何出现脐周围静脉曲张、谷丙转氨酶升高、血浆蛋白少？

任务一　认识慢性胃炎与溃疡病

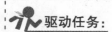

驱动任务：

　　请结合病理大体标本说出胃溃疡的病理变化。

一、知识介绍

（一）慢性胃炎

慢性胃炎（chronic gastritis）是胃黏膜的慢性非特异性炎症，是一种常见病。一般分为慢性浅表性胃炎、慢性萎缩性胃炎和慢性肥厚性胃炎三种。

1．病因和发病机制

（1）幽门螺杆菌（Hp）：慢性感染 Hp 存在于多数慢性胃炎患者的胃黏膜上皮表面和腺体内的黏液层中，通过其产生的黏附素黏附到胃上皮细胞表面，分泌尿素酶、细胞毒素相关蛋白和细胞空泡毒素及其他一些物质而致病。

（2）长期的慢性刺激：如急性胃炎的多次发作，过度饮酒，吸烟或滥用水杨酸类药物。

（3）自身免疫损伤：见于 A 型胃炎，常伴有恶性贫血，我国少见。

（4）含胆汁的十二指肠液反流对胃黏膜屏障的破坏。

2．类型及病理变化

（1）慢性浅表性胃炎：慢性浅表性胃炎（chronic superficial gastritis），是胃黏膜最常见的病变，可累及胃的各部，以胃窦部最常见。病变多灶性或弥漫性。胃镜检查可见黏膜充血、水肿，表面有灰白色或灰黄色的分泌物，有时伴有散在糜烂和出血点。镜下，炎性病变位于黏膜浅层，主要为淋巴细胞和浆细胞浸润，黏膜水肿、点状出血，有时可见少量中性粒细胞浸润。根据炎细胞浸润的深度可分为三级：轻度仅累及黏膜浅层 1/3 以内，中度为 1/3～2/3 之间，重度则超过 2/3。

患者常出现上腹部疼痛或不适、饱胀、恶心、呕吐等症状，多数经治疗或合理饮食而痊愈，少数转为慢性萎缩性胃炎。

（2）慢性萎缩性胃炎：慢性萎缩性胃炎（chronic atrophic gastritis），一般由慢性浅表性胃炎发展而来，多见于中年以上患者。病变以黏膜固有腺体萎缩，常伴有肠上皮化生为特征。根据发病原因分为 A、B 两型。A 型与自身免疫有关，多伴有恶性贫血，病变主要在胃体和胃底；B 型主要与 Hp 感染有关，多见于胃窦部，我国患者多数属于 B 型。

胃镜及肉眼可见胃黏膜薄而平滑，皱襞变浅或消失，表面呈细颗粒状，黏膜呈灰白或灰黄色，黏膜下血管分支清晰可见。镜下：① 黏膜固有层内有不同程度的淋巴细胞、浆细胞浸润，常伴有淋巴滤泡形成；② 黏膜腺体萎缩、腺体变小并有囊状扩张；③ 腺上皮化生，可见肠上皮化生和假幽门腺化生，以肠上皮化生为常见。肠上皮化生是指病变区胃黏膜上皮被肠型腺上皮所替代，出现吸收细胞、杯状细胞及潘氏细胞。

临床上患者可出现上腹部不适，食欲减退，消化不良，消瘦等症状。A 型胃炎易发生恶性贫血。萎缩性胃炎伴有肠上皮化生和非典型增生，如长期不愈，可发生癌变。

（3）慢性肥厚性胃炎：慢性肥厚性胃炎（hypertrophic gastritis）病变常发生在胃底和胃体，黏膜层增厚，皱襞肥大加深似脑回。镜下黏膜表面黏液分泌细胞数量增加，分泌增多。腺体增生肥大变长，有时穿过黏膜肌层，黏膜固有层炎性细胞浸润不明显。患者有上腹部烧灼感、疼痛及反酸等症状。

（二）溃疡病

溃疡病又称消化性溃疡（peptic ulcer），是消化系统的常见病，多见于成年人。主要病变为胃或十二指肠黏膜形成慢性溃疡。十二指肠溃疡较胃溃疡多见，胃和十二指肠同时发生，

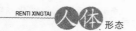

称为复合性溃疡，胃内有两个以上溃疡称多发性。临床上患者有周期性上腹部疼痛、反酸、嗳气等症状，易反复发作，呈慢性经过。

1. 病因和发病机制　溃疡病的病因及发病机制尚未完全清楚。目前认为胃黏膜防御屏障的破坏，黏膜组织被胃酸和胃蛋白酶消化是形成溃疡的主要原因。

（1）胃液的消化作用：多年研究表明，溃疡病的发病是胃和十二指肠局部黏膜组织被胃酸和胃蛋白酶消化的结果。当胃酸分泌过多，胃液中 H^+ 逆弥散进入黏膜组织，激活胃蛋白酶原，使胃和十二指肠局部黏膜组织被胃蛋白酶消化。

（2）黏膜防御屏障功能破坏：引起胃黏膜防御屏障功能破坏的因素有幽门螺杆菌（Hp）感染，胃液的消化作用和神经内分泌功能失调等。其中 Hp 感染是主要因素，因为 Hp 可分泌能催化游离氨产生的尿素酶、裂解胃黏膜糖蛋白的蛋白酶、破坏黏膜表面上皮细胞脂质膜的磷酸酯酶以及其他生物活性因子，有利于胃酸直接接触上皮并进入黏膜内，引起黏膜损伤、溃疡形成。

（3）其他因素：如长期服用非类固醇类抗炎药（如阿司匹林）或吸烟、酗酒、长期精神紧张、高钙血症及胃泌素瘤造成胃酸分泌增多等均可导致消化性溃疡的产生。

2. 病理变化

（1）胃溃疡：多位于胃小弯近幽门部。

1）眼观：溃疡通常为单个，圆形或椭圆形，直径多在 2cm 以内。溃疡边缘整齐，形如刀切，周围黏膜皱襞呈放射状向溃疡集中。底部平坦，通常穿越黏膜下层，深达肌层甚至浆膜层。

2）镜下观：溃疡底部从表层到深层可分为四层：① 渗出层：少量中性粒细胞及纤维素等炎性渗出物覆盖。② 坏死层：由坏死的细胞碎片组成。③ 肉芽组织层：主要由新生毛细血管和成纤维细胞构成，伴有一定量的慢性炎症细胞。④ 瘢痕层：由致密的胶原纤维构成，常伴有玻璃样变性。瘢痕层内的小动脉常呈增生性动脉内膜炎，管壁增厚，管腔狭窄或有血栓形成。这种血管病变影响局部血液循环，使溃疡不易愈合（图 3-3-1）。

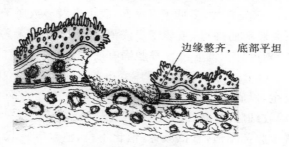

边缘整齐，底部平坦

图 3-3-1　溃疡底部镜下观示意图

（2）十二指肠溃疡：其形态与胃溃疡相似，多发生在十二指肠球部，以前壁最为多见，溃疡一般较小，直径多在 1cm 以内。

3. 临床病理联系

（1）上腹部疼痛：周期性上腹部疼痛是溃疡病的主要症状。胃溃疡的疼痛出现在餐后 0.5～2 小时之内，十二指肠溃疡一般在餐后 3～4 小时（即胃排空时）发生，进食后缓解。疼痛的发生可能与胃酸刺激溃疡底部的神经末梢有关，另外与溃疡局部区域平滑肌痉挛有关。

（2）反酸、呕吐：反酸、呕吐是由于胃酸刺激、幽门括约肌痉挛及胃的逆蠕动，酸性胃内容物反流,而出现反酸或呕吐。

(3)嗳气:由于消化不良,胃内容物排空困难,引起食物滞留、发酵,引起上腹部饱胀感及嗳气。

4. 结局及合并症

(1)愈合:溃疡经适当治疗和饮食调理可以愈合。溃疡底部渗出物和坏死组织可逐渐被吸收,遭破坏的肌层由肉芽组织代替,周围的黏膜上皮再生将溃疡面修复。

(2)合并症。

1)出血:是常见的并发症。溃疡底部毛细血管破裂引起少量出血。患者大便潜血试验阳性。如溃疡底部较大血管被侵蚀破裂,发生大出血,临床上可出现呕血及黑便(柏油样大便),严重者可导致出血性休克,危及生命。

2)穿孔:约见于5%的患者。穿孔更易发生于肠壁较薄的十二指肠溃疡。穿孔后胃肠内容物流入腹腔,引起急性弥漫性腹膜炎,患者剧烈腹痛,严重者可发生休克。位于后壁的溃疡,若溃疡穿透较慢,穿孔前已与邻近器官粘连,则引起局限性腹膜炎。

3)幽门狭窄:多因溃疡处大量结缔组织增生和瘢痕收缩,或溃疡周围黏膜充血水肿及幽门括约肌痉挛引起幽门狭窄或阻塞,临床上出现胃内容物潴留,反复呕吐,水电解质失衡等。

4)癌变:约1%胃溃疡可以发生癌变,十二指肠溃疡一般不癌变。

二、能力训练

请同学们结合大体病变标本及切片在显微镜下进行描述与观察。

(一)病理大体标本

(1)胃慢性溃疡:沿大弯切开的胃标本,在胃小弯近幽门处可见1个直径1.5cm的溃疡,溃疡边缘整齐,不隆起,呈刀切状,较深,底部较平坦。

(2)多发性慢性胃溃疡:沿大弯切开的胃标本,在胃小弯中轴线上可见2个直径1cm左右的溃疡,溃疡边缘整齐,不隆起,呈刀切状,较深,底部较平坦,并可见两处糜烂。

(二)病理切片:慢性胃溃疡(HE染色)

低倍镜观察:溃疡从内向外可见4个层次,渗出层、坏死层、肉芽组织层、瘢痕层。

任务二　认识病毒性肝炎

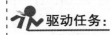驱动任务:

请结合病理大体标本说出病毒性肝炎的临床病理类型。

一、知识介绍

病毒性肝炎(viral hepatitis)是由肝炎病毒引起的以肝细胞变性、坏死为主要病变的法定乙类传染病,具有传染性较强、传播途径复杂、流行面广泛、发病率高等特点。其临床表现

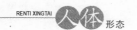

为乏力、厌油、食欲减退、肝区疼痛和肝肿大等。部分肝炎患者可演变成慢性，并可发展为肝硬化和原发性肝细胞癌，对人们健康危害甚大。

（一）病因及发病机制

1. 病因　肝炎病毒，目前已证实肝炎病毒有甲型（HAV）、乙型（HBV）、丙型（HCV）、丁型（HDV）、戊型（HEV）、庚型（HGV）等6种。除 HBV 为 DNA 病毒外，其他均为 RNA 病毒。HAV 和 HEV 主要经消化道传播，易发生暴发流行。HBV、HCV、HDV、HGV 多经输血、注射或密切接触传播。

2. 肝炎的发病机制　肝炎的发病机制还不十分清楚，研究较多的是 HBV。HBV 主要通过细胞免疫反应引起肝细胞损伤。HBV 进入机体后，侵袭肝细胞内进行复制，病毒本身一般不引起肝细胞损伤，但在肝细胞表面留有特异性的病毒抗原。复制好的病毒从肝细胞内逸出进入血液，刺激免疫系统，产生致敏淋巴细胞（细胞免疫）和特异性抗体（体液免疫）。这些致敏淋巴细胞释放各种淋巴因子，发挥淋巴细胞毒作用，在杀灭病毒的同时，也损害了留有特异性病毒抗原的肝细胞，引起肝炎。而甲型肝炎及丁型肝炎可能是病毒直接损害了肝细胞。

（二）基本病理变化

各型肝炎的基本病变相同，均以肝细胞的变性、坏死为主，伴有不同程度的炎细胞浸润、肝细胞再生和纤维组织增生。

1. 肝细胞变性

（1）肝细胞水肿和气球样变性：为常见的细胞变性。表现为肝细胞肿胀，胞浆疏松呈网状、半透明。水肿进一步发展，肝细胞肿大呈球形，胞浆透明称为气球样变。

（2）嗜酸性变性：多累及单个或几个肝细胞，胞浆浓缩，嗜酸性增强，颗粒消失。

2. 肝细胞坏死

（1）嗜酸性坏死：由嗜酸性变发展而来，坏死的细胞浆浓缩，细胞核固缩以至消失。最后形成均一红染的圆形小体，称为嗜酸性小体，为单个细胞的固缩性坏死，属细胞凋亡。

（2）溶解坏死：最常见，由高度气球样变发展而来，细胞核固缩、溶解、消失，最后细胞解体。根据肝细胞坏死的程度不同，有以下几种形态改变：① 点状坏死：为单个或数个肝细胞的坏死，常见于急性肝炎；② 碎屑状坏死：肝小叶周边界板肝细胞的灶性坏死，常见于慢性肝炎；③ 桥接坏死：为肝细胞带状融合性坏死，坏死常出现于两个汇管区之间，两个小叶中央静脉之间或中央静脉与汇管区之间，常见于中、重度慢性肝炎；④ 亚大块坏死和大块坏死：前者指累及几个肝小叶的大部分或全部的融合性坏死；后者指大部分肝脏的大片融合性坏死，见于重型肝炎。

3. 炎细胞浸润　肝小叶内或汇管区有程度不等的炎细胞浸润，主要是淋巴细胞、单核细胞，有时见浆细胞及中性粒细胞。

4. 肝细胞再生及间质反应性增生

（1）肝细胞再生：肝细胞坏死后由邻近的肝细胞通过分裂再生而修复。再生的肝细胞体积较大，核大深染，有的为双核。

（2）肝窦库普弗细胞（Kupffer cell）：库普弗细胞为肝内单核巨噬细胞系统的细胞。肝炎时，增生的库普弗细胞突出于窦壁或脱入窦内成为游走的巨噬细胞。

（3）肝星状细胞增生：在肝炎时，肝星状细胞（也称储脂细胞）增生并转化为肌纤维母细

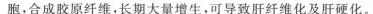

胞,合成胶原纤维,长期大量增生,可导致肝纤维化及肝硬化。

（三）临床病理类型及特点

根据病因,病毒性肝炎可分为甲型、乙型、丙型、丁型、戊型和庚型肝炎,根据临床病理特点,肝炎分为普通型及重型两大类。普通型又分为急性及慢性两类。急性分为黄疸型及无黄疸型;慢性有轻、中、重度3类。重型又分为急性、亚急性两型。

（1）急性（普通型）肝炎：最常见,主要病变特点是肝细胞变性广泛坏死轻。临床分为黄疸型和无黄疸型两种,我国以无黄疸型肝炎多见,其中多为乙型肝炎,部分为丙型肝炎。

1）病理变化：肉眼观,肝体积增大,被膜紧张。镜下观,肝细胞广泛变性,表现为肝细胞气球样变和嗜酸性变,伴有点状坏死。肝小叶内轻至中度淋巴细胞、单核细胞浸润。毛细胆管管腔中有胆栓形成。

2）临床表现：由于肝细胞弥漫性变性肿胀,引起肝肿大、肝区疼痛或压痛。由于肝细胞坏死,细胞内的酶释放入血,使血清谷丙转氨酶（SGPT）等升高,同时还引起多种肝功能异常。肝细胞坏死较多时可出现黄疸。

3）结局：急性肝炎大多在半年内恢复,少数病例可发展为慢性肝炎。

（2）慢性（普通型）肝炎：急性肝炎病程超过半年,可以诊断为慢性肝炎。

1）病理变化：慢性肝炎的基本病变为小叶内除有不同程度肝细胞变性和坏死外,汇管区及周围炎症常较明显,常伴不同程度的纤维化,主要病变为变性、坏死及纤维化。按炎症活动度划分为轻、中、重度三型。① 轻度慢性肝炎（包括原慢性迁延性肝炎及轻型慢性活动性肝炎）：病变特点是变性坏死均较轻,肝细胞气球样变和嗜酸性变,点灶状坏死或凋亡,汇管区慢性炎症细胞浸润,肝界板破坏范围小,小叶结构完整。② 中度慢性肝炎（相当于原中型慢性活动性肝炎）：病变特点是变性广泛坏死重,以碎屑状坏死为主。汇管区炎症明显,伴中度碎屑坏死,小叶内炎症严重,融合坏死或伴少数桥接坏死,肝板破坏可达50%,纤维间隔形成,小叶结构大部分保存。③ 重度慢性肝炎（相当于原重型慢性活动性肝炎）：病变特点是变性广泛坏死重,以桥接坏死为主。汇管区炎症严重或伴重度碎屑坏死,桥接坏死累及多数小叶,可致汇管区周围较广泛胶原纤维增生,大量纤维间隔形成,小叶结构紊乱,逐渐形成早期肝硬化。

2）临床表现及结局：轻度慢性肝炎的活动期,其临床表现似急性肝炎;重度慢性肝炎有较重肝功能障碍表现,如肝掌、蜘蛛痣、脾肿大等。轻度和部分中度慢性肝炎可恢复。重度慢性肝炎部分经治疗病变处于稳定状态,部分病例可发展为肝硬化。

（3）重型病毒性肝炎：根据发病缓急及病变程度,可分为急性重型、亚急性重型。

1）急性重型肝炎：少见,起病急,病变发展迅速,死亡率高,又称暴发性肝炎。病变特点是肝细胞大片坏死无再生,严重而广泛的一次性大片坏死,坏死面积可超过肝实质的 2/3 以上,残留的肝细胞再生现象不明显。坏死区及汇管区有大量淋巴细胞和单核细胞浸润。肉眼观,肝体积明显缩小,尤以左叶为甚,重量减轻,质地柔软,被膜皱缩,切面黄色或红褐色,有急性黄色肝萎缩之称。

本型肝细胞坏死总量若超过 2/3 者,大多数都可危及生命。临床上表现黄疸进行性加重,出血倾向,肝功能衰竭,大多数在短期内死亡。

2）亚急性重型肝炎：病变特点是肝细胞大片坏死伴再生,多数由急性重型肝炎迁延而来,或一开始病变就比较缓和而呈亚急性经过,少数由急性普通型肝炎恶化而来。病程可达

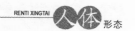

1个月至数个月。肝组织新、旧不一的亚大块坏死；较陈旧的坏死区网状纤维塌陷，并可有胶原纤维增生，包围残留的和再生的肝细胞团。肉眼观，肝体积不同程度缩小，被膜皱缩，呈黄绿色。病程长者可出现大小不等的结节，质较硬。

此型肝炎若及时治疗，病变可停止发展或有治愈可能。病变迁延者可发展为坏死后性肝硬化。

二、能力训练

请同学们结合大体病变标本进行描述。

病理大体标本：急性重症肝炎（急性黄色肝"萎缩"HE染色）。

标本为一片肝脏，体积显著缩小，边缘变锐，被膜皱缩，质软，失去肝脏正常张力。切面右叶呈土黄色，左叶呈黄绿色，并有充血、出血小区。血管相对集中，管腔扩大。

任务三　认识肝硬化

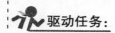驱动任务：

请结合病理大体标本说出肝硬化的主要临床表现。

一、知识介绍

肝硬化（liver cirrhosis）是各种原因引起的肝细胞变性、坏死，继而出现纤维组织增生和肝细胞结节状再生，这三种病变反复交错进行，导致肝小叶结构破坏和血液循环途径改建，使肝组织变形、变硬。肝硬化是一种常见的慢性肝病，早期无明显症状，后期则出现不同程度的门脉高压和肝功能障碍。

肝硬化按病因分类为：肝炎后性、酒精性、胆汁性和隐匿性肝硬化。按形态分类为小结节型、大结节性、大小结节混合型及不全分隔型肝硬化。我国常用的分类是结合病因和病变的综合分类，分为门脉性、坏死后性、胆汁性、瘀血性及寄生虫性肝硬化等。以上除坏死后性肝硬化相当于大结节型及大小结节混合型外，其余均相当于小结节型。其中以门脉性肝硬化最常见。本节重点讲述门脉性肝硬化（小结节型肝硬化）。

（一）病因和发病机制

1. 病因

（1）病毒性肝炎：这是我国肝硬化的主要原因，尤其是乙型和丙型肝炎。肝硬化患者肝细胞 HBsAg 阳性率可高达76.7%。

（2）慢性酒精中毒：长期酗酒是引起肝硬化的另一个重要因素，欧美国家60%～70%的肝硬化由酒精性肝病引起。

（3）营养缺乏：动物实验证明，食物中长期缺乏胆碱或蛋氨酸等物质时，可引起脂肪肝并发展为肝硬化。

（4）毒物中毒：某些化学毒物如砷、四氯化碳、黄磷等中毒引起肝硬化。

2. 发病机制　上述各种原因引起肝细胞变性、坏死及炎症,在坏死区网状纤维支架塌陷,网状纤维融合形成胶原纤维。初期增生的纤维组织形成小的条索,后来互相连接形成纤维间隔,而改建了肝小叶结构,此时称为肝纤维化。如果病变继续发展,小叶中央和汇管区等处的纤维间隔互相连接,分隔肝小叶,同时包围残留的肝细胞结节,最终形成假小叶和血液循环改建导致肝硬化。肝硬化时增多的胶原纤维主要来自窦周隙的储脂细胞,该细胞增生转化为肌纤维母细胞,合成胶原纤维。

（二）病理变化

（1）眼观:早、中期肝硬化,肝脏体积正常或略增大,质地正常或稍硬。后期肝体积缩小,质地变硬,重量减轻,表面及切面均呈结节状。结节大小较一致,多在 0.1～0.5cm 之间,最大结节直径不超过 1.0cm。呈黄褐色或黄绿色。结节周围为纤维间隔包绕,且宽窄较一致。

（2）镜下观:正常肝小叶结构破坏,由增生的纤维组织将原有的肝小叶和再生的肝细胞结节分割包绕成大小不等、圆形或椭圆形的肝细胞团,这种肝细胞团称为假小叶(pseudolobule)。假小叶的特点为:① 结节内肝细胞索排列紊乱,肝细胞可出现不同程度的变性、坏死、再生;② 中央静脉缺如、偏位或多个;③ 纤维间隔内有淋巴细胞、浆细胞浸润,小胆管增生及淤胆。

（三）临床病理联系

1. 门脉高压症

（1）发病机制:肝硬化门脉高压症是由于肝脏正常结构被破坏改建所致,引起的原因有:① 假小叶压迫肝静脉分支,致肝门静脉的回流受阻;② 纤维组织收缩使肝内门静脉分支扭曲、狭窄甚至闭塞;③ 肝动脉与肝门静脉间形成异常吻合支,压力高的动脉血流入肝门静脉,使后者压力明显增高。

（2）主要表现。

1）脾肿大:肝门静脉压力增高,脾静脉回流受阻,引起慢性瘀血性脾肿大,常伴有脾功能亢进,红细胞、白细胞及血小板减少,导致贫血。

2）胃肠瘀血、水肿:胃肠静脉血回流受阻,引起胃肠黏膜瘀血、水肿,导致消化吸收功能障碍,临床出现食欲缺乏、消化不良等症状。

3）侧支循环形成:肝门静脉压力升高,血液回流受阻,使部分肝门静脉血通过侧支不经过肝而直接回流到体静脉(图 3-3-2),从而引起部分侧支静脉的曲张及并发症:① 食管下段静脉丛曲张:曲张的食管下段静脉丛易破裂,可引起大出血,是肝硬化患者常见的死因之一。② 直肠静脉丛曲张:曲张的直肠静脉丛破裂常发生便血,长期便血可引起患者贫血。③ 脐周及腹壁静脉曲张:脐周静脉曲张,临床上出现"海蛇头"现象。

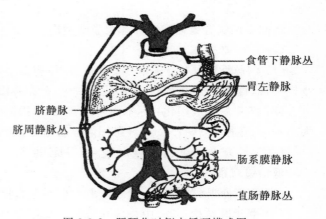

食管下静脉丛

胃左静脉

脐静脉

脐周静脉丛

肠系膜静脉

直肠静脉丛

图 3-3-2　肝硬化时侧支循环模式图

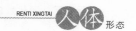
4）腹水：多发生于肝硬化晚期，腹腔内出现大量淡黄色澄清液体（漏出液）。腹水形成的原因有：① 门静脉高压，使门静脉系统的毛细血管流体静压升高，管壁通透性增高漏入腹腔；② 肝窦内压升高，使液体从窦壁漏出，淋巴液生成过多，部分经肝包膜漏入腹腔；③ 肝功能降低，肝细胞合成的白蛋白减少，使血浆胶体渗透压降低；④ 肝对激素的灭活作用降低，血中醛固酮、抗利尿素水平升高，引起水、钠潴留。

2. 肝功能障碍　主要由肝实质（肝细胞）长期反复损害所致，当损伤的肝细胞不能完全补充和代偿损伤肝细胞的功能时，则可出现以下肝功能不全的症状和体征。

（1）对激素的灭活作用减弱：肝脏对雌激素灭活作用减弱，使体内雌激素增多，男性可发生睾丸萎缩、乳房发育症；女性月经不调。雌激素过多还可引起小动脉末梢扩张，患者在颈面部、胸腹壁等处出现"蜘蛛痣"，手掌大鱼际、小鱼际发红称"肝掌"。

（2）出血倾向：患者有鼻衄、牙龈出血，黏膜、浆膜出血及皮下瘀斑等。这是由于肝合成凝血酶原、凝血因子和纤维蛋白原减少，以及脾肿大、脾功能亢进，血小板减少所致。

（3）血浆蛋白合成不足：因肝细胞受损，合成白蛋白的功能降低，血浆中白蛋白减少，白蛋白和球蛋白比值降低或倒置。

（4）黄疸：由于肝细胞坏死及肝内胆管不同程度阻塞，导致胆红素转化、排泄障碍，部分患者可出现黄疸。

（5）肝性脑病：肝硬化严重的并发症，也是肝硬化患者死亡原因之一。主要由于肠内含氮物质不能在肝内解毒而引起的氨中毒。

（四）结局

肝硬化形态结构很难恢复正常，但肝具有强大代偿能力，如能及时治疗，可使病变较长时间处于相对稳定状态。如病变继续发展，晚期出现肝功能衰竭，患者可因肝性脑病、食管下段静脉丛曲张破裂大出血，或合并肝癌及感染死亡。

坏死后性肝硬化多在肝细胞大片坏死的基础上形成的，形态学表现为大结节和大小结节混合型。所形成的结节较大，大小悬殊，最大结节直径可达 6cm。结节由较宽大的纤维间隔包绕，且宽窄不一。病因主要有两方面：一是肝炎病毒感染；二是毒物中毒。坏死后性肝硬化一般病程较短，肝细胞坏死更严重，肝功能障碍更明显，癌变率也更高。

二、能力训练

请同学们结合大体病变标本及显微镜进行描述与观察。

（一）病理大体标本

（1）门脉性肝硬化：标本为一片肝脏，体积缩小，质硬，表面及切面均呈结节状。结节大小较一致，直径0.1～0.7cm，灰白或灰黄色，分布弥漫，均匀，周围由较细的纤维条索包绕。

（2）坏死后性肝硬化：标本为一片肝脏，体积缩小，质硬，表面及切面均呈结节状。结节大小不一，直径 0.1～1.2cm，纤维间隔显著增宽，且宽窄不一。

（二）病理切片：门脉性肝硬化（HE染色）

低倍镜观察：

（1）正常小叶结构消失，代之许多大小不等的肝细胞团，即假小叶。

（2）假小叶结构不一，中央静脉偏位。或有两个及两个以上，或缺如。也有以小胆管为中心者。肝索排列紊乱。再生的肝细胞体积较大，胞浆较红。核大，或为双核，染色偏深。

部分肝细胞萎缩,脂肪变性或坏死。有的可见胆汁淤积或毛细胆管腔内胆栓。

（3）纤维间隔较窄,分布均匀,其中见小胆管增生及少量慢性炎细胞浸润。

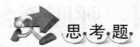 思考题

1. 病毒性肝炎有哪些基本病变?
2. 简述肝硬化门脉高压症的发生机制及主要临床表现。

（张岳灿、曾斌）

模块四　呼吸系统疾病

★ 学习目标

● 知识目标
　　1. 掌握大、小叶性肺炎的病变特点；
　　2. 了解肺癌的病变特点。
● 能力目标
　　1. 能解释大（小）叶性肺炎、肺癌的临床病理联系；
　　2. 能在护理工作中与呼吸系统患者沟通。

【案例】

　　某女童患者，因咳嗽、咳痰、气喘 11 天，加重 3 天求医入院。体格检查：体温 39℃，脉搏 160 次/分，呼吸 36 次/分。患者呼吸急促、面色苍白，口周围发绀，精神萎靡，鼻翼煽动。两肺背侧下部可闻及湿啰音。心率 120 次/分，心律齐。实验室检查：白细胞数 $24×10^9/L$，中性粒细胞 80%，淋巴细胞 17%。X 线检查：左、右肺下叶可见散在灶状致密阴影。

　　入院后及时应用抗生素、补液、退热及对症治疗，病情逐渐减轻，经住院 10 天后痊愈出院。

　　初步诊断：小叶性肺炎。

　　试分析：根据本例病变特点，与大叶性肺炎如何鉴别？根据病理变化解释临床出现的咳嗽、咳痰、呼吸困难及 X 线阴影等表现。

　　呼吸系统在进行气体交换过程中，环境中的致病物质，如粉尘微粒、有害气体、病原微生物等，可随空气吸入呼吸道和肺而引起疾病。常见的呼吸系统疾病有：慢性阻塞性肺病，如慢性支气管炎、肺气肿等；肺感染性疾病，如肺炎、肺结核等；肿瘤，如鼻咽癌、肺癌等。

　　呼吸系统各级支气管的上皮细胞、杯状细胞和腺体构成纤毛—黏液排送系统，腺体分泌的黏液、巨噬细胞共同抵抗或消除病原的入侵作用。当全身抵抗力和免疫功能下降，或局部防御功能消弱时，致病因子可能侵入呼吸道引起疾病。

任务一　认识肺炎

驱动任务：

请结合病理大体标本说出大叶性肺炎与小叶性肺炎的区别。

一、知识介绍

肺炎(pneumonia)是发生于肺组织的急性渗出性炎症,可由细菌、病毒、支原体、霉菌等引起。致病微生物可从外界吸入,也可以是上呼吸道原有的寄生菌类,当机体抵抗降低时,这些微生物乘虚侵入肺组织,引起炎症。根据病因,可分为细菌性、病毒性、支原体性、霉菌性肺炎等;根据炎症累及的部位和范围的不同,可将肺炎分为大叶性肺炎、小叶性肺炎和间质性肺炎等(图 3-4-1)。本节按炎症累及的部位和范围给予介绍。

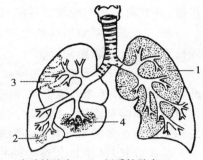

1. 大叶性肺炎　3. 间质性肺炎
2. 小叶性肺炎　4. 融合性小叶性肺炎

图 3-4-1　肺炎类型模式图

(一)大叶性肺炎

大叶性肺炎(lobar pneumonia)是肺组织的急性纤维素性炎,发生于肺泡并迅速波及一个或数个肺大叶。临床表现为起病急、寒战、高热、咳嗽、胸痛、咯铁锈色痰、呼吸困难及肺实变体征等。多见于青壮年。

1. 病因及发病机制　大叶性肺炎大多数(95%)由肺炎链球菌引起,少数由金黄色葡萄球菌、肺炎球菌、溶血性链球菌、流感嗜血杆菌等引起。大叶性肺炎经呼吸道感染。健康人咽部存在肺炎链球菌,但由于呼吸道的自净和防御功能,一般不发病。当受寒、疲劳、胸部外伤、醉酒时,局部或全身抵抗力降低,肺炎链球菌从上呼吸道向下蔓延进入肺组织,进而波及整个大叶,迅速引起大叶性肺炎。

2. 病理变化及病理联系　本病以左肺下叶最常见,常累及一个肺段或整个肺叶,偶有波及两个以上肺叶。典型病变的发展过程分 4 期(图 3-4-2)。

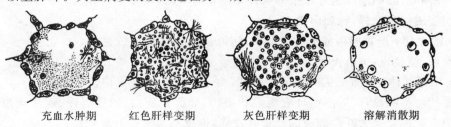

充血水肿期　　红色肝样变期　　灰色肝样变期　　溶解消散期

图 3-4-2　大叶性肺炎发展过程模式图

(1)充血水肿期:为发病初 1～2 日。病变肺叶肿胀,重量增加,呈暗红色,切面可挤出较多泡沫状液体。镜下肺泡壁毛细血管扩张、充血,肺泡腔内有水肿液、少量红细胞与中性粒细胞渗出。渗出的浆液是很好的培养基,大量细菌得以迅速生长繁殖,并经肺泡间

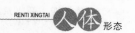

孔侵入邻近肺泡,使病变迅速蔓延扩散,从而涉及整个肺段或大叶。渗出物中常可检出病原菌。

临床上表现为寒战、高热、咳嗽,听诊可闻及湿啰音;化验血液见白细胞增多;X线检查,病变处显示淡薄而均匀的阴影。

(2)红色肝样变期(实变早期):发病后第2～3天。病变肺叶肿胀,暗红色,质地实如肝,故称红色肝样变。病灶处胸膜外有纤维素渗出物覆盖。镜下观肺泡壁毛细血管扩张充血更为明显,肺泡腔内渗出物增多,包括大量红细胞、纤维素及一定数量的中性粒细胞。纤维素连接成网并可通过肺泡间孔与邻近肺泡腔内的纤维素相连。纤维素网可以限制细菌的扩散,并有利于中性粒细胞吞噬病原菌。在渗出液中仍能检出病原菌。

临床上患者常咳出铁锈色痰,有胸痛、呼吸困难,患侧呼吸运动减弱、有肺实变体征;X线检查可见大片致密阴影。

(3)灰色肝样变期(实变晚期):发病后第4～6天。病变肺叶肿大,色泽灰白,质实如肝,故称灰色肝样变。镜下观肺泡腔内渗出物继续增加,充满大量纤维素及中性粒细胞,红细胞则大多溶解消失。因肺泡内压力明显增加,肺泡壁毛细血管受压,充血减退。渗出物中的肺炎链球菌多被中性粒细胞吞噬,故不易检出病原菌。

临床症状、体征和X线表现与红色肝样变期基本相同,但痰呈脓样,缺氧减轻。

(4)溶解消散期:发病后的第6～7天。病原菌被吞噬清除,中性粒细胞崩解后释放出大量蛋白溶解酶,肺泡腔内纤维素及细胞残屑等被溶解。溶解物一部分咳出,一部分经淋巴管吸收,病变肺组织的结构与功能逐渐恢复正常。

临床上体温降至正常,胸膜的渗出物溶解液化故痰量增多,听诊可闻及湿啰音,而实变体征逐渐消失。X线检查,病变区阴影密度逐渐减轻以致消失。完全恢复需1～3周时间。

以上所述是大叶性肺炎的典型经过,但由于抗生素的早期应用,本病病程有不同程度的缩短,病变亦可不典型。

2. 结局及并发症　大叶性肺炎病变限于肺泡内,肺泡壁通常未遭破坏,因而病愈后肺泡组织的原有结构和功能可完全恢复。少数病例可发生以下并发症。

(1)肺脓肿及脓胸:多由于机体抵抗力低下、细菌毒力强或合并其他细菌感染(金黄色葡萄球菌感染等)所致。

(2)肺肉质变:在灰色肝样变期,若中性粒细胞渗出过少,释出蛋白溶解酶不足,以致不能及时溶解和清除肺泡腔内纤维素等炎性渗出物时,渗出物发生机化,由肉芽组织长入使局部肺组织变成褐色肉样,称肺肉质变。

(3)败血症:严重感染或抵抗力低下,病原菌可入血形成败血症,并可进一步引起细菌性心内膜炎、脑膜炎、关节炎等。

(4)中毒性休克:重症大叶性肺炎早期,由于严重毒血症可出现中毒性休克。此时,呼吸系统症状可不明显,而周围循环衰竭症状突出,如面色苍白、四肢湿冷、表情淡漠、血压下降等。中毒性休克是大叶性肺炎的严重并发症,抢救不及时可引起死亡。

(二)小叶性肺炎

小叶性肺炎(lobular pneumonia)是以支气管、细支气管为中心并延及所属肺泡的急性化脓性炎症,故又称支气管性肺炎。每个病灶的范围相当于一个肺小叶。多见于儿童、老年人及体质衰弱、长期卧床的患者。

1. 病因及发病机制　本病的病因主要由细菌引起,常见的病原菌为肺炎链球菌、溶血性链球菌、流感嗜血杆菌等,常是多种细菌混合感染。病原菌大多经呼吸道吸入引起,少数经血流而感染。支气管肺炎常继发于下列情况。

(1)某些急性传染病:如麻疹、百日咳、流行性感冒等疾病,引起并发性肺炎。

(2)长期卧床的衰弱患者:由于血液本身重力等原因,两肺背部组织易发生坠积性瘀血,使局部抵抗力降低,感染病原菌而发生支气管性肺炎,这类肺炎又称坠积性肺炎。

(3)全身麻醉时或昏迷患者:由于喉头反射差,吞咽运动失调,易将含病菌的黏液、呕吐物吸入肺内而引起肺炎,称为吸入性肺炎。此外,胎儿在子宫内若吸入羊水可引起羊水吸入性肺炎。

2. 病理变化及病理临床联系　支气管性肺炎的病变特征是以细支气管为中心的化脓性炎。病变以两肺下叶及背部为严重,呈多发性灶状分布,可见散在的灰黄色实变病灶。病灶大小不一,多数直径约1cm(相当于一个肺小叶范围),切面呈灰黄色,挤压时可有脓性渗出物。一般胸膜不受侵犯。镜下观可见病灶中细支气管管壁充血、水肿,并有中性粒细胞浸润。管腔内充满大量中性粒细胞、脓细胞与脱落的上皮细胞。周围的肺泡腔内充满大量的浆液和中性粒细胞以及少量的红细胞与纤维素。病灶间尚有正常的肺组织或呈代偿性肺气肿。重症病例,病灶可相互融合,称融合性支气管性肺炎。

临床上,由于支气管壁受炎症刺激,黏液分泌增多,表现为咳嗽、咳黏液脓性痰。因细支气管及肺泡腔内有炎性渗出物,听诊可闻及湿啰音。因通气和换气功能障碍,而出现呼吸困难、发绀等。X线检查见散在的灶状阴影。

3. 结局及并发症　小叶性肺炎如治疗及时一般都能痊愈。但幼儿及老年人,特别是营养不良、麻疹、百日咳或其他疾病并发支气管肺炎患者预后较差。常见的并发症有以下几种。

(1)肺脓肿和脓胸:多见于金黄色葡萄球菌引起的小叶性肺炎。

(2)呼吸衰竭:如病灶大片融合,可严重影响肺的通气与换气功能,导致患者明显缺氧及二氧化碳潴留而呼吸衰竭。

(3)心力衰竭:因缺氧及毒血症,心肌受到损害,可导致心力衰竭。

(4)支气管扩张症:支气管破坏严重且病程较长者,可导致支气管扩张症。

大叶性肺炎和小叶性肺炎的区别如下(表3-4-1)。

表 3-4-1　大叶性肺炎和小叶性肺炎的区别

鉴别要点	病原菌	发病年龄	常见部位	炎症特点	病变范围	病理变化	结局
大叶性肺炎	肺炎链球菌	青壮年	左肺下叶	急性纤维素性炎	累及一个肺段或一侧肺脏大叶	充血水肿期、红色肝样变期、灰色肝样变期、溶解消散期	绝大多数痊愈,极少数可并发肺肉质变、肺脓肿及脓胸、中毒性休克、败血症
小叶性肺炎	多种细菌,常见毒力弱的肺炎球菌	小儿、老人、体弱久病卧床者	两肺下叶及背侧	急性化脓性炎	以细支气管为中心的小叶性病变,大小不一,病变多发,散在于两肺	以细支气管为中心并延及周围肺泡的一种急性化脓性炎	多数痊愈,少数体弱者预后差,常并发呼吸衰竭、心力衰竭

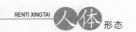
（三）间质性肺炎

间质性肺炎(interstitial pneumonia)是发生在支气管、细支气管壁、小叶间隔及肺泡壁等肺间质部分的渗出性炎症。大多由肺炎支原体和病毒引起。

1. 支原体性肺炎（mycoplasmal pneumonia） 是肺炎支原体引起的一种急性间质性肺炎。好发于儿童和青年,50 岁以上的成人多为隐性感染,较少患此病。通常以散发多见,偶尔流行发病。

（1）病理变化:病变为非化脓性渗出性炎症,以淋巴细胞、单核细胞浸润肺间质为特征。病变呈灶性分布,常仅累及一个肺叶,以下叶多见,因病变主要在肺间质,无明显实变区。镜下病变区内肺泡间隔增宽、充血,淋巴细胞和单核细胞浸润。肺泡腔内无渗出或仅有少量浆液及单核细胞渗出。细、小支气管及其周围组织充血、水肿,并有淋巴细胞、单核细胞浸润。

（2）临床表现:患者有乏力、头痛、发热等一般症状,但最突出的是支气管和细支气管的急性炎症引起的剧烈咳嗽。由于肺泡内渗出物很少,故常为干咳,很少有肺实变体征及湿啰音。X 线检查,肺部出现较浅阴影,病变呈灶状分布,范围常不超过一个肺叶。预后良好,自然病程约 2 周。

2. 病毒性肺炎(viral pneumonia) 多见于小儿。引起肺炎的病毒主要有腺病毒、呼吸道合胞病毒、麻疹病毒及流感病毒等,2003 年春季发生的非典型肺炎,则是由变异冠状病毒引起的病毒性肺炎。

（1）病理变化:轻型病毒性肺炎或病变早期,表现为间质性肺炎,即炎症由支气管、细支气管开始沿肺间质发展。间质充血、水肿及淋巴细胞、单核细胞浸润。严重的病毒性肺炎,除间质性肺炎外,炎症进一步波及,肺泡腔内出现渗出物,由浆液、纤维素及巨噬细胞、少量红细胞组成。有些病毒性肺炎,肺泡腔内渗出变化比较明显,渗出物浓缩凝结成一层红染的膜样物贴附于肺泡内表面,称透明膜。有些则以增生性改变为主,可见细支气管和肺泡上皮细胞增生、肿大,呈立方状,并可形成多核巨细胞（称巨细胞性肺炎）。

（2）临床表现:患者除发热及其他中毒症状外,还有剧烈咳嗽、呼吸困难、发绀等。严重病例,肺部可以出现实变体征,因常并发心力衰竭及中毒性脑病,预后不良。

二、能力训练

请同学们结合大体病变标本及切片在显微镜下进行描述与观察。

（一）病理大体标本

1. 大叶性肺炎（灰肝期） 肺组织肿大,质实如肝,呈灰色,肺外膜可见大量纤维素性渗出物,切面可见肺叶内有大片实变区,粗糙,灰白色。

2. 大叶性肺炎（红肝期） 肺组织肿大,质实如肝,呈灰红色,膜外膜可见少量纤维素性渗出物,切面可见肺叶内有大片实变区,粗糙,灰红色。

3. 支气管肺炎 肺组织切面满布散在的灰白色实变区,呈小灶性,部分融合成较大的实变灶。病灶中心可见扩张的细小支气管。

4. 融合性支气管肺炎 肺组织切面满布散在的灰白色实变区,病灶变大,直径达 1～2cm。病灶中心可见扩张的细小支气管。

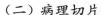

（二）病理切片

1. 大叶性肺炎灰色肝样变期(HE 染色)

镜下所见：① 肺泡腔充塞大量中性粒细胞及纤维素。② 肺泡隔毛细血管网受挤压，充血不明显。③ 部分肺泡腔渗出物减少，逐渐恢复含气状态，有少数巨噬细胞出现，肺泡隔毛细血管网又恢复充血，表明已趋于向溶解消散期转化。

2. 小叶性肺炎(HE 染色)

镜下所见：① 病变以细支气管为中心，累及所属肺泡（小叶），呈灶性分布。② 细支气管炎，黏膜上皮部分坏死、脱落、管腔、管壁均有炎细胞渗出及浸润。③ 实变灶肺泡腔有大量炎细胞渗出。炎细胞有中性粒细胞、巨噬细胞等。④ 非实变区肺泡隔毛细血管轻度充血，肺泡腔有少量浆液渗出。

任务二　认识呼吸系统常见肿瘤

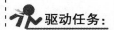**驱动任务：**

请结合病理大体标本说出肺癌的病理分型。

一、知识介绍

肺癌(carcinoma of the lung)大多数来源于支气管黏膜上皮，少数起源于支气管壁的腺体和肺泡上皮，因而肺癌实为支气管源性癌，亦称支气管癌。肺癌是常见的恶性肿瘤之一，在我国近年来肺癌的发病率和死亡率有明显增加。肺癌大多发生于 40 岁以后，以 60 岁以上者为多，患者男女之比约为 4：1，但近年来女性患肺癌呈较快的上升趋势。

1. 病因　肺癌的病因复杂，目前认为主要与吸烟、环境致癌因素有密切关系。

（1）吸烟：吸烟是医学界公认的肺癌发生的最危险因素。日吸烟量越大，开始吸烟的年龄越轻，患肺癌的危险性越大，烟雾中含有多种化学致癌物质，如尼古丁、苯并芘、煤焦油等。

（2）环境致癌因素：工业废气、汽车等内燃机废气和家庭排烟等污染，含有苯并芘，二乙基亚硝胺和砷等致癌物质，可引起肺癌。

2. 病理变化　根据肺癌的发生部位及形态特征分为下述三型：

（1）中央型（肺门型）：最为多见，好发于肺门部。癌瘤从主支气管或叶支气管上皮发生后，向外突出使管腔早期就有狭窄；向管壁浸润，破坏管壁；晚期在肺门或其附近形成巨大肿块，使癌变的支气管埋没于癌瘤组织中。

（2）周围型：癌瘤位于肺的周围部，由小、细支气管发生。肿块呈孤立结节状或球形，无包膜，直径多在 2～8cm 之间。该型以腺癌多见。

（3）弥漫型：少见，肿瘤弥漫分布，似肺炎样外观或呈无数小结节密布于两肺。

组织学类型一般分为鳞状细胞癌（多见于中央型）、腺癌（多数为周围型）、小细胞癌（又称燕麦细胞癌，属于肺神经内分泌癌）和大细胞癌 4 种。以低分化鳞状细胞癌多见。

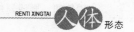
3. 病理临床联系 早期症状有干咳及血痰,癌组织侵犯胸膜时,可引起胸痛及血性胸水。肿瘤阻塞或压迫大支气管时可产生呼吸困难,若压迫或侵犯颈交感神经及颈神经根时,可引起同侧上眼睑下垂、瞳孔缩小、皮肤无汗等交感神经麻痹综合征和臂痛及手部肌肉萎缩等。侵犯喉返神经可引起声音嘶哑。

二、能力训练

请同学们结合大体病变标本进行描述。

病理大体标本。

1. 肺癌中央型 一侧肺组织,切面于近肺门处见一肿块,灰白色,与主支气管密切相关,肿块部分向主支气管腔内突起或挤压管腔。

2. 肺癌周围型 一叶肺组织,肺叶周边部见一圆形肿块,灰白色,边界不清,中央可见坏死。

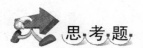 思考题

1. 简述大叶性肺炎和小叶性肺炎的区别。
2. 简述大叶性肺炎实变期的主要病变特点。

(张玉琳、王静文)

模块五　泌尿系统疾病

学习目标

● **知识目标**

　　1. 掌握肾小球肾炎的病因、发病机制及基本病理变化;急性弥漫性增生性肾小球肾炎、快速进行性肾小球肾炎的病理变化及临床表现;

　　2. 熟悉慢性肾盂肾炎的病因、病变特点及临床病理联系。

● **能力目标**

　　1. 能解释急性弥漫性增生性肾小球肾炎、快速进行性肾小球肾炎、慢性肾盂肾炎的临床病理联系;

　　2. 能在护理工作中与肾脏疾病患者沟通。

【案例】

　　男性儿童患者,9岁,浮肿、血尿10天,进行性少尿8天。患儿10天前晨起发现双眼睑浮肿,尿色发红,来医院求诊并入院。患儿8天前尿色变浅,尿量进行性减少,每日130～150ml,曾给扩容、补液、利尿、降压等处理,病情仍重。入院后给以甘露醇和中草药交替灌肠,口服利尿剂治疗,尿量增至300～400ml/日。患儿两月来有咽部不适,大便正常,睡眠可。既往曾患"气管炎、咽炎"。体检:体温36.9℃,心率90次/分,血压145/90mmHg,发育正常,精神差,眼睑浮肿,巩膜无黄染。咽稍充血,扁桃体Ⅰ°～Ⅱ°肿大,未见脓性分泌物。心肺无异常。双下肢可见凹陷性水肿。实验室检查:尿蛋白(＋＋),红细胞10～12个/高倍,白细胞1～4个/高倍,比重1.010,24h尿蛋白定量2.2g。

　　初步诊断:急性肾小球肾炎。

　　试分析:请解释其主要症状、体征(如眼睑浮肿、少尿、血尿、蛋白尿、高血压)的发生机制。

任务一　认识肾小球肾炎

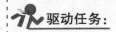

驱动任务:

　　请结合病理大体标本说出肾小球肾炎的病理分类。

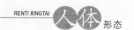

一、知识介绍

肾小球肾炎(glomerulonephritis)简称肾炎,是一类以肾小球弥漫性损害为主的变态反应性炎症,临床表现主要有尿的变化、水肿和高血压等,晚期可引起肾衰竭。肾炎分为原发性和继发性两类。一般所称的肾小球肾炎是指原发性肾炎。

(一)病因及发病机制

肾炎的病因和发病机制尚未完全明了。近年来的研究表明,肾炎的大多数类型是由抗原抗体反应引起的。

1. 引起肾小球肾炎的抗原　引起肾炎的抗原种类很多,大致可分为两大类:

(1)外源性抗原:包括细菌、病毒、寄生虫、药物和异种血清等。

(2)内源性抗原:包括肾小球本身的成分(如肾小球基底膜抗原、内皮细胞膜抗原、系膜细胞膜抗原)和非肾小球抗原(如核抗原、DNA、免疫球蛋白、肿瘤抗原、甲状腺球蛋白抗原等)。

2. 肾小球肾炎的免疫发病机制　不同抗原引起的抗体不同,形成免疫复合物方式和部位也不同,肾炎的发病及病理类型与此有关。免疫复合物形成引起肾小球肾炎基本上有以下两种方式。

(1)肾小球原位免疫复合物形成:在肾炎的发病机制中起主要作用。抗体与肾小球内固有的抗原成分或植入在肾小球内的抗原结合,在肾小球原位直接反应,形成免疫复合物,引起肾小球损伤。由于抗原性质不同所引起的抗体反应不同,可引起不同类型的肾炎。① 抗肾小球基底膜性肾炎:肾小球基底膜在感染或某些因素的作用下,其结构发生改变而具有抗原性,这种肾炎又称抗肾小球基底膜性肾炎(图3-5-1)。② 抗体与植入性抗原的反应:非肾小球抗原与肾小球内的成分结合形成植入性抗原,机体产生相应抗体,在肾小球原位形成免疫复合物性肾炎(图3-5-2)。

(2)循环免疫复合物沉积:非肾小球抗原(不属于肾小球的组成成分)刺激机体产生相应的抗体,抗原抗体在血液循环内结合,形成抗原抗体复合物。此抗原主要是 A 族 β 型溶血性链球菌的菌体蛋白(图3-5-3)。

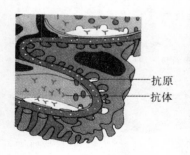

图 3-5-1　抗肾小球基底膜性肾炎引起的原位免疫复合物形成

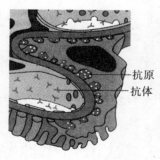

图 3-5-2　植入性抗原所引起的原位免疫复合物形成

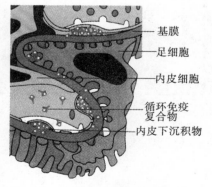

图 3-5-3　循环免疫复合物沉积

（二）肾小球肾炎的病理分类

肾炎的分类方法很多，临床上常分为急性肾小球肾炎、急进型肾小球肾炎、慢性肾小球肾炎。病理分类主要是弥漫性肾小球肾炎。

1. 急性弥漫性增生性肾小球肾炎　急性弥漫性增生性肾小球肾炎（acute diffuse proliferative glomerulonephritis）简称急性肾炎，又称毛细血管内增生性肾小球肾炎。这类肾炎的发生与 A 族乙型溶血性链球菌感染有关，故又称为链球菌感染后性肾炎，是链球菌感染引起的变态反应性疾病。

（1）病理变化：① 眼观：双侧肾体积增大，包膜紧张，表面光滑，色较红，故称大红肾。有时肾表面和切面上可见散在的小出血点，如蚤咬过一样，则称为蚤咬肾。② 光镜下观：急性肾炎的病变特点是肾小球毛细血管内皮细胞和系膜细胞增生肿胀，较多的中性粒细胞浸润，使肾小球内细胞数量明显增多，肾小球体积增大。病变严重时，毛细血管壁可发生纤维素样坏死或腔内微血栓形成。相应的肾小管上皮细胞常有细胞水肿、玻璃样变性等。③ 电镜下观：可见基底膜和脏层上皮细胞间有电子致密物沉积，主要成分是免疫复合物和补体，呈驼峰状或小丘状，沉积物表面的上皮细胞足突消失。

（2）病理临床联系：① 尿的变化：由于肾小球毛细血管内皮细胞和系膜细胞增生肿胀，使毛细血管腔狭窄，肾小球滤过率降低，而肾小管重吸收功能无明显障碍，故引起少尿，甚至无尿。也由于肾小球毛细血管损伤，通透性增高，故常有血尿、蛋白尿和管型尿。血尿轻者为镜下血尿，重者为肉眼血尿。严重者含氮代谢产物排泄障碍，引起氮质血症。② 水肿：患者常有轻度或中度水肿，最先出现在组织疏松部位（如眼睑），严重时全身水肿。水肿发生的主要原因是肾小球滤过率降低，而肾小管重吸收功能相对正常所引起的钠、水潴留。③ 高血压：高血压发生的主要原因也与钠、水潴留引起的血容量增加有关。

（3）结局：本型肾炎的预后大多良好。儿童链球菌感染后肾炎 95％ 以上可在数周或数月内痊愈。少数患者迁延 1～2 年仍可恢复正常。也有少数患者，逐渐发展为慢性肾炎。极少数患者病变严重，可迅速转变为新月体性肾小球肾炎或短期内发生急性肾衰竭、心力衰竭和高血压脑病等。

2. 新月体性肾小球肾炎　新月体性肾小球肾炎（cresentic glomerulonephritis）又称快速进行性肾小球肾炎，比较少见。多数病因不明，可为原发，也可由其他肾小球疾病转变而来。青壮年多见。病理特点为肾小球内大量新月体形成。发病学上属免疫复合物性或抗肾小球基底膜性肾炎。临床多表现为急进型肾炎综合征，起病急，病情重，可迅速发展为肾衰竭而死于尿毒症。

（1）病理变化：① 眼观：两肾体积增大，颜色苍白，肾皮质常有点状出血。② 镜下观：大部分肾小球内有新月体形成。新月体主要由肾球囊壁层上皮细胞增生和渗出的单核细胞组成。增生的上皮细胞肿大，呈多层，在肾球囊毛细血管丛周围形成新月形或环状体（图 3-5-4）。新月体形成后，不仅压迫毛细血管丛，而且增厚的球囊壁，与毛细血管丛粘连，使肾球囊腔闭塞，最后整

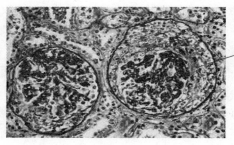

新月形或环状体

图 3-5-4　毛细血管丛周围形成新月形或环状体

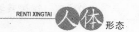

个肾小球纤维化和玻璃样变。当肾小球纤维化后,肾小管也萎缩、消失。间质水肿和炎症细胞浸润,纤维组织增生。

(2) 病理临床联系:患者主要表现有血尿、蛋白尿,迅速出现少尿、无尿和氮质血症。由于肾小球毛细血管坏死,基底膜缺损和出血,因此血尿较明显。大量新月体形成使肾小球阻塞,肾小球滤过障碍,出现少尿或无尿。代谢产物在体内潴留引起氮质血症。大量肾单位纤维化、玻璃样变,使肾组织缺血,通过肾素—血管紧张素作用,可发生高血压。严重者由于水电解质和酸碱平衡紊乱,最后可导致肾衰竭。

(3) 结局:本型肾炎预后差,多数在数周或数月内死于尿毒症。

3. 膜性肾小球肾炎　膜性肾小球肾炎(membranous glomerulonephritis)多见于青壮年,是引起成人肾病综合征的主要原因之一。主要病变为肾小球毛细血管基底膜弥漫性增厚,由于肾小球无明显炎症反应,又称为膜性肾病。

(1) 病理变化:① 眼观:两肾体积增大,颜色苍白,称大白肾。晚期肾体积缩小,表面呈细颗粒状。② 镜下观:肾小球毛细血管壁呈均匀一致弥漫性增厚,用嗜银染色可见毛细血管基底膜上有许多钉状突起,形如梳齿。在钉状突起之间基底膜表面有免疫复合物沉积(免疫荧光证实多为 IgG 和 C3,呈颗粒状荧光)。随着病变发展,基底膜的钉状突起伸长,将沉积物包埋于基底膜内,使基底膜明显增厚,形成双层基底膜。晚期沉积物逐渐溶解,使基底膜呈“虫蚀状”改变。以后这些空隙被基底膜物质填充。由于基底膜高度增厚,使毛细血管管腔变狭窄,甚至闭塞,最后导致肾小球纤维化及玻璃样变。肾小管上皮细胞水肿、玻璃样变及脂肪变性,后期因缺血而萎缩。间质纤维组织增生,慢性炎症细胞浸润。

(2) 病理临床联系:绝大多数患者表现为肾病综合征。① 大量蛋白尿:由于肾小球基底膜严重损伤,通透性显著增加,大量蛋白质,包括大分子的纤维蛋白原都可由肾小球滤过,引起非选择性蛋白尿。② 低蛋白血症:大量蛋白由尿中排出,血浆蛋白降低,引起低蛋白血症。③ 严重水肿:由于血浆蛋白大量丢失,血浆胶体渗透压降低,血管内液体渗入组织间隙,引起水肿,同时由于血容量减少,肾小球血流量减少,醛固酮和抗利尿激素分泌增多,引起钠、水潴留而加重水肿。水肿往往为全身性,以眼睑和身体下垂部最明显,严重者可有胸水和腹水。④ 高脂血症:低蛋白血症可刺激肝合成更多的血浆蛋白,包括脂蛋白,因此出现高脂血症。

(3) 结局:膜性肾炎起病慢,病程长,早期及时治疗,病变可恢复。多数患者病变反复发作,对皮质激素治疗效果不显著,晚期可发展为慢性肾衰竭。

4. 轻微病变性肾小球肾炎　轻微病变性肾小球肾炎(minimal change glomerulonephritis)多见于 2～4 岁小儿,是引起小儿肾病综合征最常见的原因。病变特点为肾球囊脏层上皮细胞足突融合消失。发病机制尚不清楚,可能与 T 淋巴细胞功能异常以及遗传因素有关。

(1) 病理变化:① 眼观:两肾体积稍大,色苍白。由于大量脂质沉着,切面可见黄色条纹。② 镜下观:肾小球无明显变化或仅有轻度系膜细胞增生,肾近曲小管上皮细胞内含有大量脂质空泡和玻璃小滴,故又称脂性肾病。肾小管腔内可有透明管型。电镜下见肾球囊脏层上皮细胞足突广泛消失,所以又称为足突病。

(2) 病理临床联系:患者大多数表现为肾病综合征。有大量蛋白尿和严重水肿,与膜性肾小球肾炎不同的是,此蛋白尿系高度选择性,主要是小分子的白蛋白。肾小球的病变轻微，一般无血尿和高血压，肾功能影响也较轻。

（3）结局：大多数患者对肾上腺皮质激素治疗效果很好，病变在数周内消失，完全恢复正常。少数患者可复发。

5. 慢性硬化性肾小球肾炎　慢性硬化性肾小球肾炎（chronic sclerosing glomerulonephritis)简称慢性肾炎，是各型肾炎发展到晚期的病理类型。多见于成年人，部分患者过去有肾炎病史，也有部分患者起病缓慢，无自觉症状，无肾炎病史，发现时已为晚期。病变特点为大量肾小球纤维化和玻璃样变。临床表现多种多样，最终可发展为尿毒症。

（1）病理变化：① 眼观：两肾对称性缩小，颜色苍白，质地变硬，表面呈弥漫性细颗粒状，称为颗粒性固缩肾。切面皮质变薄，皮、髓质分界不清。小动脉壁增厚变硬，切面呈哆开状。② 镜下观：大量肾小球纤维化和玻璃样变，所属的肾小管也萎缩消失、纤维化。由于纤维组织收缩，使纤维化、玻璃样变的肾小球相互靠近集中。残存的肾单位常发生代偿性肥大，肾小球体积增大，肾小管扩张，腔内有各种管型。间质纤维组织明显增生，并有多数淋巴细胞和浆细胞浸润。肾细小动脉硬化，管壁增厚，管腔狭窄。

（2）病理临床联系：慢性肾炎患者临床表现为慢性肾炎综合征。① 尿的改变：由于大量肾单位功能丧失，血液只能通过部分代偿的肾单位，致使滤过速度加快，而肾小管的重吸收有一定限度，大量水分不能再吸收，尿液浓缩功能降低，因此出现多尿、夜尿，尿比重降低，常固定在 1.010～1.012 之间。由于残存肾单位功能相对正常，故血尿、蛋白尿和管型尿不如早期明显。② 高血压：大量肾单位纤维化使肾组织严重缺血，肾素分泌增加，患者有明显的高血压。高血压可促使动脉硬化，进一步加重缺血，使血压维持在较高水平，还可引起左心室肥大，甚至导致左心衰竭。③ 贫血：由于肾实质破坏，促红细胞生成素减少及大量有毒代谢产物在血液内积聚，抑制骨髓造血功能和促进溶血所致。④ 氮质血症：血中尿素、肌酐、尿酸等非蛋白氮含量升高，称为氮质血症。这是由于肾单位大量破坏，肾小球滤过面积减少，蛋白质代谢产物在体内潴留所致，最终可发展为尿毒症。

（3）结局：慢性肾炎病变发展缓慢，病程较长，可达数年至数十年。早期进行合理治疗，可控制疾病发展。病变发展到晚期，因肾单位大量破坏而导致肾衰竭，患者常死于尿毒症。部分患者还可合并心力衰竭和脑出血，以及因机体抵抗力降低而引起的继发感染。

肾小球肾炎的临床综合征如下（表 3-5-1)。

表 3-5-1　肾小球肾炎的临床综合征

综合征类型	肾炎类型	综合征表现
急性肾炎综合征	急性弥漫性增生性肾小球肾炎	起病急，少尿、血尿、程度不同的蛋白尿、水肿和高血压
快速进行性肾炎综合征	新月体性肾小球肾炎	起病突然，少尿、血尿、蛋白尿、贫血、氮质血症，快速进展为肾衰竭
肾病综合征	膜性肾小球肾炎、膜性增生性肾小球肾炎、轻微病变性肾小球肾炎	大量蛋白尿、严重水肿、低蛋白血症、高脂血症，常伴有高胆固醇血症
慢性肾炎综合征	慢性硬化性肾小球肾炎	起病缓慢，多尿、夜尿、低渗尿，可伴有蛋白尿、血尿和高血压、氮质血症

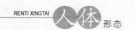

二、能力训练

请同学们结合大体病变标本及切片在显微镜下进行描述与观察。

（一）病理大体标本

1. 弥漫性毛细血管内增生性肾小球肾炎（急性肾炎） 标本为一侧肾脏之半，肾表面光滑，呈分叶状（小儿肾脏），新鲜标本呈红色称"大红肾"，有散在小出血点。切面皮质增厚，被膜外翻，亦可见点状出血，如蚤咬状，故称"蚤咬肾"。

2. 弥漫性硬化性肾小球肾炎早期（大白肾） 标本见肾脏体积增大，颜色苍白，切面皮质轻度增厚。

3. 弥漫性硬化性肾小球肾炎晚期（慢性肾炎） 肾脏体积显著缩小，重量减轻，质硬，表面呈弥漫细颗粒状。切面皮质显著变薄，条纹不清，皮髓质界限不清，肾盂周围脂肪组织相对增多，称为"颗粒性固缩肾"。

（二）病理切片

1. 弥漫性毛细血管内增生性肾小球肾炎（HE 染色）

（1）低倍镜观察：肾小球体积增大，细胞数目增多，病变弥漫，广泛，几乎累及所有肾小球。

（2）高倍镜观察：肾小球系膜细胞和血管内皮细胞肿胀增生（两者在光镜下无法区分），毛细血管管腔狭窄，甚或闭塞，肾球囊稍变窄。肾曲管及直管上皮细胞肿胀。部分切片间质充血，少量炎细胞灶性浸润。

2. 弥漫性硬化性肾小球肾炎（HE 染色）

（1）低倍镜观察：大部分肾小球纤维化，玻璃样变，严重者整个肾小球成为一团嗜伊红性，无结构的"玻璃球"，相应肾小管萎缩、消失；部分残存的或损害较轻的肾小球代偿性肥大。相应肾小管代偿性扩张，有的呈囊状。皮髓质分界不清，有的肾小管已难确切区分究系曲管抑或直管。

（2）高倍镜观察：肾小管内多见蛋白管型，间质内慢性炎细胞浸润，伴纤维化，小动脉及细动脉管壁增厚，管腔狭窄。

任务二　认识肾盂肾炎

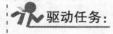**驱动任务：**

请结合病理大体标本说出慢性肾盂肾炎的病变特点。

一、知识介绍

肾盂肾炎（pyelonephritis）是发生于肾盂和肾间质的化脓性炎症。任何年龄均可发病，但以 20～40 岁女性多见。临床上常有发热、腰部酸痛、脓尿和血尿等症状。根据病变特点和病程，分为急性和慢性两类。

（一）病因及发病机制

肾盂肾炎由细菌感染引起。致病菌主要是革兰阴性菌，多数为大肠杆菌，其次是变形杆菌、产气杆菌、肠球菌及葡萄球菌等。急性肾盂肾炎常由单一的细菌感染，慢性肾盂肾炎常为多种细菌混合感染。肾盂肾炎的感染途径主要有以下两种。

1. 上行性感染　这是最常见的感染途径。下泌尿道感染如尿道炎、膀胱炎时，细菌沿输尿管周围的淋巴管上行到肾盂，引起肾盂和肾间质的炎症。病变多累及一侧，也可累及两侧肾。病原菌以大肠杆菌为主。发病以女性多见。

2. 血源性感染　细菌由体内某处感染灶侵入血液，随血流到达肾，首先侵犯肾皮质，后经肾髓质蔓延到肾间质、肾盂引起肾盂肾炎，病变常累及两侧肾。病原菌以葡萄球菌多见，男女发病基本相等。

细菌虽然是引起肾盂肾炎的必要条件，但入侵的细菌能否在肾内繁殖引起病变，还取决于机体的抵抗力及泌尿道局部防御功能。上行性感染的途径常有诱发因素，常见的诱发因素如下。

（1）尿路阻塞：如泌尿道结石、尿道的瘢痕狭窄、前列腺肥大、妊娠子宫及肿瘤压迫等均可引起尿路阻塞、尿液潴留，这样不仅影响尿液的正常冲洗作用，而且潴留的尿液又成为细菌生长繁殖的培养基，继而发生感染。

（2）尿道黏膜损伤：导尿、膀胱镜检查和泌尿道手术等有时可将细菌带入膀胱，并易损伤尿道黏膜，使细菌在局部繁殖引起感染。

（3）膀胱输尿管返流：如膀胱三角区发育不良、下泌尿道梗阻（如膀胱肿瘤、尿道结石）等，可引起尿液从膀胱输尿管返流，使细菌进入输尿管、肾盂引起感染。

（二）肾盂肾炎的类型

1. 急性肾盂肾炎（acute pyelonephritis）　是肾盂和肾间质的急性化脓性炎症。

（1）病理变化：① 眼观：肾肿大、充血，表面可见多个大小不等的黄白色脓肿，周围有充血带。切面见肾盂黏膜充血、水肿，表面有脓性渗出物覆盖，肾盂腔内可有脓性尿液。肾髓质内可见黄色条纹向皮质伸展，并见小脓肿。② 镜下观：肾盂黏膜充血、水肿，大量中性粒细胞浸润。以后病变沿肾小管及其周围组织扩散时，肾间质内大量中性粒细胞浸润，并有小脓肿形成，肾小管管腔内充满脓细胞和细菌。血源性感染时，病变首先累及肾小球或肾小管周围的间质，形成多数散在的小脓肿，并可逐渐扩大破坏邻近组织，也可破入肾小管蔓延到肾盂。

（2）病理临床联系：急性肾盂肾炎起病急，常有发热、寒战、白细胞增多等全身症状。肾肿大和化脓性病变常引起腰部酸痛和尿的变化，如脓尿（尿中大量中性粒细胞）、蛋白尿、管型尿、菌尿，有时有血尿。由于膀胱和尿道括约肌受急性炎症刺激，可出现尿频、尿急、尿痛等膀胱刺激症状。

（3）结局：急性肾盂肾炎如能及时治疗，大多数可以治愈。如治疗不彻底或尿路阻塞未解除，则容易反复发作而转为慢性。如有严重尿路阻塞，可引起肾盂积水或肾盂积脓。

2. 慢性肾盂肾炎(chronic pyelonephritis)　可由急性肾盂肾炎发展而来，也可起病时即呈慢性经过。

（1）病理变化：病变累及一侧或两侧肾，分布不均匀。① 眼观：两侧肾不对称缩小，大小不等，质地变硬，表面高低不平，有不规则的凹陷性疤痕（图 3-5-5）。切面皮髓质界限不

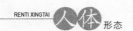

清,肾乳头萎缩。肾盂、肾盏因疤痕收缩而变形。肾盂黏膜增厚、粗糙。② 镜下观：病变区肾组织破坏,肾间质和肾盂黏膜大量纤维组织增生,并有淋巴细胞和浆细胞等炎症细胞浸润。肾小管管腔狭窄、萎缩、坏死、纤维化。有些肾小管扩张,腔内充满均匀红染的蛋白管型。部分肾小球萎缩、纤维化和玻璃样变。病灶间的肾单位可呈代偿性肥大。

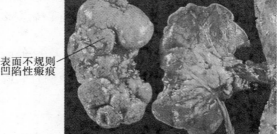

表面不规则凹陷性瘢痕

图 3-5-5 慢性肾盂肾炎

（2）病理临床联系：慢性肾盂肾炎常反复急性发作,发作期间的症状与急性肾盂肾炎相似,出现脓尿、菌尿。由于肾小管病变比较严重,发生也较早,故肾小管功能障碍出现较早,也较明显。表现为肾小管浓缩功能降低,可出现多尿和夜尿。电解质如钠、钾和碳酸氢盐丢失过多,可引起低钠、低钾和代谢性酸中毒。晚期由于肾组织纤维化和小血管硬化,肾组织缺血,肾素分泌增加,导致高血压。因肾组织大量破坏可引起氮质血症和尿毒症。

（3）结局：慢性肾盂肾炎病程较长,如能及时治疗,可控制病变发展。若病变广泛并累及两肾时,最终可导致高血压和慢性肾衰竭。

二、能力训练

请同学们结合大体病变标本进行描述。

病理大体标本：慢性肾盂肾炎。

肾脏体积显著缩小（正常为 12cm×6cm×4cm）,表面高低不平,有大而不规则的凹陷性瘢痕。切面皮髓质分界不清。肾盂周围脂肪组织相对增多。

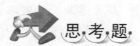

思考题

1. 比较急性肾小球肾炎与急性肾盂肾炎的病变特征。
2. 比较急性肾小球肾炎、新月体性肾小球肾炎、慢性肾小球肾炎的病理变化。
3. 简述急性肾盂肾炎的感染途径及病变特点。

（张岳灿、于纪棉）

模块六　生殖系统疾病

📖 学习目标

● 知识目标

1. 掌握子宫颈癌上皮内瘤变的分级；乳腺增生、葡萄胎的病变特点；

2. 熟悉子宫颈癌、乳腺癌的病变特点；

3. 了解子宫颈癌、乳腺癌的病因及发病机制、临床病理联系；慢性宫颈炎、子宫体癌的病因、病变特点及临床病理联系。

● 能力目标

1. 能判断生殖系统常见疾病症状、体征与病理改变之间的内在联系；

2. 能识别常见生殖系统疾病个案，提供自我保健咨询指导，并执行相应护理活动。

【案例】

　　女性患者，58 岁，阴道不规则流血及白带有异味数月。现病史：入院前几个月来一直阴道不规则流血，白带多伴有异味，伴下腹部及解大便时疼痛，人渐消瘦。体格检查：全身明显消瘦，宫颈凹凸不平、变硬，表面坏死，阴道穹窿消失，双附件（一），入院用镭治疗，但病情进行性恶化，于入院后 4 个多月死亡。尸检摘要：恶病质，极度消瘦。子宫颈全为坏死状瘤组织代替，并向子宫体和宫颈周围侵犯，左髂及主动脉淋巴结肿大，发硬呈灰白色。肝及双肺表面和切面均见大小不等，周界清楚的灰白色球形结节。右足及小腿凹陷性水肿。取子宫颈、肝、肺病灶镜检，见肿瘤组织呈条索状或小团块状排列，瘤细胞大小不等，核大、深染、易见病理性核分裂，有的区域瘤细胞有向鳞状上皮分化，见少数角化珠，间质多，有淋巴细胞浸润。肿大淋巴结亦见上述肿瘤。

　　初步诊断：宫颈癌。

　　试分析：请解释患者出现的症状和体征，如阴道不规则流血、疼痛、全身消瘦、左髂及主动脉淋巴结肿大。

任务一　认识子宫疾病

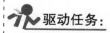 驱动任务：

　　请结合病理大体标本说出发生在子宫的常见疾病。

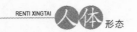
一、知识介绍

生殖系统的疾病种类繁多,但以感染、肿瘤等疾病多见。本节主要讲述女性生殖系统的炎症、肿瘤、性传播疾病以及与妊娠有关的疾病等。

(一)慢性子宫颈炎

慢性子宫颈炎(chronic cervicitis)是指子宫颈的慢性炎症,为最常见的妇科疾病。与各种原因所致的宫颈裂伤如分娩、机械损伤等因素有关。常由链球菌、肠球菌、大肠杆菌和葡萄球菌引起,也可由沙眼衣原体、淋球菌、单纯疱疹病毒和人类乳头状瘤病毒引起。临床表现主要为白带增多。

根据临床病理特点,将慢性子宫颈炎分为宫颈糜烂、宫颈息肉、宫颈腺体囊肿以及宫颈肥大 4 种类型。

1. 宫颈糜烂 慢性子宫颈炎时,宫颈阴道部的鳞状上皮坏死脱落,形成浅表的缺损,修复时被宫颈管黏膜柱状上皮增生下移所取代,覆盖创面,由于柱状上皮很薄,上皮下血管容易显露而呈红色,故称为糜烂,实际上不是真性糜烂。最终糜烂愈合,柱状上皮又可被化生的鳞状上皮所取代,称为糜烂愈复。如此反复进行,也可由非典型增生发展为宫颈鳞状细胞癌。子宫颈糜烂阴道镜检查时,可见宫颈黏膜充血,糜烂,呈鲜红颗粒状。镜下见病变区充血、水肿,间质内有慢性炎细胞浸润。

2. 宫颈息肉 是由子宫颈黏膜上皮、腺体和间质局限性增生形成的带蒂的、突出于宫颈的肿物。肉眼观呈灰白色,表面光滑,有蒂。光镜下息肉表面被覆柱状或鳞状上皮,伴充血、水肿,慢性炎细胞浸润,间质由增生的结缔组织和血管构成。

3. 宫颈腺体囊肿 又称纳博特囊肿(Nabothian cyst)。慢性子宫颈炎时,由于过度增生的鳞状上皮覆盖和阻塞子宫颈管腺体的开口,使分泌的黏液潴留在腺腔中,腺体逐渐扩大形成囊肿。囊肿常为多个,灰白半透明,镜下见腺体扩张呈囊状,囊内含黏液分泌物。

4. 宫颈肥大 由于长期慢性炎症刺激,可使宫颈结缔组织和腺体均增生,导致宫颈肥大。但表面多光滑,有时可见到潴留囊肿的突起。最后由于纤维结缔组织增生,使宫颈硬度增加。

(二)子宫颈上皮内瘤变

1. 子宫颈上皮内瘤变(cervical intraepithelial neoplasia,CIN) 指子宫颈上皮被不同程度的异型性细胞所取代。表现为细胞大小不一,核增大深染,核质比例增大,核分裂象增多,细胞极性紊乱,病变由基底层逐渐向表层发展。这种上皮层内细胞异型性增生,原来命名为子宫颈上皮非典型增生,根据病变程度分为 3 级:轻度非典型增生,异型细胞局限于上皮的下 1/3;中度非典型增生,异型细胞累及上皮层的下 1/3 至 2/3;重度非典型增生,异型细胞超过全层的 2/3 以上,但还未累及上皮全层。

鳞状上皮从非典型增生到原位癌是一个逐渐连续发展的过程,而不是相互分离的病变,重度非典型增生和原位癌的鉴别诊断有一定困难,两者的生物学行为亦无显著的差异。为了解决这些问题,新近的分类将子宫颈上皮非典型增生和原位癌统称为子宫颈上皮内瘤变(CIN),强调这种病变属于上皮内肿瘤性改变,不只是增生,只不过局限在上皮层内,未扩散到上皮外,根据病变的轻重也分 3 级。CIN Ⅰ级相当于轻度非典型增生;CIN Ⅱ级相当于中度非典型增生;CIN Ⅲ级则包括重度非典型增生和原位癌。这种分类现已逐渐被临床和病理所接受。但子宫颈上皮 CIN Ⅰ级和 CIN Ⅱ级并不一定都发展为 CIN Ⅲ级甚至浸润癌，如经适当治疗，大多数 CIN 可逆转或治愈。发展为 CIN Ⅲ级和浸润癌的几率和所需时间与上皮内瘤变的程度有关。病变级别越高，其转化为浸润癌的几率越高，所需时间越短。CIN Ⅰ级属低级别上皮内瘤变。大约一半的 CIN Ⅰ级患者病变可自然消退。约 10% 的 CIN Ⅰ级需经 10 年以上经由 CIN Ⅱ级转变为 CIN Ⅲ级，仅有不到 2% 的 CIN Ⅰ级最终发展为浸润癌；而 CIN Ⅲ级在 10 年内发展为浸润癌的几率则高达 20%。CIN Ⅱ级和 CIN Ⅲ级属高级别上皮内瘤变。子宫颈上皮内瘤变 CIN 多无自觉症状，肉眼观亦无特殊改变，上皮内瘤变主要发生于子宫颈鳞状上皮和柱状上皮交界处，可疑之处可用碘液染色进行鉴别。正常子宫颈鳞状上皮富含糖原，故对碘着色，如患处对碘不着色，提示有病变。此外，醋酸可使子宫颈有 CIN 改变的区域呈白色斑片状。如要确诊，需进一步进行脱落细胞学或病理活组织检查。

2. 子宫颈原位癌(carcinoma in situ) 子宫颈原位癌是早期命名的概念，现在把原位癌归入 CIN Ⅲ级。但为了对此病变有更全面了解，仍列出原位癌概念，是指异型增生的细胞累及子宫颈黏膜上皮全层，但病变局限于上皮层内，未突破基膜。原位癌的癌细胞可由表面沿基膜通过宫颈腺口蔓延至子宫颈腺体内，取代部分或全部腺上皮。但仍未突破腺体的基膜，称为原位癌累及腺体，仍然属于原位癌的范畴。

（三）子宫颈癌

子宫颈癌(carcinoma of cervix)是由子宫颈上皮细胞发生的恶性肿瘤，为我国女性最常见的恶性肿瘤。近年来，由于广泛开展子宫颈癌的普查防治，其发病率明显下降，5 年生存率明显提高，预后大为改观，已成为可治愈的恶性肿瘤之一。

1. 病因及发病机制 子宫颈癌的确切病因仍不明，其发病率高低与生活水平、卫生习惯、受教育程度相关。早婚、早育、多产、性生活紊乱、子宫颈糜烂、雌激素水平增高及配偶包皮垢对局部黏膜的长期刺激均是子宫颈癌的主要危险因素。近年来研究发现，病毒感染在宫颈癌的发生中可能起重要作用，如人类乳头状瘤病毒（HPV）。

子宫颈癌最常起始于子宫颈外口柱状上皮和鳞状上皮交界处。大多数子宫颈癌是经过长时间的演化过程逐步发展来的。在致癌因子的作用下，鳞状上皮非典型增生→原位癌→浸润癌是一个连续发展的过程。鳞状上皮非典型增生具有进展性和可逆性。

2. 病理变化 子宫颈癌的眼观形态分以下 3 型。

（1）糜烂型：眼观与慢性宫颈炎、宫颈糜烂相似，黏膜面粗糙或细颗粒状，组织较脆，触之易出血。临床上往往通过脱落细胞学或活体组织检查，才能明确诊断。

（2）外生菜花型：癌肿突出于宫颈表面和阴道部，呈乳头状或菜花状，质脆易出血。常伴有继发感染和组织坏死，可见溃疡形成。此型若能早期诊断和治疗，预后较好。

（3）内生浸润型：此型癌组织主要向宫颈管壁浸润，早期宫颈一侧增厚变硬，以后宫颈呈不均匀增大或呈结节状突起。晚期若癌组织坏死严重，脱落可形成较深的溃疡。此型预后较差。

3. 病理组织学类型 分为鳞状细胞癌和腺癌两类。

（1）鳞状细胞癌：最为常见，约占 95%。根据癌的发展过程，可分为以下几种：① 原位癌：指癌细胞限于上皮层内。原位癌癌细胞可通过宫颈腺口沿腺体导管进入腺体内，取代腺上皮细胞，称为原位癌累及腺体。② 早期浸润癌：当癌细胞突破基底膜向间质浸润，但较

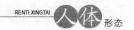
表浅,浸润深度在基底膜下 3～5mm。早期浸润癌很少有淋巴道转移。③ 浸润癌:指癌浸润深度已超过基底膜下 5mm 以上者。根据癌细胞的分化程度可分 3 级:高分化鳞状细胞癌(约占 20%),癌细胞分化好,有明显角化和角化珠形成,可见细胞间桥;中分化鳞癌(约占 60%),角化珠形成较少,细胞异型性明显,核分裂较多;低分化鳞癌(约占 20%),不见角化及细胞间桥,癌细胞较小,呈梭形或小圆形,异型性明显,核分裂象多见。高分化鳞癌对放疗不敏感,而分化低者对放疗敏感。

(2)腺癌:少见,约占子宫颈癌的 5%。眼观形态与鳞癌基本相同,镜下主要为子宫颈管内膜腺癌。宫颈腺癌对放疗不敏感,易早期发生转移,预后较鳞癌差。

4. 扩散与转移　直接蔓延可累及子宫颈旁组织及阴道,甚至膀胱及直肠。淋巴道转移常转移至宫颈旁、髂内、髂外及闭孔等淋巴结。晚期发生血道转移。

临床上根据宫颈癌扩散的范围,分为:0 期:即原位癌;Ⅰ 期:病变局限于宫颈;Ⅱ 期:癌肿已累及宫颈旁组织,但未到达骨盆;Ⅲ 期:癌肿累及阴道下端 1/3 和宫颈旁组织,且已达骨盆壁;Ⅳ 期:癌肿侵犯骨盆外组织或累及膀胱、直肠黏膜,已发生淋巴结或内脏远处转移。

5. 临床病理联系　子宫颈鳞状上皮非典型增生和原位癌可不表现临床症状,有时白带多,可能误认为是宫颈炎或阴道炎所致,所以在女性进入生育期后要定期进行细胞学检查,以便及早发现。浸润癌可引起阴道白带多、疼痛和不规则流血,在性交或妇科检查时发生接触性出血。癌肿晚期可引起阴道不规则流血、继发感染、输尿管梗阻、膀胱或直肠穿透形成瘘管以及肿瘤发生远处转移。宫颈癌患者的 5 年存活率取决于临床分期,0 期达 100%,Ⅰ期 80%～90%,Ⅱ 期 75%,Ⅲ 期 35%,Ⅳ 期 10%～15%。

(四)子宫体癌

子宫体癌是由子宫内膜腺上皮发生的恶性肿瘤,又称子宫内膜癌(endometrial adenocarcinoma),好发于 50 岁以上绝经期和绝经后妇女,是女性生殖器三大恶性肿瘤之一。

1. 病因及发病机制　子宫内膜癌的真正发病原因迄今不明,但其发病的危险因素却长期被人们注意。其危险因素有:

(1)常发生于以下患者:肥胖、糖尿病、高血压症等患者。肥胖、糖尿病与高血压三者并存于子宫内膜癌患者,称为"宫内膜的三联征"或"宫内膜癌综合征"。三者可能与高脂饮食有关,而高脂饮食与子宫内膜癌有直接关系。

(2)月经失调:宫内膜癌患者,月经紊乱、量多者,比正常妇女高 3 倍。

(3)初潮早与绝经迟:12 岁以前比 12 岁以后初潮者,宫内膜癌的发生率多 60%。宫内膜癌的绝经年龄较正常妇女迟 6 年。

(4)孕产次:宫内膜癌发生于多产、未产、不孕症者较多。

(5)与雌激素长期持续作用有关:无排卵性功能性出血、多囊卵巢综合征、功能性卵巢肿瘤,绝经后长期服用雌激素而未用孕激素拮抗者,其发病率高于正常人。

(6)遗传因素:子宫内膜癌中约有 20% 的病例中有家族史。

2. 病理变化　肉眼观可将子宫内膜癌分为弥漫型和局限型两种。弥漫型为子宫内膜弥漫增厚,病变可累及全部或大部内膜。表现为内膜粗糙不平,形成乳头或菜花状突起,癌组织灰白质脆,伴有出血、坏死或溃疡形成。癌肿除在子宫内膜蔓延外,发展到一定阶段可向肌层侵犯,甚至浸润到子宫浆膜并可转移到卵巢、子宫旁、直肠与膀胱等。晚期肿瘤表面坏死、溃疡,常继发感染。局限型较少见。癌肿的范围局限,仅累及一部分子宫内膜,可表现为息肉状、菜花状、结节状或不规则形,易发生出血坏死。表面的癌变范围不大,而往深部侵犯肌层,致使子宫体增大或坏死感染形成宫壁溃疡,甚至穿通。

光镜下主要为子宫内膜样腺癌(adenocarcinoma),约占85%。其中大多为高分化腺癌,病变常局限于子宫内膜,偶见单层或复层乳头状上皮,排列不整齐,间质少;也有中等分化腺癌,分化稍差,腺体轮廓欠清晰,部分为实性癌块,细胞失去极性,常见核分裂象;少部分低分化腺癌,分化极差,腺体结构消失,实性癌块为主。镜下见内膜腺体增多,大小不一,排列紊乱,呈明显背靠背现象。上皮有时呈乳头状,向宫腔内突出形成继发腺体,呈腺套腺现象。癌细胞较大、不规则,核大呈多形性改变、深染,细胞浆少,分裂象多,间质少伴炎性细胞浸润。分化差的腺癌则见腺体少,结构消失,成为实性癌块。在高分化的腺癌中如混有鳞癌成分的称为腺鳞癌,出现透明细胞的称为透明细胞癌,伴有鳞状上皮化生的称为腺棘皮癌。

3. 扩散与转移 子宫内膜癌生长较缓慢,转移发生较晚。扩散方式以直接蔓延和淋巴转移多见。向上可蔓延至子宫角、输卵管、卵巢和其他盆腔器官;向下侵犯肌层达浆膜,也可累及腹膜和大网膜。淋巴转移根据病变部位不同,可转移至腹主动脉旁淋巴结、腹股沟淋巴结、髂内外淋巴结等。晚期可经血道转移至肺、肝等脏器。

4. 临床病理联系 子宫内膜癌最常见的临床表现为绝经后不规则阴道流血。少数患者有阴道排液。若发生感染、坏死,则有大量恶臭的脓血样液体排出。晚期,由于癌肿及其出血与排液的淤积,刺激子宫不规则收缩可引起阵发性疼痛,如癌组织穿透浆膜或侵犯盆底神经、膀胱、直肠或压迫其他组织也可引起疼痛。

临床上根据癌组织的累及范围,将子宫内膜癌分为4期:Ⅰ期,肿瘤局限于子宫体,术后5年生存率约90%;Ⅱ期,肿瘤累及子宫体和子宫颈,术后5年生存率为30%~50%;Ⅲ期,肿瘤扩散至子宫外,但局限于小骨盆内,术后5年生存率<20%;Ⅳ期,肿瘤扩散至小骨盆外,并累及膀胱和直肠,其预后更差。

二、能力训练

请同学们结合大体病变标本及切片在显微镜下进行描述与观察。

(一)病理大体标本

1. 子宫颈癌浸润型 本病常见于中老年妇女,临床有阴道流液、白带增多及接触性出血等表现。标本为全子宫。宫颈显著肥大,切面均为灰白色癌组织,质硬。癌组织沿颈管向宫体蔓延。

2. 子宫颈癌菜花型 标本为全子宫及双侧附件,已对剖。宫颈外口见一菜花状或结节状突起,切面灰白色,基底较宽,与周围分界较明显,表面粗糙,注意有无伴随病变。

3. 子宫体癌 标本为全子宫及双侧附件。子宫底部及后壁见一结节状或菜花状肿物,表面粗糙不平。灰白色癌组织已侵及肌层深部,并向下侵及宫颈管。

(二)病理切片:宫颈鳞状细胞癌(HE染色)

(1)低倍镜观察:癌细胞向下浸润性生长,形成大小、形状不一的癌巢,部分癌巢中心有坏死,实质与间质分界清楚。

(2)高倍镜观察:癌细胞仍保留鳞状上皮的分化特征,癌巢外围的细胞相当于基底细胞,癌巢中央细胞胞质较丰富,红染,逐渐角化,形成角化珠。

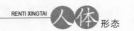

任务二 认识乳腺疾病

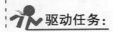
一、知识介绍

(一)乳腺增生症

乳腺增生症是女性常见病之一,好发于25~45岁女性,其本质上是一种生理增生与复旧不全造成的乳腺正常结构的紊乱。在我国,囊性改变少见,多以腺体增生为主,故多称乳腺增生症。

1. 病因 目前病因尚不十分明了,但多认为与内分泌失调及精神因素有关。黄体素分泌减少,雌激素相对增多,是本病的重要原因。表现为乳房的不同部位单发或多发地生长一些肿块,质地柔软,边界不清,可活动,常伴有不同程度的疼痛。尤其在月经前、劳累后或生气等情绪波动时,肿块增大,疼痛加重,而在月经后肿块明显缩小,疼痛减轻。

2. 病理变化 为乳腺间质的良性增生。增生可包括乳腺上皮增生、硬化性腺病和小导管乳头状瘤。流行病学调查显示,上述病变与乳腺癌的发生关系密切,正常乳腺的腺泡和导管由上皮细胞和肌上皮细胞两层构成。当细胞层次增多,多于4层时,癌的发病率明显上升。

(1)上皮增生:指乳腺导管和腺泡上皮由于细胞增殖能力增加或上皮细胞凋亡减少而引起的细胞层次增多。当上皮非典型增生时,有演化为乳腺癌的可能,为癌前期病变。

(2)硬化性腺病:以小叶内末梢导管上皮、肌上皮和间质纤维组织增生、腺泡受压而扭曲变形为特点。肉眼观,病灶灰白质硬,与周围乳腺组织界限不清;光镜下,病变部位腺泡数量增加,小叶体积增大,病变中央为受压变形的腺泡,周围为扩张的腺泡。

(3)小导管乳头状瘤:指乳腺深部小导管上皮细胞乳头状增生所形成的病变。乳头状增生的中央为纤维血管轴,被覆双层或多层上皮细胞。增生的上皮常呈单一性细胞。

(二)乳腺癌

乳腺癌(carcinoma of breast)是由乳腺腺上皮发生的恶性肿瘤,多数来源于导管上皮,少数来源于腺泡上皮。在我国女性恶性肿瘤中仅次于子宫颈癌而居第二位,好发于40岁以上女性,随年龄增大,其单发性乳房肿块为乳腺癌的可能性增加。临床最常见的表现为无痛性乳房肿块。

1. 病因及发病机制 乳腺癌的病因尚未完全明了,目前流行病学的研究表明,与乳腺癌发生相关的危险因素很多,主要有雌激素水平过高或服用雌激素、遗传倾向、不育、生育过迟、生育而不哺乳等。

(1)雌激素的作用:包括内源性雌激素水平失衡或外源性雌激素刺激。对于一些上皮非典型增生的乳腺病,乳腺癌和子宫内膜癌患者常有内源性雌激素水平过高。另外一些危险因素,如生育期长、不生育或生育过迟。

（2）遗传因素：有乳腺癌家族史的妇女，其发生率比无家族史者高 2～3 倍。近年发现大多数乳腺癌与两个抑癌基因位点突变或丢失有关。

2. 病理类型及病理变化　乳腺癌最常发生在乳腺的外上象限，约占 50％；其次是中央区，约占 20％；而其他象限均占 10％。根据组织发生和形态结构，可分为以下两类。

（1）非浸润性癌

1）导管内癌：此癌主要在较大导管管腔内生长，未穿过导管基底膜，但可沿导管蔓延。肿块边界不清。切面有时见管腔内有牙膏状、灰白色坏死物，犹如脸部粉刺，故又称为粉刺癌。镜下观乳腺导管扩张，管腔内充满坏死组织，紧贴管壁有排列紊乱的肿瘤细胞，体积大而呈圆形，核大深染，有异型性，部分管被癌细胞所填塞。导管内癌还呈伴有筛状、乳头状与微小乳头状结构。

2）小叶原位癌：本癌双侧性较其他型乳癌常见。临床检查其肿块不明显，切面所见可仅为直径数毫米的小结节，呈淡红色，质尚软。镜下观小叶结构保存，末梢导管扩张，导管内肿瘤细胞增生，呈实心团块，但未突破基底膜。细胞较正常稍大而一致，胞浆中等量，核圆或卵圆形，有小核仁，核分裂象罕见，且不伴有肿瘤坏死。

（2）浸润性癌。

1）浸润性导管癌：最常见（约占乳腺癌的 50％～80％）。癌细胞形成实性团块，根据纤维组织的多少分为单纯癌、硬癌和髓样癌。纤维组织和癌实质大致相等，为单纯癌；纤维组织多而癌实质少，为硬癌；纤维组织少而癌实质丰富，为髓样癌。

2）浸润性小叶癌：癌细胞呈条索状，浸润于纤维组织之间，癌细胞小，呈圆形、椭圆形，大小一致。

3. 分期及扩散

（1）分期：0 期：原位癌；Ⅰ期：肿块直径＜2cm，不伴淋巴结和血道转移；Ⅱ期：肿块直径 2～5cm，只伴局部淋巴结转移；Ⅲ期：肿块直径＞5cm，伴有或不伴同侧局部淋巴结转移，但无血道转移；Ⅳ期：肿块已发生远处转移。

（2）扩散：① 直接蔓延：可浸润乳腺实质、乳头皮肤、筋膜、胸肌以及胸壁其他结构。② 淋巴道转移：约 2/3 浸润癌的病例在确诊时已发生局部淋巴结转移。外侧象限和乳腺中央区的肿瘤常首先转移至同侧腋下淋巴结；内侧象限的肿瘤则沿着胸廓内动脉旁的淋巴结链转移。锁骨上淋巴结转移常较晚。③ 血道转移：常以肺、骨、肝和肾上腺等为多见，其次可转移到脑、脾、垂体等。

4. 临床病理联系　乳腺癌患者常以无痛性肿块起病，起初尚可推动。随着肿瘤的浸润性生长，可累及胸部肌肉和胸壁深筋膜，肿块固定而不易推动。如肿瘤位于乳头深部，则因肿瘤内增生纤维组织的收缩使乳头凹陷。如癌肿扩展到淋巴管，可因淋巴管阻塞以及随之出现淋巴回流障碍而引起局部淋巴性水肿，局部皮肤增厚，且因受毛囊和汗腺牵制的皮肤则相对凹陷，使其局部皮肤呈现"橘皮样"改变。有时肿瘤生长迅速，可引起急性炎症反应，出现红、肿、触痛等症状，则称炎性癌，多见于妊娠期或哺乳期妇女，预后极差。

二、能力训练

请同学们结合大体病变标本及切片在显微镜下进行描述与观察。

（一）病理大体标本

乳腺浸润性导管癌：乳腺根治标本，已对剖，乳腺肿块边界不清楚，灰白色，注意有无包

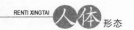

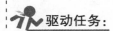

膜及坏死,腋窝淋巴结有无肿大。

（二）病理切片：乳腺浸润性导管癌（HE染色）

（1）低倍镜观察：① 乳头下见一片蓝染的癌组织。② 癌细胞呈实性片块或条索状排列。③ 部分区域癌细胞排列呈管状,伴有坏死。④ 癌巢周围有多量纤维组织包绕,分布不均。

（2）高倍镜观察：注意腺管形成情况、细胞异型性及分裂象,以上三点是浸润性导管癌分级的依据。

任务三　认识妊娠滋养细胞肿瘤

驱动任务:

请结合病理大体标本说出葡萄胎的病理变化。

一、知识介绍

妊娠滋养细胞肿瘤包括葡萄胎、侵袭性葡萄胎和绒毛膜上皮癌,均由胎盘绒毛的滋养层细胞发生,三者既有联系,又有区别。葡萄胎为良性肿瘤,侵袭性葡萄胎为低度恶性肿瘤,而绒毛膜上皮癌为高度恶性肿瘤。它们的共同特点是患者血液、尿液以及肿瘤组织内人类绒毛膜促性腺激素（HCG）浓度增高,比正常妊娠者高几十倍至几百倍,检测HCG的水平,可作为妊娠滋养层细胞疾病的辅助诊断指标及临床治疗效果的随访指标。

（一）葡萄胎

葡萄胎（hydatidiform mole）又称水泡状胎块,常发生于妊娠3～5个月的产妇,经产妇多于初产妇。

1. 病因和发生机制　葡萄胎病因未完全明了,近年来对葡萄胎的染色体研究表明,80%以上完全性葡萄胎为46XX,可能在受精时,父方的单倍体精子23X进入了丢失了所有母方染色体的空卵内,进行自我复制而成的纯合子46XX（单精受精）,两组染色体均来自父方,缺乏母方功能性DNA。其余为空卵内同时进入两个精子（23X和23Y、23X和23X）,染色体核型为46XY、46XX（双精入卵）,上述情况提示完全性葡萄胎均为男性遗传起源。由于缺乏卵细胞的染色体,故胚胎不能发育。不完全性葡萄胎是由带有母方染色体的正常卵细胞（23X）和一个没有发生减数分裂的双倍体精子（46XY）或两个单倍体精子（23X或23Y）结合所致,这两种途经均可导致孕体有69条染色体。其核型绝大多数为69XXX,或69XXY（三位体妊娠）。

2. 病理变化　子宫腔内充满无数大小不一的水泡,状如葡萄,水泡间有纤细的结缔组织索相连。水泡直径自1mm至2cm不等,壁薄呈透明或半透明状。镜下葡萄胎有三个特征：① 绒毛间质疏松层水肿;② 绒毛间质血管消失;③ 绒毛滋养层细胞显著增生（图3-6-1）。

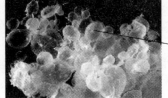

水泡状

图 3-6-1　水泡状胎块

3. 临床病理联系　由于胎盘绒毛的过度增生和水肿,致子宫体积明显增大,超过相同月份正常妊娠子宫。胎动和胎心音消失,阴道不规则流血。因增生的滋养叶细胞分泌 HCG 增多,患者血、尿中 HCG 浓度增高。卵巢的卵泡在大量 HCG 的作用下,常发生黄体化而形成黄素囊肿。B 超和血、尿 HCG 检测可确定其诊断。

（二）侵袭性葡萄胎

侵袭性葡萄胎(invasive mole)又称恶性葡萄胎,多继发于葡萄胎之后,但也有的患者一开始即为恶性葡萄胎。

1. 病理变化　子宫增大,宫腔内充满肿块,部分呈大小不一的水泡。子宫肌层内有局限性水泡状绒毛浸润,并侵袭、破坏肌层静脉,形成暗红色出血性结节,也可穿透宫壁累及宫旁组织。镜下宫壁肌层破坏出血,其中见高度水肿绒毛,滋养层细胞高度增生伴非典型增生。子宫壁深肌层内找到完整的水泡状绒毛结构是诊断侵袭性葡萄胎与葡萄胎的鉴别要点。

2. 临床病理联系　患者血、尿中 HCG 持续升高;阴道持续性或间断性不规则出血。因为恶性葡萄胎侵袭力强,常破坏局部子宫肌层大血管而发生大出血。水肿的绒毛可经静脉转移到肺,也可逆行性血道转移到阴道壁,形成暗红色的出血性结节。有些患者转移灶可发生自发性消退。化疗对其大多数病例治疗有效。

（三）绒毛膜上皮癌

绒毛膜上皮癌(choriocarcinoma)简称绒癌,是滋养层细胞的高度恶性肿瘤。约 50% 继发于葡萄胎,25% 继发于自然流产,20% 发生于正常妊娠,5% 发生于早产、异位妊娠等。

1. 病理变化　子宫体不规则增大,肿瘤呈结节状,多数突向宫腔内,大小不一,呈出血性外观,暗红色,多位于子宫底。肿瘤常浸润并穿破子宫壁而突出于子宫浆膜下,也可侵入膀胱或宫旁组织,形成出血性肿块。镜下有 3 个特点:① 癌组织全由异常增生的滋养层细胞组成,细胞滋养层和合体滋养层细胞排列紊乱、参差相嵌,细胞异型性大,但不伴有间质和血管;② 出血坏死明显,此乃肿瘤缺乏血管而靠侵袭邻近血管获取营养,而使血管损害,肿瘤生长迅速而发生缺血性坏死;③ 无绒毛或水泡状结构形成。

2. 临床病理联系　多数患者在葡萄胎刮宫术后或足月产后数天至数月发生持续性阴道不规则出血,子宫体增大且质软。血中 HCG 持续升高,尿妊娠试验强阳性。因持续出血,患者可发生贫血或大出血而致休克。如转移到肺可有咯血,转移到脑可出现头痛、抽搐、瘫痪等神经症状。

因绒癌侵袭血管能力强,早期即可经血道转移至肺、肝、脑、肾、脾等器官,甚至逆转移到阴道。虽然绒癌恶性程度很高,但近年来通过化疗,其死亡率大为降低,且能保留生育功能。

二、能力训练

请同学们结合大体病变标本进行描述。

病理大体标本:子宫葡萄胎。

标本为子宫及双侧附件,子宫显著增大,宫腔内充满薄壁透明或半透明的囊状水泡,彼此由纤细的纤维性条索相连成串,状似葡萄,水泡大小不一,直径 0.1~1.0cm。双侧卵巢均轻度肿大。

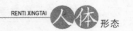
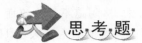

思考题

1. 试述子宫颈鳞癌发生发展过程及病理特点。

2. 葡萄胎、恶性葡萄胎、绒毛膜上皮癌各有哪些病变特点？病理诊断时应如何区别？

3. 子宫内膜癌生长方式有哪两种？

4. 试述子宫颈癌最重要和最多见的转移途径。

5. 试述乳腺癌最常发生部位。

6. 什么是子宫颈鳞状上皮的非典型性增生？分几级及其分级的依据是什么？

7. 试述子宫颈癌的组织学分型及各型特点。

（张玉琳、俞阳）

模块七　传染病

【案例】

患者,女,36 岁。因头痛、呕吐、发热急诊入院。患者于 20 多天前因受冷感冒头疼,伴有寒战、高热(体温不详),以后头痛加重,呈刺跳痛,尤其前额部明显。10 天前开始出现喷射性呕吐,呕吐物为食物残渣,无血。当地医院诊断为"流感",予以相应治疗(具体用药不详),症状未见明显改善。2 天前自觉双下肢麻木,乏力,急诊入安。既往无特殊病史。查体:体温 40℃,脉率 110/min。慢性病容,消瘦,嗜睡,神志恍惚,合作欠佳,双眼无水肿,瞳孔等大对称,对光反射存在。心肺检查无明显异常,腹部稍凹陷,全腹有压痛。浅反射及腹壁反射减弱,浅感觉存在,膝反射及跟腱反射未引出,颈强直。克氏征、布氏征阳性。化验检查:WBC 9.2×10^9/L,N:0.5,L:0.14。脑脊液压力高,细胞数高,查见抗酸杆菌。X 线检查:双肺上部各有一结节状阴影,边缘见模糊的云雾状阴影。

初步诊断:结核性脑膜炎、浸润性肺结核

试分析:利用病理学知识解释相应症状、体征、化验结果。

任务一　认识肺结核病

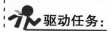驱动任务:

请结合病理大体标本说出原发性与继发性肺结核的区别。

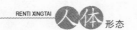

结核病（tuberculosis）是由结核杆菌引起的一种慢性传染性疾病。全身各器官均可发生病变，结核杆菌的主要感染途径为呼吸道，故以肺结核最为常见。

结核病的特征性病变是结核结节和干酪样坏死。结核结节又称结核性肉芽肿，由上皮样细胞、朗汉斯巨细胞（Langhans giant cell）及周围集聚的淋巴细胞和少量增生的成纤维细胞构成，典型的结核结节中央可有干酪样坏死。周围上皮样细胞和郎格汉巨细胞。朗汉斯巨细胞是一种多核巨细胞，核的数目由十几个到几十个不等。核常排列在胞浆周围呈花环状、马蹄状。外围淋巴细胞和少量成纤维细胞。肉眼或X线检查，可见粟米大小灰白色的小结节。干酪样坏死属凝固性坏死，因坏死彻底又含脂质较多而呈淡黄色，形似奶酪而得名。镜下为红染无结构的细颗粒状物。

一、知识介绍

肺结核由于初次感染与再次感染结核杆菌时机体的反应性不同，使肺部病变的发生、发展各有其不同特点，因此可将其分为原发性和继发性肺结核两大类。

（一）原发性肺结核

机体初次感染结核杆菌而发生的肺结核病称为原发性肺结核病（primary pulmonary tuberculosis）。多见于儿童，故又称其为儿童型肺结核病。也可见于初次感染结核杆菌的青少年或成年人。

1. 病变特点　结核杆菌经支气管进入肺泡后，最先引起的病变称为原发病灶，以右肺最为多见，通常只有一个。常位于通气良好的肺上叶下部或下叶上部靠近胸膜处。肉眼观，病灶呈圆形，直径约1cm，色灰黄。病灶中央多呈干酪样坏死，周围有结核结节形成。由于初次感染结核杆菌，机体缺乏免疫力，结核杆菌迅速从原发病侵入淋巴管，并循淋巴引流到达所属肺门淋巴结，引起结核性淋巴管炎和淋巴结结核。淋巴结结核表现为淋巴结明显肿大和干酪样坏死。肺原发病灶、结核性淋巴管炎和肺门淋巴结结核三者合称为原发综合征（primary complex），是原发性肺结核病的特征性病变。X线检查可见肺的原发病灶和肺门淋巴结阴影，并由淋巴管炎的条索状阴影相连，形成哑铃状征象。

2. 病变的转归

（1）自然痊愈：大多数原发性肺结核病患者无明显的症状和体征，仅表现结核杆菌试验为阳性。感染后随着患者机体免疫力增强，病变迅速被控制，较小的病灶可完全吸收或纤维化，较大的病灶可发生纤维包裹或钙化。

（2）恶化：当合并有其他疾病（如流行性感冒、肺炎、百日咳、麻疹等）或营养不良机体免疫力低下，病变恶化，肺内原发病灶及肺门淋巴结病灶继续扩大，并通过支气管、淋巴道或血道途径播散。

（二）继发性肺结核病

原发性肺结核病痊愈后机体再次感染结核杆菌而发生的肺结核病称为继发性肺结核病（secondary pulmonary tuberculosis），可发生于原发感染后的任何年龄，多见于成年人，故又称成人型肺结核病。

1. 感染来源与发病机制　结核杆菌的感染来源有以下两种学说：

（1）外源性再感染学说：认为结核杆菌是由外界再次侵入肺内所致，与原发性肺结核无关。

（2）内源性再感染学说：认为再感染灶多数是由原发性肺结核血源性播散时在肺尖部形成的病灶，当机体免疫力下降时，潜伏的病灶可发展为继发性肺结核病。目前比较公认的是以内源性再感染为主，因此预防和彻底治疗原发性肺结核病对减少继发性肺结核病的发生具有重要的意义。

继发性肺结核因再次感染结核杆菌时患者已致敏，并已具有一定的特殊免疫力，故其病变与原发性肺结核病有不同特点。

2. 病理变化和临床类型 继发性肺结核病病理变化和临床表现比较复杂，随着机体免疫反应和超敏反应的消长而起伏，根据其特点和临床经过，可将其分为以下几种类型。

（1）纤维局灶型肺结核：为继发性肺结核病的早期、非活动性病变。病灶多位于右肺肺尖部，单个或多个结节状，边界清楚，直径约 0.5～1cm。病变以增生为主，中央可发生干酪样坏死。X 线显示，肺尖有单个或多个境界清楚的阴影。如患者免疫力较强，病灶可发生纤维化、钙化而痊愈；如免疫力下降，可发展成为浸润型肺结核。

（2）浸润型肺结核：属活动性肺结核，是最常见的类型。多由局灶型肺结核发展而来，也可一开始即为浸润型肺结核。病变常位于肺尖部或锁骨下肺组织。病变以渗出为主，中央为干酪样坏死，病灶周围大量炎性渗出。患者有出现低热、盗汗、疲乏无力、咳嗽和咯血等症状。痰中可检出结核杆菌。X 线检查锁骨下可见边缘模糊的云絮状阴影。此型肺结核如及时发现，适当治疗，病变可完全吸收或部分吸收，或通过纤维化、包裹、钙化而愈合。若患者抵抗力低下或未及时治疗，渗出性病变和干酪样坏死可不断扩大。坏死物液化后经支气管排出，在局部可形成急性空洞，急性空洞经久不愈则可发展为慢性纤维空洞型肺结核。

（3）慢性纤维空洞型肺结核：是继发性肺结核较晚期的慢性病变，多由浸润型肺结核形成急性空洞的基础上发展而来的。病变特点为肺内有一个或多个空洞，多位于肺上叶，大小不等，呈不规则形，洞壁厚，可达 1cm 以上。光镜下洞壁可分为 3 层：内层为干酪样坏死，中层为结核性肉芽组织，外层为纤维结缔组织。空洞内液化的坏死物质含大量结核杆菌，可经支气管播散至同侧或对侧肺。后期肺组织严重破坏，可出现广泛纤维化，当波及肺表面时，常出现胸膜增厚和粘连。临床上，病程长，常反复波动。症状的出现与病变的好转或恶化相关。一般表现为发热、盗汗等结核中毒症状，还伴有咳嗽、咳痰、咯血、呼吸困难或气短等症状。X 线检查，可见一侧或两侧上、中肺野有一个或多个厚壁空洞互相重叠呈蜂窝状，多伴有支气管播散病灶及肺组织广泛纤维化和明显的胸膜增厚。

（4）干酪样肺炎：是肺结核中病变最为严重的一种类型。发生于机体免疫力低并对结核杆菌超敏反应过高的患者，多见于年轻人。可由浸润型肺结核恶化进展而来，或由急、慢性空洞内的细菌经支气管播散所致。病变以广泛的干酪样坏死，伴随大量浆液纤维蛋白性渗出为特征。肉眼观，肺叶肿大实变，切面呈黄色干酪样，坏死物液化排出后可见急性空洞形成。X 线检查，见大片不均匀致密阴影。按病变范围可分为小叶性和大叶性干酪样肺炎。临床上起病急剧，病情危重，中毒症状明显，病死率高，故有"奔马痨"之称。

（5）结核球：又称结核瘤，是指孤立的有纤维包裹的境界分明的球形干酪样坏死灶。直径约 2～5cm，多为单个，常见于肺上叶接近胸膜处。结核球可由浸润型肺结核在吸收好转过程中干酪样坏死发生纤维包裹而形成；或由多个结核结节融合；或在与空洞相连的支气管阻塞后，洞腔内干酪样坏死物填充所致。结核球是相对静止的病变，可保持多年而无进展，临床上多无症状，常在 X 线检查中发现，需要与肺癌相鉴别。结核球因有纤维包裹，可妨碍

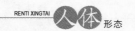

药物进入,故治疗多采取手术切除。

(6)结核性胸膜炎:是结核杆菌感染累及胸膜的结果,在原发性和继发性肺结核病均可发生,多见于儿童和青少年。结核性胸膜炎的病变程度和范围与感染的菌量、播散的途径和机体超敏反应的程度有关,常见的类型有弥漫性和局限性两种。临床表现为胸痛、胸膜摩擦音和胸腔积液的体征。

3. 结核杆菌经血道播散所致病变 原发性和继发性肺结核病恶化时,结核杆菌可经血道播散引起血行播散性结核病。由于肺内原发病灶、再感染病灶或肺门干酪样坏死灶,以及肺外结核病灶内的细菌侵入血流或经淋巴管由胸导管入血,当有大量细菌侵入血流,机体免疫力又较弱时,则可引起粟粒性结核病和肺外结核病。

二、能力训练

请同学们结合大体病变标本及切片在显微镜下进行描述与观察。

(一)病理大体标本

1. 慢性纤维空洞型结核 标本为一侧肺,切开成两边,肺上叶可见多个厚壁空洞形成。空洞大小不一,不规则,近肺尖处空洞壁厚,洞内见干酪样坏死物及残存的梁柱状组织,空洞附近肺组织破坏,纤维化。靠近肺中叶空洞变小,空洞壁变薄。肺切面还可见很多新旧不一、大小不一、病变类型不同的病灶,部位愈下病变愈新鲜,以下叶多见。

2. 肺结核原发综合征 原发病灶以右肺多见。常位于通气较好的上叶下部或下叶上部靠近肺膜处。病变肺叶可见圆形、灰黄色干酪样坏死灶,直径约 1cm。肺门淋巴结肿大,切面灰黄色。原发灶、淋巴管炎、肺门淋巴结结核合称为肺原发综合征,是原发性肺结核典型的病理变化。

3. 肺粟粒性结核 标本为肺组织,切面布满灰白色的粟粒结节,结节大小可一致,亦可部分融合,肺表面亦可见分布较均匀、大小较一致、境界清楚、灰白带黄、圆形的粟粒大小的结节状病灶。胸膜面可见少量纤维素性渗出物覆盖。

4. 肺结核(浸润型) 标本为肺组织,本型是临床上最常见的一种,属活动性肺结核,肺切面肺上叶有灰黄色病灶,不规则形,边界不清楚。如果坏死物液化经支气管排出可形成急性空洞,洞内壁附着干酪样坏死物,粗糙不整。

5. 肺结核球(结核瘤) 切除之肺叶可见孤立的、境界分明的球形干酪样坏死灶,直径约 3cm,切面略呈乳白色坏死,周围有纤维包裹,坏死物为干酪样坏死。

(二)病理切片:肺粟粒性结核(HE 染色)

(1)低倍镜观察:肺组织可见肺泡结构,切片中见散在的由大量细胞增生所形成的结核结节。

(2)高倍镜观察:结核结节中央发生干酪样坏死,坏死较彻底,呈红染均匀的或细颗粒状的结构,原有组织结构轮廓均消失;周围由上皮样细胞、朗汉斯巨细胞及外围较多淋巴细胞组成。上皮样细胞呈短梭形,胞浆较丰富,边界不清,核椭圆形,染色质稀疏。朗汉斯巨细胞(Langhans giant cell)体积大,形状不规则,核多排列于细胞之周边,呈马蹄铁形或花环状,数量少,每个结核结节中 1 至几个,也可以没有;淋巴细胞位于结节外围,数量多。

任务二 认识性传播疾病

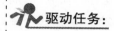驱动任务：

请结合病理大体标本说出梅毒的分期。

性传播疾病是通过性行为而传播的一类疾病，具有重要的流行病学意义，一般包括淋病、梅毒、尖锐湿疣、艾滋病等，表现为男、女泌尿生殖系统感染等临床症状。

一、知识介绍

（一）淋病

淋病（Gonorrhea）是由淋球菌引起的以泌尿生殖系统化脓性感染的性传播疾病，多发生于青年男女。淋球菌为革兰阴性双球菌，呈肾型，成双排列，离开人体不易生存，一般消毒剂容易将其杀灭。

1. 病因与发病机制 淋病双球菌又称淋病奈瑟菌（Neisseria gonorrhoeae），简称淋球菌，革兰染色阴性，最适宜在潮湿的环境中生长，对外界理化条件的抵抗力差，在高温或低温条件下都易致死，对各种化学消毒剂的抵抗力也很弱。该菌具有极强的传染性，患者及无症状的带菌者是本病的主要传染源。主要通过性交直接传染，也可通过染菌的手指和各种生活用品日常接触而间接感染，或通过分娩由母亲感染给新生儿，使其引起眼结膜炎。其感染途径是淋球菌直接侵入上皮细胞或刺激上皮细胞吞噬而进入，淋球菌进入上皮细胞后就开始增殖，并使上皮细胞溶解，从而进入黏膜下间隙，引起受染部位的急性化脓性炎。

2. 病理变化及临床病理联系 淋病病变主要累及男、女性泌尿生殖器官。病变特点为引起急性化脓性炎，伴肉芽组织形成及浆细胞浸润和纤维化。临床表现为潜伏期一般 3～5 天，然后出现尿道和尿道附属腺体呈现急性卡他性化脓性炎、尿道黏膜充血水肿，并有脓性渗出物自尿道口流出。男性患者病变可上行蔓延引起尿道、前列腺、精囊和附睾出现急性化脓性炎。女性患者病变则蔓延至前庭大腺、尿道旁腺、子宫颈，引起急性化脓性炎。少数病例由于经期、流产等诱因，可引起子宫内膜炎、急性输卵管炎，并扩散至盆腔，引起盆腔粘连。也可进一步发展为输卵管积脓、输卵管卵巢脓肿、弥漫性腹膜炎及中毒性休克等严重后果。

（二）尖锐湿疣

尖锐湿疣（condyloma acuminatum）又称性病疣，是由人乳头状瘤病毒（human papilloma virus，HPV）感染引起的性传播疾病，多发生于 20～40 岁的青壮年，偶见婴儿和青少年。

1. 病因与发病机制 人乳头状瘤病毒至今发现有 60 多个基因型，在尖锐湿疣病变中以 6、11 型感染最为常见。HPV 呈球形，直径约为 45～55nm，主要感染上皮细胞，人是唯一宿主。HPV 在人体温暖、潮湿部位易生长繁殖，故外阴、生殖器、肛门部位最易感染。患者及其无症状的带菌者是本病的主要传染源。本病主要是通过性接触直接传染，也可通过患者的衣物和用品感染或非性行为接触发生间接感染，分娩中经产道或产后密切接触也可引

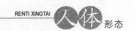

起母婴传播。病毒经接触传播达黏膜与皮肤交界处,通过糜烂面进入上皮的基底细胞引起感染,也可潜伏在棘细胞间。HPV 侵入机体后,主要限定于皮肤和黏膜上皮细胞,不进入血液扩散到全身。

2. 病理变化与临床病理联系　本病潜伏期为 3 周到 8 个月。病变呈多发性、小而无光泽的乳头状突起,表面凹凸不平,呈疣状颗粒,也可融合在一起呈结节菜花样。质软、湿润、淡红或暗红色,触之易出血。光镜下,表皮呈疣状或乳头状增生,上皮角化过度或角化不全,棘层细胞增生伴上皮脚延长增宽,散在或成群的凹空细胞,此细胞特点为核大而不规则、染色质增粗,核周胞浆空化或有空晕。真皮层有多少不等的慢性炎细胞浸润。

尖锐湿疣临床呈慢性经过,妊娠期发展迅速,分娩后呈退行性变,也可重复感染及复发。临床表现为局部瘙痒、烧灼感。男性好发部位依次为冠状沟、龟头、包皮、包皮系带、尿道口或肛周等处;女性多见于小阴唇、阴蒂、尿道外口、阴道、宫颈、会阴及肛周等处。

(三)梅毒

梅毒(syphilis)是由梅毒螺旋体引起的慢性、系统性性传播疾病,主要传播途径是通过性传播。该病原体可侵犯任何器官,故临床表现多样性,也可隐匿多年无临床表现。其病变特点是病程的长期性和潜匿性。

1. 病因与发病机制　梅毒螺旋体亦称苍白螺旋体,病原体常可以直接接触破损的皮肤或黏膜侵入人体。本病潜伏期约为 2～3 周,感染后产生感染性免疫,即特异性 IgM 抗体,此型抗体不能通过胎盘;感染后 4 周出现特异性 IgG 抗体,可通过胎盘。故根据传播途径不同,梅毒可分为先天性和后天性两种。

2. 基本病理变化　梅毒的基本病变主要是:① 血管内膜炎,小动脉内皮细胞肿胀与增生,管壁增厚、管腔狭窄闭塞。② 血管周围炎,有大量淋巴细胞与浆细胞浸润。晚期梅毒除上述变化外,可出现梅毒特征性病变即梅毒瘤,又称树胶样肿,形似树胶样,大小不等,色灰白,质韧有弹性,镜下结构似结核结节,有上皮样细胞和巨细胞肉芽性浸润,有时有坏死。

后天性梅毒按病程可分一、二、三期:一、二期梅毒称早期梅毒,有传染性;三期梅毒又称晚期梅毒,因常累及内脏,故又称内脏梅毒。

(1)第一期梅毒:梅毒螺旋体侵入人体后 3 周左右,侵入部位发生炎症反应,形成下疳。下疳多为单个,约 1～2cm,表面形成溃疡或糜烂。病变多见于男性阴茎冠状沟、龟头和阴囊等处,女性见于外阴、阴唇和子宫颈等处。镜下为溃疡底部呈血管周围浸润性病变,主要见淋巴细胞,伴有毛细血管内皮的增生,随后出现小血管闭塞。梅毒螺旋体见于疳中的上皮细胞间隙中、毛细血管以及淋巴管周围和局部淋巴结中。

(2)第二期梅毒:下疳发生后 7～8 周,体内螺旋体又大量繁殖,由于免疫复合物的沉积引起全身皮肤、黏膜广泛的梅毒疹和全身性非特异性淋巴结肿大。镜下呈典型的血管周围炎改变,病灶内可找到螺旋体。故此期梅毒传染性大,梅毒疹可自行消退。

(3)第三期梅毒:常发生于感染后 4～5 年,病变累及内脏,特别是心血管和中枢神经系统。特征性的树胶样肿形成,由于树胶样肿纤维化,瘢痕收缩引起严重的组织破坏、变形和功能障碍。当累及心血管时,可引发梅毒性主动脉炎,其病变特征起始于升主动脉,患者可因其破裂而猝死。当累及中枢神经系统时,以脑膜或脑血管损害为主。常见的损害为脑膜炎及脑血栓形成。

先天性梅毒多见于 4 岁以前出现症状的早期先天性梅毒患儿,由母体内的梅毒螺旋体经胎盘传给胎儿所致。根据被染胎儿发病早晚,可分为早发性和晚发性梅毒。

（四）艾滋病

艾滋病（acquired immune deficiency syndrome，AIDS）是人免疫缺陷病毒（human immunodeficiency virus，HIV）引起的以T淋巴细胞免疫缺陷为主要病理特点的传染病。患者常死于机会性感染、继发性肿瘤和神经系统疾病。

从1981年美国发现艾滋病以来,在20多年的时间里迅猛传播,目前艾滋病已在全球广泛流行。1985年我国发现首例艾滋病患者,至今为止HIV实际感染人群已超过40万人。艾滋病的控制已成为世界关注的健康问题。

1. 病因与发病机制

（1）病因:艾滋病的病因为HIV感染所致。HIV是逆转录病毒,病毒核心由RNA、病毒结构核心蛋白和病毒繁殖所需要的酶构成。病毒RNA由完全同源的RNA链组成。病毒核心蛋白是P24,P24是检测HIV-1最可靠的病毒抗原。病毒酶蛋白包括逆转录酶及整合酶。艾滋病患者和HIV病毒携带者是本病的主要传染源。其传播途径为性传播、经血传播和母婴传播等。其中性传播约占HIV感染者的75%。

（2）发病机制:艾滋病的发病机制包括两方面:一是HIV感染CD4$^+$T细胞;二是HIV感染组织中单核巨噬细胞。HIV对体内的CD4$^+$T细胞具有特异的亲和力,并选择性地侵犯CD4$^+$T细胞,通过与CD4$^+$T分子结合,破坏CD4$^+$T细胞,使CD4$^+$T细胞大量减少,引起机体免疫力的下降,特别是细胞免疫功能低下,导致全身性多种病原体的机会性感染、多种恶性肿瘤的发生及神经系统病变,最终引起死亡。

2. 病理变化　艾滋病的病理变化非常复杂,将其病变可归纳为多种病原体机会性感染、恶性肿瘤和全身淋巴组织变化3个方面。

（1）多种病原体机会性感染:是艾滋病的主要致死病因。其感染范围广泛,可累及各器官,常以中枢神经系统、肺、消化道受累最多见。其中肺孢子虫病是最为常见的机会性感染,约50%的艾滋病发生这种肺炎。病变可弥漫累及两肺,肺各叶体积明显增大,质实如肝。光镜下肺泡间隔增宽,伴炎细胞浸润;肺泡上皮增生,肺泡内充满泡沫样蛋白,其内含有大量的肺孢子虫包囊。常见的感染的病菌还有真菌(如白色念珠菌、曲菌等),细菌(如结核杆菌、痢疾杆菌等),病毒(如巨细胞病毒、疱疹病毒等),以及其他寄生虫(如弓形虫等)。

（2）恶性肿瘤:最常见是Kaposi肉瘤和非霍奇金恶性淋巴瘤。

（3）淋巴组织的变化:淋巴组织是HIV侵犯的靶组织,早期可出现淋巴结肿大。光镜下淋巴滤泡明显增生,生发中心活跃,皮质和髓质内出现较多淋巴滤泡。晚期淋巴结正常结构已破坏,滤泡和副皮质区消失,仅残存少量巨噬细胞和浆细胞。淋巴结呈现一片荒芜。

3. 临床病理联系　本病潜伏期较长,可经数月至数年或更长才发展为AIDS。临床上按其病程可分为急性期(早期)、慢性期(中期)和危险期(晚期)3个阶段。

（1）急性期(早期):发生在感染后的2～3周。病毒广泛进入淋巴组织,患者可出现发热、咽痛和全身不适等症状。由于患者尚有免疫反应能力,故症状可自行缓解。

（2）慢性期(中期):此期机体的免疫功能与病毒之间处于相互抗衡阶段。病毒复制持续处于低水平,临床表现可无明显症状或出现明显的全身淋巴结肿大,伴发热、乏力和皮疹等症状。

（3）危险期(晚期):机体的免疫功能全面崩溃,患者可表现为持续发热、乏力、消瘦和腹

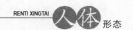

泻,并出现明显的机会性感染、恶性肿瘤和神经系统症状。实验室检查可见淋巴细胞明显减少,CD4$^+$ T 细胞严重缺陷,细胞免疫反应丧失。

二、能力训练

请同学们结合大体病变标本进行描述。

病理大体标本:主动脉弓"瘤",伴血栓形成(引起原因:梅毒性主动脉炎伴主动脉瘤),心脏、主动脉标本,主动脉弓球呈巨大球形隆起,直径达 12cm,表面可见较大破口,破口内见巨大血栓形成,并阻塞主动脉弓。

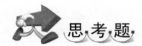 思考题

1. 试述原发性肺结核与继发性肺结核的区别。
2. 试述尖锐湿疣及梅毒的主要临床病理联系。

(张岳灿、孟香红)

参考文献

1. 张岳灿,应志国.人体形态学.北京：人民军医出版社,2010.
2. 曾斌,张岳灿.人体形态学实验实训与学习指导.北京：人民军医出版社,2011.

图书在版编目(CIP)数据

人体形态 / 倪晶晶,张玉琳主编.—杭州:浙江大学

出版社,2014.9

ISBN 978-7-308-13747-8

Ⅰ.①人… Ⅱ.①倪… ②张… Ⅲ.①人体形态学—

教材 Ⅳ.①R32

中国版本图书馆 CIP 数据核字（2014）第 198712 号

人体形态

倪晶晶　　张玉琳　　主编

丛书策划	何　瑜(wsheyu@163.com)	
责任编辑	何　瑜	
封面设计	春天书装	
出版发行	浙江大学出版社	
	（杭州市天目山路 148 号　邮政编码 310007）	
	（网址：http://www.zjupress.com）	
排　　版	杭州林智广告有限公司	
印　　刷	浙江省良渚印刷厂	
开　　本	787mm×1092mm　1/16	
印　　张	21.25	
字　　数	530 千	
版 印 次	2014 年 9 月第 1 版　2014 年 9 月第 1 次印刷	
书　　号	ISBN 978-7-308-13747-8	
定　　价	48.00 元	